CONTREXÉVILLE

SOURCE DU PAVILLON

GOUTTE, GRAVELLE URINAIRE, GRAVELLE BILIAIRE

MALADIES DES VOIES URINAIRES

LEUR DESCRIPTION — LEUR TRAITEMENT — LEUR HYGIÈNE

PAR LE

Dr VICTOR BAUD

Chevalier de la Légion d'Honneur
Médecin en chef des épidémies du département de la Seine
Ancien Inspecteur des eaux de Contrexéville
Actuellement Médecin consultant à cette Station, etc., etc

SE TROUVE :

A PARIS

Chez **TRINQUESSE**, Dépositaire général de l'eau de Contrexéville
23, rue de la Michodière, 23

ET A **CONTREXÉVILLE**, AU BUREAU DE L'ÉTABLISSEMENT

1875

CONTREXÉVILLE

SOURCE DU PAVILLON

GOUTTE, GRAVELLE URINAIRE, GRAVELLE BILIAIRE

MALADIES DES VOIES URINAIRES

LEUR DESCRIPTION — LEUR TRAITEMENT — LEUR HYGIÈNE

PAR LE

Dʳ VICTOR BAUD

Chevalier de la Légion d'Honneur
Médecin en chef des épidémies du département de la Seine
Ancien Inspecteur des eaux de Contrexéville
Actuellement Médecin consultant à cette Station, etc., etc.

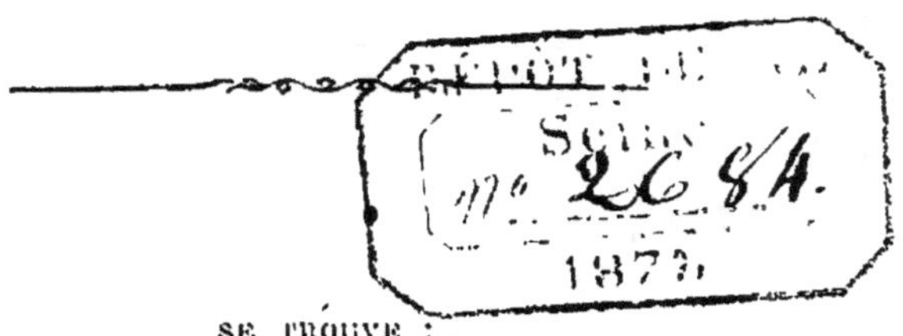

SE TROUVE :

A PARIS

Chez TRINQUESSE, Dépositaire général de l'eau de Contrexéville
23, rue de la Michodière, 23

ET A **CONTREXÉVILLE**, AU BUREAU DE L'ÉTABLISSEMENT

—

1875

Avant-Propos

En 1870, j'ai publié sur la station hydrominérale de Contrexéville un volume in-8°, dont les deux éditions successives sont maintenant épuisées ; l'in-18 actuel est destiné à lui faire suite, mais n'en reproduit rien autre chose que les convictions, affermies par une plus longue observation.

Il est plus concis dans la forme, plus explicite dans le fond ; j'y ai évité, autant que possible, l'emploi des mots techniques, ou je l'ai, quand je n'ai pu faire autrement, expié sur-le-champ par l'addition d'une note explicative pour chaque locution suspecte.

J'y ai fait une plus large part aux affections féminines, qui, rares autrefois aux abords du Pavillon (1), menacent d'y prendre la prééminence comme partout.

Dans la première partie du livre, je décris les maladies auxquelles il est consacré. Avant de parler des deux autres, je tiens à atténuer les trop vives appréhensions que sa lecture pour-

(1) *Le Pavillon* est la source mère de Contrexéville, celle qui seule fournit en abondance l'eau salutaire, à laquelle cette station hydrominérale doit sa légitime réputation.

rait inspirer à des imaginations trop impressionnables.

Mes descriptions de maladies sont tout autant de calques pris sur nature ; il ne faut pas que le lecteur se cherche derrière chaque broussaille, au fond de chaque ravin ; il ne faut pas qu'il absorbe à lui seul toutes les couleurs, toutes les nuances, toutes les ombres du tableau ; pas plus qu'un soldat n'est passible, en sa seule individualité, de toutes les balles lancées sur un champ de bataille. Il n'en faut prendre que sa part, d'autant plus que la pire est bien moins celle que l'on a que celle que l'on croit avoir. Ce petit livre, après tout, n'est pas l'arbre du désert, qui abrite l'inintelligente tête de l'autruche à l'approche du danger ; il est bien plutôt le porte-voix du guetteur de nuit. Il interrompt parfois votre sommeil, mais il en assure la sécurité.

La deuxième partie du volume est consacrée au rassurement du traitement curatif, et la troisième aux ressources préventives d'une facile hygiène.

A chaque page, je revendique contre Carlsbad et Vichy, ces deux parangons des eaux alcalines, les affections goutteuses et calculeuses. Que les victimes de ces douloureuses maladies veuillent bien croire que c'est leur cause que je défends et non celle de Contrexéville, déjà débordé par sa réputation.

PREMIÈRE PARTIE

DESCRIPTION

DES MALADIES

ERRATUM

Page 3, ligne 12, au lieu de avec *l'urèthre*, lisez avec *l'urethère*.

DESCRIPTION DES MALADIES

La majeure partie des maladies que nous allons étudier ont, pour cause première en même temps que pour symptômes dominants, les désordres fonctionnels de deux importants appareils : l'appareil *urinaire* et l'appareil *biliaire,* tous deux destinés à extraire de notre milieu vivant certaines matières, qui s'y forment sans cesse, mais ne sauraient y séjourner impunément.

Il nous importe donc avant tout de connaître l'organisation anatomique et l'action physiologique de chacun d'eux.

CHAPITRE PREMIER

APPAREIL URINAIRE

Il se compose essentiellement :

Des deux *Reins*, organes formateurs ou plutôt extracteurs de l'urine ;

Des deux conduits vecteurs nommés les *Urethè-res* ;

Du réservoir de dépôt nommé la *Vessie* ;
Et du conduit excréteur nommé l'*Urèthre*.

1° Les Reins.

Chacun d'eux a environ le volume du poing et la forme d'un ovoïde creusé à son centre d'une dépression. Ils rappellent ainsi assez exactement la configuration du grain de haricot.

Ils sont placés l'un à droite, l'autre à gauche, sur les côtés de la colonne vertébrale, dans la partie la plus profonde et la plus élevée de la région lombaire, immédiatement au-dessous de la base de la poitrine.

L'idée la plus juste que l'on puisse concevoir de leur structure intérieure est celle d'une agglomération de petites granulations arrondies, creuses ou spongieuses, traversée de la circonférence vers la cavité centrale par une multitude de conduits filiformes qui, avant de déboucher dans cette cavité, se réunissent en une quinzaine de groupes distincts.

On y trouve en outre un abondant lacis d'artères, de veines, de lymphatiques, de nerfs, rameaux fournis par les troncs de la grande circulation sanguine et nerveuse. Ils pénètrent dans le rein par sa dépression centrale et se subdivisent en une foule de ramuscules qui longent les canalicules jusques aux granulations, où ils se perdent.

2° *Les Urethères.*

Les urethères sont d'étroits conduits qui mettent en communication les reins avec la vessie.

Ils émergent de la substance même des reins dont ils circonscrivent la cavité centrale par une poche membraneuse, d'une capacité moyenne de cinq décilitres, qui se rétrécit en forme d'entonnoir par le bas pour se continuer avec l'urèthre proprement dit.

On donne le nom de *bassinet* à cette première portion infundibuliforme du canal vecteur. Dans sa cavité s'ouvrent, par cinq ou six petits orifices, les faisceaux de canalicules rénaux isolés les uns des autres par de petites poches membraneuses nommées *calices*.

Dans la suite de son trajet jusqu'à la vessie, l'urethère offre un calibre moyen de deux millimètres. Il parcourt de haut en bas toute la profondeur de la région lombaire en arrière des gros intestins.

Ses parois sont formées de deux membranes, l'une externe, fibreuse, contractile ; l'autre interne, muqueuse, qui se continue en haut avec la membrane muqueuse des canalicules rénaux et en bas avec celle dont est tapissée la cavité vésicale.

3° *La Vessie*.

La vessie est le réservoir collecteur de l'urine.

Elle est placée dans la profondeur du bassin, sous la masse intestinale, derrière le pubis, en avant du rectum chez l'homme, de l'utérus et du rectum chez la femme.

Vue à sa surface, elle a la forme d'un ovoïde dont la grosse extrémité est dirigée de haut en bas, tandis que sa petite extrémité se courbe légèrement en avant vers le bord inférieur du pubis et adhère au périnée ou plancher inférieur du bassin.

Vue à l'intérieur, sa cavité présente à sa partie basse une surface presque plane, de forme triangulaire, qui a reçu le nom de bas-fond ou trigone vésical ; aux deux angles postérieurs de ce trigone, s'ouvrent les deux urethères par deux petits orifices munis de valvules, qui permettent à l'urine de pénétrer dans la vessie, mais qui empêchent qu'elle puisse être refoulée dans ses conduits adducteurs. A l'angle antérieur, se remarque un orifice circulaire, entouré par des faisceaux fibreux de même forme, qui constitue le *col vésical*.

Le volume de la vessie varie beaucoup selon son état de plénitude ou de vacuité ; terme moyen, il égale le volume du poing du sujet.

Ses parois sont formées de trois membranes étroitement unies entre elles.

La plus profonde, celle, en un mot, qui tapisse dans toute son étendue la cavité de l'organe, est une *muqueuse*, c'est-à-dire une membrane à épiderme mou et humide, renfermant dans son épaisseur un grand nombre de petits follicules creux, ouverts à sa surface par d'imperceptibles pertuis. Elle se continue, en arrière avec la membrane de même nature qui tapisse les urethères et en avant, par le col, avec celle qui revêt le conduit de l'urèthre.

La membrane la plus externe est de nature fibreuse, c'est-à-dire composée de fibres résistantes et élastiques entre-croisées, qui donnent aux parois vésicales leur résistance.

Entre la muqueuse et la fibreuse, se trouve la membrane *musculaire*, composée de fibres musculaires, les unes longitudinales, les autres circulaires, agents actifs des mouvements de contraction et de dilatation de la poche urinaire. Les fibres circulaires se trouvent surtout autour de l'orifice du col, auquel elles servent de sphincter (1).

Les artères, les veines, les lymphatiques et les nerfs, qui se distribuent à la vessie, sont en communication directe avec ceux du dernier intestin et des organes génitaux.

4° *L'Urèthre.*

L'urèthre de l'homme commence au col vésical et se termine à l'extrémité de la verge.

Sa longueur moyenne est de 24 centimètres, mais elle varie dans certaines limites.

Depuis le col jusqu'à la racine de la verge, l'urèthre, maintenu dans une situation fixe par le périnée dont il traverse toute l'épaisseur, offre une légère courbure à concavité supérieure qui embrasse le bord inférieur du pubis ; à partir de là et dans toute la longueur de la verge, sa direction varie selon les diverses situations de cet organe.

L'urèthre de l'homme présente deux portions principales, l'une *périnéale*, qui est profondément

____

(1) Sphincter : muscle circulaire qui ferme l'orifice qu'il entoure, en se resserrant, et qui l'ouvre, en se dilatant.

enclavée, comme nous venons de le dire, dans la paroi périnéale qu'elle parcourt d'arrière en avant ; l'autre *pénienne*, qui longe la face inférieure de la verge.

Étudié dans sa cavité, il offre trois régions bien distinctes, que l'on désigne sous les noms suivants :

1° *Région prostatique :* Elle est ainsi nommée parce que, dès sa sortie du col vésical, elle parcourt une gouttière qui lui est fournie par la prostate, glande volumineuse, enclavée dans le périnée et que nous ne décrivons pas ici parce que ses fonctions se rattachent spécialement aux organes génitaux ; cette portion de l'urèthre a une longueur de 27 à 33 millimètres.

2° *Région membraneuse :* Elle fait suite à la précédente, dont elle continue le trajet à travers le périnée, pour venir en avant se joindre à la portion pénienne. Elle a une longueur de 27 millimètres.

3° *Région spongieuse :* Elle émerge du plancher du périnée et se loge entre les racines de la verge pour s'accoler ensuite à la face inférieure de cet organe, dont elle parcourt toute la longueur. Elle a de 15 à 18 centimètres.

Une membrane muqueuse, qui fait suite à celle de la vessie et se continue sur le gland et le prépuce, par son orifice ou méat, constitue essentiellement le canal de l'urèthre. En procédant d'arrière en avant, c'est-à-dire du col de la vessie au méat du gland, on trouve cette gaîne muqueuse doublée et, en quelque sorte renforcée d'abord par le tissu de la glande prostate, puis par une tunique musculeuse, composée surtout de fibres circulaires, puis par un tissu érectile (1) continu avec celui qui forme le corps de la verge.

La largeur du canal de l'urèthre est moyennement de deux millimètres, mais elle offre des variations sur plusieurs points. Ainsi, dès son origine vésicale, elle est rétrécie par un bourrelet qui fait surtout saillie à la paroi inférieure ; elle se dilate ensuite dans la portion prostatique, se rétrécit de nouveau dans la portion membraneuse et conserve un diamètre régulier jusqu'à la base du gland, où elle offre une légère dilatation nommée *fosse naviculaire*. L'orifice terminal, sensiblement plus étroit que le reste du canal, a reçu le nom de *méat urinaire*.

Dans tout son parcours et spécialement dans sa portion spongieuse, la muqueuse uréthrale contient dans son épaisseur un certain nombre de glandules, qui s'ouvrent à sa surface par de petits conduits obliquement dirigés d'arrière en avant. Une sorte de petite crête allongée d'arrière en avant, faisant

---

(1) Tissu érectile : tissu spongieux creusé de vacuoles, où le sang peut s'accumuler passagèrement et produire un gonflement ou turgescence qui a reçu le nom d'érection.

saillic sur la paroi inférieure de la région prostatique, en avant de sa jonction avec le col vésical, a reçu le nom de *verumontanum*. Les conduits spermatiques s'ouvrent sur son sommet et ceux de la prostate sur ses côtés.

Par ses vaisseaux et ses nerfs, le canal de l'urèthre est en communication directe avec l'ensemble des organes urinaires et génitaux.

Ce qu'il importe surtout de savoir de ce conduit chez la femme, c'est qu'il est beaucoup plus court, plus large, plus dilatable et plus rectiligne.

CHAPITRE II

FONCTIONS URINAIRES

Pour plus de clarté ou de précision, nous étudierons la fonction urinaire: 1° avant la pénétration des liquides dans l'appareil que nous venons de décrire; 2° pendant leur trajet à travers cet appareil; 3° après leur expulsion.

ART. 1er. — ORIGINES DU LIQUIDE URINAIRE

Notre trame organique, travaillée profondément par des actes d'assimilation et de désassimilation qui assurent, en la renouvelant sans cesse, sa stabilité de forme et de substance, reçoit de l'appareil digestif ses matières d'approvisionnement et élimine par l'appareil urinaire ses matières excrémentitielles. Et telle est tout d'abord la suprême importance de l'acte urinaire, souverain régulateur de l'intégrité substantielle de notre milieu vivant.

Les matières liquides et solides, introduites dans nos cavités digestives, y subissent en premier lieu un travail de mutation et de sélection qui les répartit en deux groupes distincts. L'un des deux, plus spécialement composé d'éléments solides, insolubles et impropres à l'assimilation, auxquels se joignent les substances biliaires, est éliminé par la défécation ; l'autre, où se retrouve la majeure partie des liquides ingérés, tenant en dissolution les éléments assimilables du bol alimentaire, est introduite dans le grand courant circulatoire par les nombreux ramuscules vasculaires disséminés à la surface interne du tube intestinal.

Ainsi mêlé au sang, le liquide assimilable traverse avec lui le milieu pulmonaire où il complète en quelque sorte sa vitalisation au contact de l'air.

Puis, franchissant sa dernière étape, il va se distribuer dans la trame de tous nos organes.

Là il subit de nouvelles et plus radicales modifications ; d'une part, il distribue à chaque molécule vivante son contingent de provisions réparatrices ; d'autre part, il en exporte les matières qui, parvenues à leur suprême évolution, ne représentent plus que des épaves nuisibles à la vie.

De nouveaux vaisseaux le transportent de la profondeur de nos tissus à nos reins ; mais, quand il y aborde, il a déjà cessé d'être liquide nourricier pour devenir liquide excrémentitiel ; il charrie déjà à peu de choses près, toutes les matières déclassées que l'analyse nous fera trouver plus tard dans la composition de l'urine évacuée.

ART. II. — MÉCANISME DES ORGANES URINAIRES

Le rôle spécial des reins ressort facilement de l'étude que nous venons de faire : ils ont pour mission, non pas de créer de toute pièce le liquide urinaire, mais d'en recueillir les éléments qui leur sont apportés par leurs nombreux et volumineux vaisseaux, de les associer ensemble et en quelque sorte de les coordonner.

C'est au sommet des mamelons, aux orifices des

tubes urinifères, qu'apparaît et peut se recueillir, pour la première fois depuis sa formation, le liquide urinaire complet ; mais il a été impossible jusqu'à ce jour de découvrir ce qui a lieu soit dans l'épaisse couche de granulations d'où émergent ces tubes, soit dans les capsules surrénales, petits organes indéterminés, qui sont accolés à l'extrémité supérieure des reins.

Des orifices tubulaires, le liquide coule en minces filets dans les petites poches que nous avons nommées les *calices*, et de là dans le *bassinet*, qui le transmet aux urethères.

Ceux-ci le portent à la cavité vésicale, non par un courant continu, mais par des jets successifs et réguliers, déterminés par les contractions de l'urethère lui-même et aussi par les mouvements alternatifs d'abaissement et d'élévation du diaphragme, cloison musculaire placée entre la cavité thoracique et la cavité abdominale.

La quantité de liquide urinaire qui s'emmagasine dans la vessie, le temps qu'il y séjourne avant d'être expulsé, varient beaucoup selon les divers individus, suivant les sexes et les âges et plus encore suivant les habitudes. On trouve des sujets chez lesquels la miction (1) ne s'opère que trois fois par vingt-quatre heures, tandis que chez d'autres,

____

(1) Miction : urinement.

elle se renouvelle au moins six fois dans le même temps. Cette immobilisation momentanée de l'urine a pour coefficients, d'une part la passivité contractile du corps de la vessie, d'autre part la contraction active du col vésical, d'où résulte sa complète occlusion. Mais un moment vient où, par le fait même de cette distension de ses parois, la vessie éprouve et transmet au centre sensitif une impression dite le besoin d'uriner.

Cette impression peut être tolérée au premier moment, mais elle ne tarde guère à exiger impérieusement l'acte de la miction.

L'urine est alors projetée au dehors par un jet, dont le volume, la rectitude et la vigueur sont en rapport avec le dynamisme de la vessie, avec la conformation plus ou moins régulière de son col et du canal de l'urèthre.

Pour que l'émission s'opère et soit complète, il faut que le liquide soit comprimé d'arrière en avant avec une force supérieure à la résistance du col vésical. Or la membrane musculaire de la vessie suffit à cette tâche dans les cas ordinaires ; elle a pour auxiliaires puissants les parois musculaires de l'abdomen ; les muscles du périnée et spécialement ceux qui avoisinent l'anus contribuent surtout à évacuer les dernières portions du liquide en soulevant le bas-fond de la vessie par des contractions brusques, vulgairement dites *coups de piston*.

ART. III. — L'URINE

L'urine normale est limpide et de couleur ambrée ; elle exhale une odeur qui lui est spéciale ; sa saveur est légèrement salée et amère. La densité de l'eau étant représentée par 1000, celle du liquide urinaire varie de 1005 à 1030. Généralement l'urine, en se refroidissant, forme au fond du vase un léger dépôt jaunâtre ou grisâtre, composé de cristaux d'urate de soude ; par un plus long séjour, elle prend l'aspect louche, l'odeur ammoniacale ; elle devient alcaline d'acide qu'elle était d'abord ; elle se recouvre d'une pellicule miroitante composée de mucus et de cristaux de phosphates ammoniaco-magnésiens, qui forment en outre un dépôt limoneux adhérent aux parois du vase.

La quantité moyenne d'urine émise dans les vingt-quatre heures est de 1200 grammes, elle peut s'élever jusqu'à 1800 et s'abaisser jusqu'à 900.

Au moment même où elle est expulsée, l'urine indique au thermomètre une température de 38 à 39° centigrades.

Sa réaction normale est acide, comme l'indique le papier bleu de tournesol, auquel elle communique une teinte rouge plus ou moins accusée.

Cette acidité peut varier d'intensité, disparaître

même passagèrement aux cours des incidents variés de l'alimentation, du repos et de l'exercice, des mouvements nerveux, mais elle caractérise l'état régulier de l'urine ; son intensité moyenne répond à un parfait accomplissement des fonctions organiques ; son exagération se rattache à des désordres fonctionnels spéciaux, qui jouent un rôle prédominant dans les maladies dont nous poursuivons l'étude ; sa disparition et plus encore sa substitution par l'état alcalin sont corrélatives de désordres sanitaires non moins spéciaux.

En poursuivant l'analyse chimique du liquide urinaire, nous verrons qu'il doit son acidité pour très peu à l'acide *urique*, pour beaucoup à l'acide *phosphorique*.

Il serait superflu et fastidieux d'énumérer ici les quarante-cinq matières distinctes qu'a révélées l'analyse exacte de l'urine normale. Je me bornerai à en donner un aperçu raisonné et je n'insisterai que sur celles qui jouent un rôle important dans les maladies de notre programme.

De 1000 grammes d'urine, soumise à l'évaporation, on tire 972 grammes d'eau et 28 grammes de principes fixes.

En soumettant à l'analyse cet extrait solide, on y trouve :

1° De nombreux sels qui ont été introduits par la voie alimentaire avec les aliments et les boissons auxquels ils étaient mêlés ou même dont ils étaient parties intégrantes. De ces sels, les uns n'ont fait que traverser l'organisme, les autres, avant d'être emportés par le courant urinaire, ont temporairement joué un rôle dans la constitution de nos diverses substances intégrantes.

2° Une série bien plus intéressante de matières salines ou autres, issues de l'organisme lui-même, qui ont emprunté pour leur formation les éléments de notre propre substance, et que l'on peut regarder comme les épaves de notre vie intramoléculaire.

Les plus remarquables de cette série sont :

L'urée : Matière neutre cristallisable, inoffensive, résidu régulier de nos principes azotés, parvenus à la période ultième de leur évolution vitale.

La quantité d'urée excrétée dans les vingt-quatre heures est moyennement de 28 grammes.

Elle ne prend jamais part à la formation des concrétions urinaires, grâce surtout à sa grande solubilité. Dans certaines maladies graves, elle cesse d'être éliminée par les reins pour s'accumuler dans le sang qui la dépose sur divers points de l'économie ; mais la gravité de ces cas résulte bien moins de la nocuité toxique de cette substance que du désordre vital causé par l'imperfection de l'acte urinaire.

L'acide urique : De même que l'urée, l'acide urique est le résidu excrémentitiel de notre dénutrition interstitielle ; mais sa production est moins régulière et en quelque sorte moins légitime. Sa formation, bien que permanente, répond à une insuffisante élaboration de nos substances azotées. Il est pour ainsi dire la tache originelle de notre organisme, qui n'est jamais assez parfaitement équilibré pour cesser de le produire, qui en produit d'autant moins qu'il se rapproche plus de cet équilibre idéal, qui en produit d'autant plus qu'il s'en éloigne davantage.

L'urine habituelle en contient cinq à six décigrammes par litre de liquide. Il n'y est pas à l'état de liberté, mais sous forme saline, combiné surtout avec la soude, gardant néanmoins sa réaction acide. Dans les proportions et dans les conditions que je viens de dire, il reste dissous dans l'urine et ne se manifeste par aucun caractère apparent. A chaque pas que nous ferons dans l'étude de la gravelle et de la goutte, nous aurons à constater la complicité de l'acide urique.

L'acide phosphorique : Celui-ci a moins de notoriété que le précédent ; mais, comme nous le verrons par la suite, il joue un rôle important dans les désordres de l'appareil urinaire.

Il est partiellement fourni par nos aliments où il abonde ; mais, de même que l'urée et l'acide urique, il provient surtout de notre milieu vivant. Notre charpente osseuse a pour base l'acide phosphorique uni à la chaux; notre substance nerveuse est riche en principes phosphorés : leur désassimilation continue ne saurait manquer de jeter aux émonctoires urinaires de fortes proportions d'acide phosphorique. Ses proportions sont de trois à cinq grammes dans les vingt-quatre heures. Une portion de cet acide est en combinaison saline avec la soude, la chaux, la magnésie; l'autre portion, restée libre, est le véritable coefficient de l'acidité de l'urine.

L'acide phosphorique est, en effet, bien plus puissamment acide que l'acide urique; il l'exclut de ses combinaisons avec les bases auxquelles il doit sa solubilité; et dans la plupart des cas où, au lieu d'urates dissous dans l'urine, il s'y trouve des cristaux concrets d'acide urique libre, le fait est bien moins imputable à la surabondance de celui-ci qu'aux influences de celui-là. En un mot, les phosphates sont avec excès d'acide ou avec excès de bases : dans le premier cas, l'urine accuse une forte acidité et laisse cristalliser l'acide urique; dans le second cas, le liquide urinaire est neutre ou alcalin; les phosphates deviennent insolubles et se déposent.

En résumé donc, l'acidité modérée des urines est d'ordre régulier; avec l'exagération de cette acidité commence le concrétionnement urique, base essentielle de la gravelle rouge; avec son amoindrisse-

ment et sa substitution alcaline commence le concrétionnement phosphatique, base de la gravelle
blanche. Tel est aussi le critérium des prescriptions hygiéniques et médicamenteuses et surtout
de l'option des eaux minérales.

Le mucus : Des follicures mucipares nombreux
s'ouvrent, avons-nous dit, à la surface de la membrane muqueuse qui tapisse la filière urinaire dans
toute son étendue; ils ont pour fonction de lubré-
fier cette filière en y versant une matière visqueuse
filante nommée mucus; à cette matière se trouvent
en outre mêlés d'imperceptibles petits lambeaux
membraneux, qui ne sont autres que de légères
exfoliations épidermiques de la membrane elle-
même.

Dans l'état de santé, ce mucus et ces lambeaux
épidermiques peu abondants, transparents et dé-
liés, restent inaperçus dans le liquide urinaire;
mais dans l'état de maladie, ils se produisent dans
des proportions et sous des formes insolites, qui
constituent des complications plus ou moins fà-
cheuses; non-seulement ils compromettent la mécanique urinaire par leur compacité et leur cohésion,
mais encore ils fournissent un ciment adhésif aux
concrétions lithiques (1) en voie de formation, et

______

(1) Concrétions lithiques : agrégats de matières calculeuses.

communiquent au liquide urinaire, attardé dans la vessie, des propriétés fermentescibles de mauvais aloi.

Les matières accidentelles : Pour compléter l'étude de l'urine normale, nous devons ajouter qu'elle peut, sans cesser de l'être, contenir fortuitement certaines matières étrangères à sa composition habituelle et entre autres :

L'acide oxalique : A l'état d'oxalate de chaux, on le rencontre en divers points de l'économie, matières intestinales, mucus biliaire, liquides utérins pendant la grossesse ; il entre dans la composition d'un grand nombre de nos aliments et de nos boissons ; il se montre dans l'urine surtout à la suite du long usage d'aliments végétaux et de boissons gazeuses. Le sel oxalique (oxalate de calcium) reste dissous dans les urines acides, et ne s'y précipite que quand elles deviennent neutres ou surtout alcalines ; il se comporte donc en sens inverse des urates et de la même façon que les phosphates : comme eux, il accroît les risques de l'alcalimisation spontanée ou provoquée du liquide urinaire.

Enfin des *matières colorantes* et des *principes odorants* introduits par diverses substances alimentaires ou médicamenteuses ou provenant des divers points de l'économie et spécialement de l'appareil biliaire.

Quant aux *produits morbides spéciaux* que peut

contenir l'urine, sang, pus, sucre, albumine, etc., nous les retrouverons dans l'étude des maladies auxquelles ils se rattachent.

N. B. J'avais promis de juxtaposer la description de l'appareil biliaire à celle de l'appareil urinaire ; mais elle sera mieux en son rang, au chapitre de la gravelle biliaire.

CHAPITRE III

CONCRÉTIONS URINAIRES (GRAVELLE, CALCULS, PIERRE)

Dans le chapitre précédent, nous avons énuméré et sommairement décrit un certain nombre de matières qui prennent normalement part à la composition de l'urine, qui restent dissoutes et inoffensives dans les conditions régulières de ce liquide, mais qui s'en séparent sous forme concrète quand ces conditions viennent à être changées. Telle est la notion générale la plus exacte que l'on puisse prendre de l'affection calculeuse et de ses diverses formes.

Notre ordre d'étude se trouve ainsi tout tracé ;

il comporte autant de sortes de gravelles que nous avons rencontré de principes urinaires concrescibles ; il offre ainsi successivement à notre examen :

1° La gravelle urique (gravelle rouge) ;

2° La gravelle phosphatique (gravelle blanche) ;

3° La gravelle oxalique (gravelle grise ou brune) ;

4° Certaines gravelles rares (gravelle cystique, xanthique, pileuse).

ART. I. — CONCRÉTIONS URIQUES — GRAVELLE ROUGE

L'acide urique, matière essentielle de la gravelle rouge, devient insoluble et se concrète dans le liquide urinaire sous l'influence de l'une des éventualités suivantes :

1° Quand notre économie en produit et en transmet aux reins des proportions exagérées ;

2° Quand il y a surabondance de principes acides dans l'urine ;

3° Quand, dans les urines, la proportion du liquide aqueux diminue, celle de l'acide urique restant régulière ou surtout excessive ;

4° Quand un abaissement notable de la température du corps surprend l'acide urique beaucoup plus soluble à chaud qu'à froid.

1° *L'acide urique est produit en surabondance :*
Nous le savons déjà, l'élaboration de cet acide ébauchée dans l'appareil digestif, se poursuit dans le milieu respiratoire et s'achève dans la trame même de notre substance vivante. De cette notion découle immédiatement cette autre que c'est aux désordres de ces trois importantes fonctions qu'il faut remonter pour trouver les origines de la production urique vicieusement accrue.

Au premier titre, nous trouvons en effet dans les antécédents et dans les habitudes des graveleux uriques de nombreux griefs à la charge des organes de la digestion.

Ils s'accusent généralement de gourmandise, mais d'une gourmandise en quelque sorte involontaire et je dirais presque légitime ; ils ne connaissent pas les salutaires avertissements de la satiété ; leurs digestions sont irréprochables ; si la gravelle ne suivait pas leur char de triomphe gastronomique, ce serait à les envier. Il y a dans ce cas désordre par excès de provisions assimilables.

D'autres, plus à plaindre, ont préludé à la gravelle urique par divers états morbides de l'appareil digestif, gastrites, gastralgies, dyspepsies, pyrosis, affections biliaires et intestinales, diarrhée, constipation. Il y a dans ce second cas mauvaise préparation des matières destinées à l'assimilation et à la désassimilation.

Un grand nombre sont restés insoucieux de leurs fonctions digestives et ont dépensé les forces nécessaires à leur accomplissement au profit de leurs travaux intellectuels, de leurs entraînements passionnels, de leurs agissements professionnels. Ce revirement des forces vitales disponibles, fâcheux privilége des hautes situations sociales, ne contribue pas moins que l'alimentation excessive à faire de la gravelle rouge et de la goutte, ces deux sœurs jumelles, l'apanage spécial des classes riches.

Cette mauvaise élaboration, première condition de la surabondance urique, peut enfin être motivée par l'usage fréquent d'aliments notoirement indigestes, de préparations culinaires fortement condimenteuses, de boissons et surtout de vins trop alcooliques ou trop verts ou trop riches en matières sédimenteuses.

La part des fonctions respiratoires à la production de la gravelle rouge est moins notoire que celle des fonctions digestives, mais elle n'est pas moins certaine.

Même en les supposant irréprochables à leur point de départ, les matières assimilables, introduites dans la circulation par l'absorption intestinale n'apporteraient à notre trame organique et de là à nos reins, que des éléments imparfaits, si elles n'avaient au préalable reçu dans le milieu pulmonaire l'imprégnation de l'air vivifiant. Sous les influences de l'oxygène, ce puissant promoteur des mutations chimiques, elles sont profondément modifiées ; leurs éléments azotés se transforment en urée inoffensive quand leur oxydation est régulière et en acide urique compromettant quand cette oxydation est insuffisante.

Voilà donc de ce chef un nouvel apport aux causes du désordre urique. L'air confiné des grandes villes, des nombreuses réunions, des théâtres, des cercles, a peu d'action oxydante, en a d'autant moins que ce sont tout autant de centres d'inaction ; ce puissant auxiliaire de l'activité pulmonaire, l'exercice musculaire, y fait complétement défaut. Si vous ajoutez à cela la substitution à peu près permanente, des vapeurs torpides du tabac aux impressions tonifiantes du grand air, vous comprendrez une fois de plus les prédilections aristocratiques de la gravelle rouge.

C'est, nous le savons, sur tous les points de notre trame organique que s'effectue la dernière élaboration des matières assimilées ; à partir de là et jusqu'au courant urinaire chargé de leur éviction, elles sont succédé par des matières excrémentitielles, fournies par nos actes de nutrition et de dénutrition intersticielle. Ce travail d'appropriation des molécules vivantes et d'élimination des molécules impropres à la vie, exige, pour son régulier accomplissement, le parfait équilibre de toutes nos activités organiques et il a pour résultat spécial la production vicieuse de l'acide urique dans tous les cas où cet équilibre est troublé par des commotions insolites : mouvements tumultueux de l'âme, fatigues excessives, exercices violents, aliments et boissons surexcitants.

Telle est l'origine d'un grand nombre de gravelles rouges observées chez des sujets parfaitement irréprochables au point de vue des fonctions digestives et respiratoires ; telle est aussi la raison d'être de ces abondantes évacuations uriques qui ont lieu dans une foule d'affections diverses, au cours des excitations fébriles dont elles s'accompagnent : rhumatisme, phthisie, fièvres continues et intermittentes, maladies éruptives, etc., etc.

2° *Il y a surabondance des principes acides de l'urine :* Nous avons déjà nommé et décrit ces agents spéciaux de la suracidité urinaire, les phosphates acides en un mot. Quelle que soit leur proportion dans l'urine, ils ne s'y concrètent jamais eux-mêmes tant qu'il entre plus d'acide que de base dans leur composition, mais ils réagissent sur les matières uriques, ils les dépossèdent des bases qui les rendent solubles et les obligent ainsi à faire dépôt.

La gravelle rouge peut donc se manifester sous cette influence, alors même que l'acide urique est en proportions modérées dans le liquide urinaire.

La surabondance phosphorique dérive pour beaucoup des mêmes causes que la surabondance urique ; mais elle se rattache plus spécialement au mode vital des sujets énergiquement constitués et richement alimentés. La goutte tonique, la gravelle rouge ont pour substratum (1) les phosphates urinaires avec excès d'acide; les phosphates avec excès de base alcaline caractérisent la goutte atonique et la gravelle blanche.

3° *Il y a diminution des principes aqueux de l'urine,* quand la boisson habituelle est trop rare ou trop concentrée ; quand la transpiration est trop abondante; quand il passe une quantité inusitée de liquide dans les excrétions alvines, les urines s'appauvrissent d'autant en éléments aqueux et se raréfient. C'est sur l'acide urique le moins soluble de tous les principes urinaires que sévit tout d'abord cette insuffisance de l'agent dissolvant, il passe à l'état insoluble et se concrète.

J'ai observé ce mode de formation de la gravelle rouge :

Chez des habitants des pays chauds et nommément de l'Algérie ;

Chez les sujets habitués à boire très-peu ou très-sec, selon leur expression ;

---

(1) Substratum : matière fondamentale.

Chez des individus dont la peau très-perméable est le siége habituel d'abondantes sudations ;

Chez des artisans soumis à de hautes températures du fait de leurs travaux quotidiens : fondeurs de métaux, chauffeurs d'appareils à vapeur, cuisiniers;

Chez des adeptes fervents de l'hydrothérapie qui avaient fait un long usage des moyens de sudation ;

Chez quelques-uns enfin dont les excrétions alvines présentaient d'habitude le caractère diarrhéique.

4° *Le refroidissement de l'urine fait passer l'acide urique à l'état insoluble :* Ce fait est incontestable et a même servi à motiver la fréquence de l'affection calculeuse dans certaines contrées froides et humides ; mais il ne se présente guère que dans des conditions transitoires, et il y a plutôt lieu d'en tenir compte dans les incidents éventuels de la gravelle rouge·confirmée que de le maintenir au rang de cause première.

PRÉDISPOSITIONS CONSTITUTIONNELLES. — HÉRÉDITÉ

Ce ne sont pas là deux facteurs distincts, mais un même facteur étudié sous deux aspects différents. Avec les notions que nous possédons déjà de notre sujet, qu'est-ce qu'un calculeux, qu'est-ce qu'un producteur excessif de matières uriques peut-il donc léguer à ses héritiers ? Serait-ce l'acide urique concrété dans ses reins, dans sa vessie ou dans ses jointures, non à coup sûr, mais tout au plus, et c'est bien assez, son type constitutionnel avec ses aptitudes fonctionnelles, et pour peu qu'à ce legs par destination s'ajoutent, ce qui ne peut manquer d'être peu ou prou, des habitudes de vivre concordantes, la gravelle et la goutte, les deux même, ne peuvent guère, à la deuxième génération, se départir des prédilections qu'elles ont manifestées à la première.

A quels caractères de conformation et de constitution peut-on donc reconnaître la race que nous étudions ?

Le superurique (qu'on veuille bien accepter cette appellation synthétique) présente tous les caractères du type pléthorique. Ses centres d'approvisionnement, torse et abdomen, sont relativement très amples et ses extrémités, organes de dépenses par l'activité, sont au contraire très exiguës. Sa tête et son col partagent l'amplitude de sa poitrine, la coloration de son teint trahit la richesse de son sang. Il eût été apoplectique s'il n'était calculeux ou goutteux, et souvent, en effet, en l'interrogeant sur sa filiation j'ai trouvé un apoplectique aux origines de sa série familiale.

L'hérédité par similitude de complexion, celle même par similitude d'habitudes de vivre ne sont pas toujours aussi manifestes. Dans l'immense collection de goutteux et de calculeux qui ont fréquenté sous mes yeux, pendant vingt-deux ans, les salutaires eaux de Contrexéville, j'en ai vu de remarquablement grêles et chétifs ; j'en ai vu de sobres jusqu'à l'ascétisme ; j'en ai vu d'actifs jusqu'à l'abus. A première vue, je les croyais en proie aux phosphates alcalins et aux oxalates, ils étaient bien réellement superuriques et il ne me restait plus pour justification que l'hérédité fonctionnelle que je constatais en effet.

Comme appoint à ces notions sur l'hérédité, je dois dire qu'assez fréquemment j'ai trouvé dans les parchemins de famille, au lieu de la gravelle ou de la goutte, l'apoplexie déjà mentionnée, les affections rhumatoïdes, certaines dartres, des migraines rebelles, des gastralgies permanentes, des affections biliaires probablement calculeuses, des habitudes hémorrhoïdaires. Mais ce sont là tout autant de rejetons directs de la diathèse urique, elle établit entre eux des titres certains de parenté qui leur assure une véritable réciprocité de transmissions héréditaires.

Dans un certain nombre de cas, j'ai reconnu le bien-fondé de l'opinion qui fait partir l'hérédité, non de la dernière génération, mais de celle qui l'a précédée. Quelquefois enfin, pour les hommes, le legs m'a paru constitué par les grands-parents de la ligne féminine au lieu de ceux de la ligne masculine.

Nombre d'enfants, nouveau-nés ou même contenus encore dans le sein de leur mère, ont été trouvés porteurs de concrétions urinaires de nature urique. A défaut de l'hérédité normale, il reste ici pour explication le fait plus que suffisant de la transmission directe des principes assimilables de la mère à l'enfant : or, le désordre urique n'est pas rare chez la femme, surtout à l'époque de la gestation ; quant au fœtus, il présente un précoce développement des organes urinaires, et son premier acte en paraissant au jour, est une évacuation abondante d'urine.

Chez la plupart des enfants de familles riches où tout abonde, y compris l'acide urique, il y a prématuration des échéances morbides par le fait d'une tendresse inintelligente des parents. Il manquerait quelque chose à leur sécurité s'ils ne transformaient en extraits de viandes succulentes et de vins généreux le lait de la nourrice, de cette brave fille des champs, précisément aussi bien douée parce que, jusqu'au jour de son enrôlement, elle a consommé plus d'air pur et d'eau fraîche que de pâtés de foie gras. Les urines du nourrisson se concentrent et se saturent d'acides, ses langes en sont fortement colorés ; si, par hasard, on s'en aperçoit, on n'y voit que des urines échauffées, l'un de ces mots trompe-l'œil dont la médecine n'a pas seule le fâcheux privilége. Pour parler net, voilà un enfant qui aurait pu économiser dix ans, vingt ans, sur sa gravelle ou sur sa goutte, s'il eût subi l'ancien régime de sa nourrice au lieu de lui imposer le sien.

Un enfant de sept ans qui me fut présenté à Contrexéville avec une gravelle rouge des plus accentuées, avait été soumis, dès sa naissance, au régime que je viens de dire, pour le préserver, croyait-on, du sort de son père, mort phthisique On oubliait que sa mère était goutteuse : n'eût-il pas suffi d'ailleurs de ce régime sans cette hérédité?

ÉVOLUTIONS DE LA GRAVELLE ROUGE

La règle est que les manifestations morbides de la diathèse urique se montrent d'abord sous leur forme la plus modérée et progressent successivement jusqu'à leur extrême complication. Tel est donc l'ordre qu'il convient d'adopter dans cette étude. Mais de ce que cette évolution des simples sédiments expulsés avec l'urine à la volumineuse con-

crétion retenue dans la vessie, est dans l'ordre des
choses possibles, il ne s'ensuit pas qu'elle soit fa-
tale et forcée. Sans parler des puissantes ressources
de guérison qu'offrent pardessus tout les salutaires
eaux de Contrexéville, la série calculeuse peut être
spontanément interrompue ou intervertie : interrompue parce qu'elle s'immobilise dans ses degrés
inférieurs ou moyens ; intervertie parce qu'elle débute par les degrés élevés sans avoir passé par les
phases intermédiaires. Il est bon d'être informé
que cette anomalie est possible, mais elle ne four-
nirait que des notions incomplètes au médecin et
des perspectives trompeuses aux malades. Nous allons donc étudier la gravelle rouge à ses phases progressives.

PREMIÈRE ÉPOQUE. — SÉDIMENTS

L'acide urique dépasse déjà ses proportions normales ou s'accompagne d'un excès d'acide phosphorique ; l'urine rougit fortement le papier de tournesol ; mais, grâce à la température élevée des organes
urinaires, le dépôt urique ne se fait pas dans leurs
cavités ; pour qu'il ait lieu, il faut que le liquide expulsé se refroidisse et se modifie au contact de l'air.
L'urine, au moment même de son émission, se
montre en effet ou parfaitement limpide ou va-

guement louche et colorée. Laissée quelques instants en repos, elle conserve ou reprend sa limpidité,
mais les parois du vase sont incrustées d'une couche
légère de petits sables adhérents, ou bien des sables
plus volumineux, plus colorés, sont réunis en un
groupe arrondi sur le fond du vase, sans y adhérer.
Souvent en outre, un nuage floconneux, rougeâtre ou
jaunâtre, nage à la partie inférieure du liquide. Tous
ces sables sont des cristaux d'acide urique, d'urate de
soude, d'urate d'ammoniaque, et les flocons tenus
en suspension sont composés de filaments muqueux très ténus, mêlés aussi de cristaux plus fins.

L'état de choses que je viens de décrire mérite
à peine d'être porté au compte de la gravelle quand
il ne fait que se produire passagèrement et inciden-
tellement, à l'occasion de certains troubles momen-
tanés de l'économie : écarts de régime, excès passionnels, fatigues exagérées, sueurs trop copieuses
ou brusquement supprimées. Il est même vrai de
noter que, pour le sujet attentif, il peut servir d'utile
avertissement, et que, limité comme nous venons
de le dire, il représente en somme, au point de vue
de l'appareil urinaire, un travail utile de réparation
du désordre substantiel qui vient de se produire.

Mais s'il devient habituel et se produit même
spontanément, sans aucune des causes que nous venons d'énumérer, il mérite une attention sérieuse.
D'une part, il révèle chez le sujet la prise de posses-

sion actuelle ou prochaine de la diathèse (1) urique avec toutes ses conséquences ; d'autre part, il ouvre la série progressive de l'affection calculeuse ; enfin il est pour la membrane urinaire, et tout spécialement pour celle du col vésical, une cause permanente d'excitation d'abord, d'irritation ensuite.

DEUXIÈME ÉPOQUE. — SABLES, GRAVIERS

A cette seconde période de l'affection calculeuse, l'acide urique plus abondant, sollicité surtout par une plus grande acidité phosphatique de l'urine, n'attend plus pour cristalliser que celle-ci soit arrivée au contact de l'air ; sa précipitation a lieu à sa sortie même du rein dans les calices et le bassinet. Des frottements exercés par ces cristaux durs et anguleux sur la membrane muqueuse dans tout son parcours, il résulte un certain degré d'excitation, sinon d'irritation de cette membrane ; elle sécrète un mucus plus abondant, plus cohérent ; les cristaux uriques en sont invisqués et s'agglutinent plusieurs ensemble, formant de petits agrégats généralement rugueux, arrondis, qui feraient

(1) Diathèse : aptitude spéciale à une affection morbide.

avalanche et grossiraient plus encore s'ils étaient attardés dans leur migration par quelque désordre fonctionnel ou organique de la filière urinaire.

Ces agrégats prennent le nom de *graviers* ; le plus souvent ils sont en nombre pour une seule expulsion ; il en est qui se montrent solitaires. Ceux-ci présentent généralement des formes moins régulières, plus anguleuses, plus allongées que les graviers multiples.

Ils sont rouge brique quand ils sont multiples et qu'ils ont peu séjourné dans leur parcours.

La teinte brunâtre qu'ils affectent quelquefois provient de leur coloration par du sang exhalé sur leurs parcours et spécialement par les reins. Il n'est même pas rare qu'ils soient accompagnés de corpuscules noirâtres, mous à la pression, qui ne sont autres que de petits caillots sanguins de même provenance.

Chez les goutteux et les rhumatisants, ils offrent plus spécialement la teinte jaune orange dans les intervalles des crises aiguës.

Ils sont partiellement ou uniformément recouverts d'une légère couche blanc grisâtre quand ils ont séjourné dans les cavités urinaires.

Leur retour à des teintes relativement moins foncées se rapporte à une atténuation de leurs causes productrices. C'est du moins ce qui a lieu sous l'influence curative de l'eau de Contrexéville.

Leur cohésion n'est jamais telle qu'on ne puisse, par la pression du doigt, disjoindre les sables agrégés qui les composent. C'est surtout par là qu'ils diffèrent des calculs qu'un plus long séjour dans les cavités urinaires a rendus plus cohérents.

Quand ils égalent ou dépassent à peine le volume d'un fort grain de millet, ils conservent le nom de graviers ; avec un plus gros volume, ils deviennent calculs.

TROISIÈME ÉPOQUE. — CALCULS

Entre le gravier et le calcul, il n'y a donc que la différence du moins au plus de volume; mais à cette différence se rattachent d'importantes conditions d'origines et de symptômes ; et si nous la caractérisons d'une manière plus précise en laissant le nom de *graviers* aux concrétions uriques dont le volume ne dépasse pas le calibre des urethères, en donnant celui de *calculs* aux concrétions uriques dont le volume dépasse le calibre de ces conduits, qui, en un mot, ne peuvent plus les franchir qu'à condition de les distendre et de les dilater, nous aurons mieux fait que trouver une définition exacte, nous aurons motivé les symptômes morbides spéciaux du calcul.

En effet, pour que la durée de son séjour lui ait

permis d'acquérir de telles dimensions, il faut que des obstacles l'aient empêché de suivre la voie que parcouraient librement les sables et les graviers. Or ces obstacles ne peuvent résulter que d'un état morbide des cavités ou des conduits urinaires ; quand cet état ne consiste qu'en un désordre nerveux, en une contraction spasmodique, un moment vient où ceux-ci peuvent cesser et permettre au calcul de continuer plus ou moins douloureusement sa marche ; mais quand il résulte d'une déformation organique par congestion sanguine, par gonflement des membranes, par sécrétion d'un mucus compacte, par ulcération même, le calcul peut s'immobiliser indéfiniment sur le point qu'il occupe ou, plus encore, contracter des adhérences avec les tissus ambiants.

Ce fait qui, on le comprend, comporte des degrés de gravité très différents, motive le classement des concrétions uriques en calculs *mobiles* et calculs *immobilisés*.

1° *Calculs mobiles*. — Leur composition diffère peu de celle des graviers, seulement le ciment animal y est plus abondant en même temps que plus résistant et les matières uriques y sont moins pures. Il n'est pas rare, en effet, d'y trouver certaines proportions d'acide oxalique et leur surface est souvent incrustée de phosphates, soit dans toute son étendue, soit partiellement.

Leur volume, égal en moyenne à celui d'une lentille, peut atteindre et même dépasser celui d'un noyau de datte, dimensions de beaucoup supérieures à celle des urethères et même de l'urèthre. L'élasticité, la dilatabilité de ces conduits sont heureusement assez étendues. Je les ai vu s'accroître dans des proportions plus remarquables encore sous l'influence des eaux de Contrexéville.

Ils sont très diversement configurés selon la durée de leur formation, selon le point de l'appareil urinaire où elle s'est effectuée et aussi selon leur nombre. Ceux qui se sont développés dans le rein même, aux abouchements des canalicules, sont allongés et coniques, d'autant plus allongés qu'ils sont de date plus ancienne et généralement courbés selon leur axe. J'en ai recueilli un de ce genre aux sources de Contrexéville, qui pesait 17 grammes et qui ressemblait en tout à un fort ergot de coq, volume, forme et couleur. Quelques autres, fusiformes à la façon du grain d'orge, se sont moulés sur l'étroite filière des calices ou n'ont acquis leur forme définitive que dans le parcours de l'urethère. Quand ils ont eu pour matrice la cavité plus spacieuse du bassinet, ils sont sphériques, lenticulaires, polyédriques, à surface uniformément courbe, s'ils étaient solitaires, présentant au contraire des facettes aplanies par la pression ou par le frottement, s'ils étaient multiples.

La production calculeuse urique peut, en effet, s'étendre à un certain nombre de calculs ou se limiter à un seul à la fois; et solidairement, chaque période d'expulsion a pour sujet et pour produit une seule ou plusieurs de ces concrétions. Ces pé-riodes peuvent en outre se succéder avec continuité ou ne se renouveler qu'à de longs intervalles. Mes observations à ce point de vue sont les suivantes :

Chez les sujets notoirement en proie à la diathèse urique, aptes à la goutte aussi bien qu'à la gravelle, dont les fonctions urinaires sont très actives et plus ou moins spasmodiques, la production calculeuse est multiple et les expulsions sont fréquentes. Les calculs sont rouges, jaunâtres, sphéroïdaux, de volume et de consistance modérés. J'ai dirigé pendant sa cure à Contrexéville, un sujet de cette catégorie, qui recueillait dans ses urines de vingt-quatre heures, sans en souffrir le moindrement, cent à deux cents calculs du volume d'un grain de millet à celui d'un grain de chènevis.

Quand la production calculeuse a lieu dans des conditions constitutionnelles moins accusées ou du moins sous l'influence de causes plus accidentelles et moins permanentes, les concrétions sont solitaires ou peu nombreuses ; leur volume, leur coloration, leur forme, leur cohésion se rapportent à un séjour prolongé, des intervalles beaucoup plus longs séparent les phases d'expulsion.

D'ancienne formation, ils sont lisses et polis ; de formation plus récente, ils sont mamelonnés, rugueux, creusés de petites brèches qui leur donnent un aspect vermicellé. Cet aspect est très fréquent aux sources de Contrexéville. J'ai cru pouvoir l'attribuer à l'érosion partielle du ciment muqueux qui faisait adhérer entre elles les matières cristallines de la concrétion.

Il en est de leur cohésion et de leur densité comme de leurs autres caractères physiques : elles sont en rapport avec la durée de leur formation et de leur stationnement. Au cours de cette influence, ils sont légers, friables, faciles à désagréger ; leur ciment n'a pas acquis encore toute sa ténacité. Ou bien, au contraire, ils sont denses, cohérents et en quelque sorte siliceux.

2° *Calculs immobilisés*. — Les calculs uriques subissent rarement cette complication, très fréquente, au contraire, dans les gravelles phosphatique et oxalique, que nous étudierons sous peu. Elle a pour cause essentielle un état morbide permanent des organes urinaires, capable de produire leur déformation, leur épaississement, leur ulcération et l'intervention de matières plastiques insolites : mucus compacte, muco-pus, sang, etc. ; or ces états pathologiques ne se produisent guère dans

les conditions de la diathèse urique, ou sont consécutifs aux lésions produites par le calcul lui-même,
mais ne lui préexistent pas. Ceci est dit de la portion de l'appareil urinaire qui commence aux reins
et finit à la vessie.

Quant à la vessie elle-même, il en est tout autrement. Le col de cet organe, le canal qui lui succède,
sont sujets non-seulement à des contractures spasmodiques rebelles, mais encore à des déformations
organiques imputables à la glande prostate et plus
souvent encore au canal uréthral, que son double
rôle d'appareil génital et d'appareil urinaire expose
doublement aux agressions morbides.

Pour toutes ces raisons, il n'est pas rare qu'une
concrétion urique, qui est parvenue à franchir avec
plus ou moins de difficultés l'étroite filière des urethères, soit retenue et immobilisée dans la cavité
beaucoup plus ample de la vessie. Nombre de
pierres vésicales n'ont pas d'autre origine que celles
que je viens de dire, mais nous en renvoyons l'é-
tude plus complète au chapitre spécial consacré à
cette affection.

SYMPTOMES DE LA GRAVELLE ROUGE

Le fait des émissions sédimenteuses, pris en lui-
même, ne donne guère lieu à des manifestations

douloureuses, ou à des désordres fonctionnels, que dans les cas où il atteint un degré élevé d'intensité et de fréquence. Ses symptômes spéciaux sont alors les suivants : embarras pénibles, douleurs vagues dans les régions rénales et tout le long des lombes, sur le trajet des urethères ; spasmes, chaleurs, épreintes au col de la vessie ; fréquence des envies d'uriner, émission contrainte et spasmodique, sensation lancinante dans le canal de l'urèthre, au bout du gland ; des irradiations nerveuses s'étendent de la vessie à l'anus, aux bourses, aux hanches, et le long des membres inférieurs où elles se traduisent par de vagues tiraillements et par des jactitations nocturnes. Ces symptômes sont plus vivement sentis au réveil et à la chaleur du lit que dans la continuité du jour ; ils s'exaspèrent en outre sous l'influence des exercices fatigants ou de la station prolongée sur un siége et de toutes les excitations du régime.

Comme complications assez fréquentes, il survient des congestions, des inflammations hémorrhoïdaires ; la constipation est habituelle, et avec elle divers désordres des fonctions digestives. Chez les goutteux et les rhumatisants, ces émissions sédimenteuses ne sont en outre que l'accessoire de crises goutteuses, ou rhumatismales plus douloureuses qu'elles-mêmes.

Un confrère, fidèle habitué de Contrexéville, et à

qui j'ai donné des soins à plusieurs reprises, ne m'offrait que des sédiments rouge brique, au plus quelques sables jaunes très ténus après trois ou quatre jours de douleurs rénales très violentes, accompagnées de fièvre ardente, de dysurie (1) et de vomissements. Dans ce cas et dans un certain nombre d'autres du même genre, je n'ai pu expliquer une telle disproportion entre les symptômes et leur cause apparente, qu'en les portant au compte d'une attaque goutteuse sur les tissus du rein. Tous ces sujets appartiennent en effet à la série goutteuse, et de toute leur économie, le rein n'est pas l'organe le moins menacé, ni surtout le moins douloureusement affecté par ces attaques.

Ce n'est donc que par exception, et par suite de complications définies que de telles douleurs et de tels désordres fonctionnels se font observer pendant la période sédimenteuse de l'affection calculeuse ; hâtons-nous d'ajouter comme compensation, qu'il est des formations et des expulsions de graviers, voire même de petits calculs qui ne s'accompagnent que du plus petit nombre et de la moindre intensité de ces symptômes. D'où j'ai tiré la formule suivante que confirment de plus en plus mes observations :

Pendant la période de formation des concrétions

______

(1) Dysurie : difficulté d'uriner.

uriques, les sensations douloureuses, les désordres fonctionnels, et les irradiations sympathiques ne sont pas du tout en rapport avec le volume et la forme de ces concrétions, mais bien avec le degré d'éréthisme (1) nerveux des conduits urinaires, avec la contractilité plus ou moins énergique de leurs parois et en outre avec la sensibilité générale du patient.

Cette réserve faite, nous allons étudier la symptomatologie habituelle des calculs volumineux, comme nous l'avons fait pour les sédiments et pour les sables.

Dans la grande majorité des cas, la concrétion urique se développe dans le rein gauche et bien rarement dans les deux à la fois. Quant au rein droit, ce n'est en quelque sorte qu'exceptionnellement qu'il en est le siége. Presque toujours alors, l'affection sévit simultanément sur le foie, que l'on sait juxtaposé à ce rein, et la vésicule biliaire est, elle aussi, le foyer d'une production calculeuse. Dans quelques cas, enfin, il y a alternance du rein gauche au rein droit et réciproquement.

La région affectée est en proie à une douleur profonde, pongitive, qui ne cesse guère spontanément, qui est exaspérée par la pression, par certains

____

(1) Eréthisme : exagération de la sensibilité nerveuse.

mouvements du tronc et au cours de tous les écarts de régime et d'hygiène. De ce centre, la douleur s'étend en cercle autour de la base de la poitrine, elle descend avec les urethères vers le bassin, elle gagne les bourses et la verge, elle embrasse la hanche et toute la partie inférieure de la colonne, elle s'irradie même par le nerf sciatique à tout le membre inférieur. La vessie devient irritable, spasmodique; les émissions d'urine sont plus fréquentes, moins régulières, plus douloureuses. Les fonctions digestives sont plus ou moins compromises par solidarité sympathique, les premières voies sont saburrales, les digestions sont lentes et pénibles, le ventre est serré et sujet à des ballonnements gazeux.

Les symptômes que je viens d'énumérer n'appartiennent pas fatalement et avec toute cette intensité à la formation et au séjour de concrétions volumineuses dans les reins, ils peuvent être, ils sont souvent, beaucoup plus modérés et laissent généralement au patient des intervalles plus ou moins prolongés de rémission.

Si, au lieu de deux reins, nous n'étions en possession que d'un seul, il est plus que probable, il est certain, que, pendant toute l'époque de croissance et d'immobilité du calcul, les urines ou décolorées et raréfiées sous l'influence du spasme, ou très colorées, très denses, très chargées de mucus et d'épithélium (1), sous l'influence de l'irritation, cesseraient complétement de charrier, soit des sédiments, soit des sables, soit des graviers ; la concrétion principale attirant à elle et ajoutant à sa masse tous les principes uriques concrescibles à la façon du premier cristal ou des corps étrangers qui, déposés dans une solution saturée de sel ou de sucre, deviennent le centre d'attraction et le rendez-vous de toutes les cristallisations ultérieures. Mais nous avons deux reins et, pendant que, pour l'un, les choses se passent comme nous venons de le dire, l'autre suffit très heureusement à la tâche commune. Il fournit aux principes urinaires une indispensable issue et, selon l'occurrence, il y mêle des sédiments, des sables et même des graviers en voie de devenir calculs.

C'est ainsi que s'explique, dans l'affection calculeuse intense, la disproportion du péril encouru avec les douleurs éprouvées, mais on n'en comprend que mieux le danger de l'inertie simultanée des deux reins et la sérieuse attention que mérite ce fait, heureusement très rare.

Le calcul mobile, dont nous nous occupons,

____

(1) Epithélium : De même que la peau est tapissée d'une couche d'épiderme sec, de même les membranes muqueuses, celles de l'appareil urinaire, comme toutes les autres, offrent une couche d'épiderme humide qui se nomme épithélium.

peut prolonger son séjour dans les cavités du rein ou de l'urethère pendant des mois et même pendant des années. Mais, dans l'ordre régulier des choses, il vient une époque, où, soit spontanément, soit sous l'influence des moyens médicaux, il se déplace et s'achemine vers la vessie. C'est à ce fait que se rattache la *Crise néphrétique*, heureusement de courte durée et qui se tolère enfin avec plus ou moins de courage parce qu'elle est le prix de la délivrance.

Ses symptômes habituels sont les suivants : une douleur déchirante, qui se fait sentir tout d'abord dans la région du rein, puis, successivement, plus bas, dans la région lombaire, sur le trajet de l'urethère, une exaltation sympathique de la sensibilité générale, des épreintes vésicales, des envies d'uriner continues, une miction douloureuse et insuffisante, des urines rares, brûlantes, alternativement crues, incolores, ou épaisses, colorées, mêlées de sédiments rougeâtres, de flocons muqueux, de débris d'épithélium et même de petites quantités de sang liquide ou coagulé, une sensation lancinante dans le corps de la verge et au gland, des élancements, une pesanteur pénible à l'anus, des vomissements répétés, une constipation rebelle compliquée de ballonnements gazeux et de hoquets, une réaction fébrile plus ou moins intense, succédant à un frisson initial.

Ce douloureux déploiement de symptômes dure rarement plus de trois à quatre heures ou perd de son intensité quand il se prolonge davantage. Il cesse brusquement, ne laissant après lui que quelques endolorissements consécutifs localisés ; le calcul est passé de l'urethère dans la vessie.

La crise néphrétique est loin de présenter toujours une telle intensité ; il est même d'observation que, quand elle se renouvelle à intervalles plus ou moins longs chez un même sujet, elle perd successivement une grande partie de son acuité première.

Nous venons de le dire, le calcul a passé de l'urethère à la cavité vésicale. Dans l'ordre régulier des choses, il n'y séjourne guère plus que quelques heures et pendant cet intervalle, tantôt il se laisse ignorer du malade ou ne s'indique que par quelques sensations vagues, au moment où il parcourt le canal de l'urèthre ; tantôt, avant de s'y engager, il titille le col de la vessie, y provoque des élancements passagers par le contact de ses aspérités et occasionne de fréquentes envies d'uriner, dont quelques-unes sont rendues infructueuses par la position vicieuse qu'a prise le corps étranger. Il peut enfin parcourir plus ou moins difficultueusement le canal de la verge et exiger certains efforts pour franchir le détroit de son orifice externe.

Cette période vésico-uréthrale de l'évolution calculeuse, quoique beaucoup moins pénible que la précédente, appelle une attention sérieuse.

Quand la vessie est en possession de toute son intégrité de tissus et de fonctions ; quand le col, son étape périlleuse, n'est ni déformé, ni exceptionnellement spasmodique ; quand le canal de l'urèthre est exempt de ces rétrécissements auxquels il n'est que trop sujet ; quand enfin l'accumulation et l'endurcissement accidentel des matières fécales n'oblige pas la partie inférieure du gros intestin à refouler et à déformer le bas-fond de la vessie, le calcul peut impunément prolonger sa dernière station pendant huit, quinze jours même, comme j'en ai vu, aux sources de Contrexéville, de nombreux exemples, qui se sont heureusement terminés par l'expulsion spontanée du corps étranger, presque toujours de forme allongée et qui ne s'était ainsi attardé que parce qu'il se présentait en travers de l'orifice du col, au lieu de l'aborder dans son sens longitudinal.

Mais, pour peu que ce délai de rigueur soit dépassé, pour peu surtout que la filière à parcourir soit suspicionnée de l'un des obstacles que je viens de mentionner, le patient ne doit pas hésiter à réclamer l'intervention de l'homme de l'art : tout est facile à cette première heure où s'ouvre la succession du calcul mobile à la pierre ; mais tout est danger dans de plus longs atermoiements.

2° Calculs immobilisés. — Les calculs uriques s'immobilisent guère que dans la cavité vésicale, ons-nous dit, et l'histoire de leurs symptômes se fond dès lors avec celle de la pierre. Quant à la ptomatologie de leur immobilisation dans d'au- s régions des organes urinaires, elle est étroi- ent liée à celle des maladies de ces organes, ladies que nous décrirons en leur lieu. Dans us ces cas d'ailleurs, le principal rôle morbide partient, non plus aux concrétionnements uri- es, mais aux concrétionnements phosphatiques, t nous nous réservons de faire l'étude.

Il importe seulement de savoir que, dans des cas ez nombreux, des calculs uriques volumineux nt restés enchatonnés dans les cavités des reins dans certaines dilatations des urethères pen- nt tout le cours d'une existence plus ou moins olongée, ne donnant lieu qu'à des symptômes s obscurs, très tolérables et ne provoquant ja- ais la crise néphrétique proprement dite.

COMPLICATIONS DE LA GRAVELLE ROUGE

Ces complications sont de provenances très di- rses : les unes résultent des conditions constitu- onnelles d'où nous avons vu la gravelle elle-même

tirer ses origines ; les autres sont entièrement su
bordonnées à l'affection calculeuse et sont le résul
tat consécutif de son évolution morbide : les pre
mières peuvent être dites *primitives* et les seconde
consécutives.

1° *Complications primitives*. — A ce point d
vue, la gravelle et la goutte, qui ne sont que l'ex
pression d'un même vice constitutionnel, la dia
thèse urique, marchent souvent côte à côte che
le même sujet ou bien se substituent l'une à l'aut
dans leurs manifestations. Les attaques de goutt
se terminent au mieux par des urines sédimenteuse
ou graveleuses ; il est même pour moi d'observatio
que, dans beaucoup de cas, la gravelle rouge per
manente prend la place de la goutte ou en atténu
sensiblement les attaques ou peut même les fai
définitivement disparaître. Je puis tout au moin
affirmer que j'ai vu les choses se passer ainsi chez u
certain nombre de sujets qui avaient fréquent
avec persévérance les sources de Contrexéville. L
bénéfices de cette transmutation sont d'autant plu
certains, qu'elle se traduit généralement par de
émissions abondantes de sables et de graviers plu
tôt que par des formations calculeuses ; que ce
émissions ne sont que point ou peu douloureuse
et que l'observance d'une sage hygiène peut les ré
duire à des proportions très anodines.

Certaines affections herpétiques (1) compliquent aussi la gravelle rouge pour les mêmes causes originelles que la goutte. Rien n'est plus commun parmi les hôtes de Contrexéville que cette association qui se traduit par des plaques rouges, par des exfoliations épidermiques, par des poussées papulleuses en diverses régions et spécialement en haut et en dedans des cuisses, sur le scrotum (2), autour de l'anus, aux aines, sous les aisselles, parfois même à la face et jusque sur le lobe du nez. J'ai même observé un certain nombre de sujets, descendants directs de graveleux et de goutteux, qui n'avaient retiré de leur succession que cette aptitude aux affections herpétiques que nous venons de mentionner.

Au chapitre des causes, j'ai indiqué les affinités de la gravelle rouge diathésique avec l'asthme, les migraines rebelles, les gastralgies et les antéralgies. Fréquemment ces affections cessent ou s'atténuent, quand la gravelle se dessine et prend une allure permanente, mais trop souvent, ce n'est là qu'une complication et il y a simultanéité des symptômes de ces différentes maladies avec les symptômes de la gravelle.

Le type constitutionnel de la gravelle rouge comporte la fréquence des hémorrhoïdes et partant

---

(1) Herpétiques : d'apparence dartreuse.
(2) Scrotum : les bourses.

leur coïncidence. Pour l'avoir observé fréquemment, je dois dire que les hémorrhoïdes de l'adolescence sont généralement les précurseurs de la gravelle de l'âge mûr et que, dans la pluralité des cas, la première de ces affections s'amoindrit ou disparaît quand la seconde a pris tout son développement.

Le rhumatisme aigu se juge spécialement par des émissions uriques abondantes ; le rhumatisme chronique qui lui succède donne une allure permanente à ces émissions qui prennent à la longue le caractère franchement graveleux. Le rhumatisme partiel et, entre tous, celui qui se cantonne dans les régions spinales, du bassin et du tronc, constituent aussi une complication de la gravelle rouge et paraissent même, en des occurrences assez nombreuses, jouer le rôle de cause première. Cette immixtion du rhumatisme à la gravelle se traduit particulièrement par la teinte rouge pourpre ou rose carmin qui colore l'urine et se retrouve sur les sédiments accolés aux parois du vase.

2° *Complications consécutives.* — Au début de l'affection calculeuse, pendant un temps plus ou moins long de sa durée ou même pendant toute cette durée, les organes urinaires n'interviennent en rien comme agents morbides ; ils se bornent à remplir leur salutaire fonction d'émonctoires de la matière urique accumulée dans l'économie ; mais ce travail exceptionnel et excessif ne les laisse pas oujours impassibles. Leur intolérance se traduit d'abord par des sensations douloureuses et par des troubles fonctionnels que nous avons décrits. A cette première phase en succède, plus ou moins tôt, une seconde plus compliquée : le contact habituel d'un liquide irritant, de corps étrangers durs et anguleux, finit par compromettre les tissus eux-êmes des réservoirs et des conduits. Le spasme, 'irritation, l'inflammation et par suite les produc-ions muqueuses et purulentes, les exsudations sanguines, les ulcérations, les engorgements, les éformations qui produisent des rétrécissements sur certains points, des dilatations sur certains utres, et forment ainsi des poches accidentelles, outes ces complications, dis-je, sont dans les éven-ualités de l'affection calculeuse urique : éventua-ltés rares, il faut le dire, et qui ne prennent un tel éveloppement que chez certains sujets affectés de ispositions morbides particulières, ou rebelles à utes les prescriptions de l'hygiène et de la mé-ecine.

A dater de l'intervention de ces désordres orga-iques, l'affection calculeuse change de nature, les rines, d'acides, deviennent alcalines; de limpides, roubles, ammoniacales, muco-purulentes. Les phos-hates se substituent aux urates, les concrétions 'enchatonnent ou adhèrent. Pour retrouver la uite de ce nouvel état des choses, nous sommes

obligés de nous reporter à l'étude des calculs phosphatiques, de la pierre et des diverses maladies
propres à l'appareil urinaire que nous allons prochainement entreprendre.

DIAGNOSTIC DE LA GRAVELLE ROUGE

A l'heure même où un sujet trouve dans son
vase de nuit des sédiments, des graviers colorés en
rouge ou en jaune ou teintés superficiellement en
brun ou en gris, il n'est besoin d'un homme de
science pour mettre son nom sur cette affection
ainsi prise sur le fait. Mais, quelles sont les origines et quelles seront les suites de cette manifesta-
tion urinaire ? Un homme expérimenté peut seul
répondre à ces questions, seul surtout il peut, en
l'absence même de ces matières caractéristiques,
rapporter à leur véritable cause les symptômes par
lesquels l'affection calculeuse ressemble à d'autres
affections morbides au point de n'en pouvoir être
distinguée que par une sérieuse attention.

Je citerai, entre autres, les violentes indigestions,
les névralgies et les irritations du tube intestinal,
les crises hémorrhoïdaires suraiguës, les rétentions
de matières fécales, les attaques de rhumatisme
sur les viscères de l'abdomen ou sur divers points

de ses parois, l'étranglement de certaines hernies ou volumineuses et incertaines encore, la sciatique concentrée sur la hanche et les régions voisines du bassin ; enfin la nombreuse série des états douloureux et des désordres fonctionnels auxquels sont sujets les organes urinaires pour d'autres causes que l'affection calculeuse.

Autant ce diagnostic différentiel est important, autant il est difficile de lui assigner des règles précises. Je ne puis que renvoyer le patient à un homme de l'art et lui recommander de le choisir parmi les plus expérimentés en l'espèce.

CHAPITRE IV

GRAVELLE PHOSPHATIQUE OU BLANCHE

ORIGINES. — CAUSES

L'acide phosphorique devenu insoluble par sa combinaison avec un excès de chaux, de magnésie, de soude et d'ammoniaque, constitue la matière essentielle de la gravelle blanche, affection bien moins commune, mais aussi plus sujette à complications que la gravelle rouge.

Nous avons étudié les origines de l'acide phos-

phorique en même temps que celle de l'acide urique, nous savons qu'en sens inverse l'un de l'autre, celui-ci ne reste dissous que dans les urines
où abondent les bases alcalines, tandis que celui-
là, au contraire, y devient insoluble et se précipite.
Nous pouvons donc dès maintenant affirmer que
l'alcalinité du liquide urinaire est la condition essentielle de la gravelle blanche, comme son acidité
était celle de la gravelle rouge. Et, pour prendre
une notion exacte des causes premières de cette
seconde forme de l'affection calculeuse, il ne nous
restera plus qu'à rechercher les conditions morbides capables de produire dans le liquide urinaire
la prédominance inusitée des principes alcalins sur
les principes acides.

Notre organisme a été justement comparé à un
appareil de combustion ; or, si vous jetez dans un
foyer ordinaire, jusqu'à complète consomption, une
matière animale, elle fournira des résidus où abon-
deront les acides et spécialement l'acide phosphorique ; si c'est une matière végétale que vous soumet-
tez à cette même épreuve, elle laissera au contraire
des résidus très riches en principes alcalins, potasse, soude, chaux, magnésie.

Nous pouvons donc en conclure avec certitude,
qu'une alimentation exclusivement végétale devra
produire dans l'urine une prédominance des principes alcalins et partant la précipitation de l'acide

phosphorique devenu ainsi insoluble, la gravelle
blanche en un mot ; de même qu'en sens inverse,
une alimentation exclusivement animale produit
la prédominance des acides et partant l'insolubilité de l'acide urique, la gravelle rouge en un mot.

En second lieu, quand la nutrition interstitielle (1) languit, ce qui peut avoir lieu alors même
que l'alimentation est suffisamment animalisée, il
y a imperfection des actes urinaires primitifs, de
ceux, en un mot, qui s'accomplissent dans le sein
de nos molécules vivantes. Le liquide urinaire reçoit une moindre proportion de ces résidus organiques acidifiants que nous venons de mentionner
et, par cela même, il présente un excès des principes alcalinisants.

Cette pénurie de la nutrition dont les manifestations sensibles sont l'amaigrissement ou la bouffissure, la décoloration, la flacidité des chairs et
l'amoindrissement des forces radicales, se fait observer dans les maladies chroniques ou dans la
convalescence des fièvres graves ; elle résulte encore
des troubles vitaux profonds que produisent les
commotions nerveuses répétées, ou les affections
des centres nerveux. Mais elle est surtout fréquente

(1) Interstitielle : qui s'opère dans chaque molécule de
notre trame vivante.

chez les sujets de constitution chétive soumis aux influences continues d'une vicieuse hygiène.

Ce sont là tout autant de causes nouvelles qui agissent dans le même sens que l'alimentation trop exclusivement végétale, qui communiquent, en un mot, aux urines la fâcheuse propriété de concréter les phosphates.

En dehors et indépendamment des actes organiques que nous venons d'étudier, l'alcalinisation des urines, condition essentielle du concrétionnement phosphatique, peut être artificiellement produite par l'ingestion de préparations médicamenteuses ou d'eaux minérales copieusement dosées en principes alcalins et notamment en bicarbonate de soude : telles que les eaux de Vichy, de Vals, de Pougues, de Carlsbad. La préoccupation de neutraliser et de solubiliser l'acide urique, bouc émissaire classique de la gravelle et de la goutte, a longtemps fait, de ces eaux minérales et de ces préparations alcalines, tout autant de panacées de ces affections, quels que fussent leurs formes, leurs époques, leurs types constitutionnels. Mais l'expérience n'a pas tardé à démontrer l'inanité d'une telle prétention, et le danger d'une telle pratique. De compte fait, on a compris que le contestable avantage de faire passer l'acide urique de l'état insoluble à l'état soluble, sans modifier en rien les conditions organiques desquelles il tire son origine, est loin de compenser les risques de l'alcalinisation des urines et de la précipitation des phosphates dont nous pouvons désormais comprendre les fâcheuses conséquences. Et ce qui est vrai du bicarbonate de soude, ne l'est pas moins de la lithine, énergique agent d'alcalinisation récemment introduit dans la pratique.

De toutes les causes de la gravelle phosphatique, celle-là est la plus directe et la moins discutable. Ma longue pratique de Contrexéville m'en a fourni des exemples beaucoup plus nombreux qu'on ne serait tenté de le croire ; mais, grâce aux notions plus exactes qui se font jour sur ce danger des alcalins, il y a lieu d'espérer que ces exemples deviendront de plus en plus rares.

Toutes les conditions génératrices de la gravelle blanche que nous avons jusqu'ici mentionnées dépendent de l'organisme lui-même, de l'imperfection de ses actes fonctionnels, ou de l'insuffisance de ses provisions alimentaires, ou de l'action chimique de certaines matières ingérées. Il nous reste à étudier, avec toute l'attention spéciale, que méritent sa fréquence et son importance morbide, un dernier ordre de causes fournies à cette affection par les organes urinaires eux-mêmes.

Quand l'urine est régulièrement conformée, elle peut être conservée assez longtemps à l'abri du contact de l'air sans subir d'altération marquée ;

mais, pour peu qu'elle contienne un excès de mucus ou de muco-pus ou de sang, matières essentiellement fermentescibles, elle a une grande tendance à subir des altérations qui ont pour résultat constant la production de principes ammoniacaux, essentiellement alcalins. A cette date, et pour les raisons qui nous sont désormais connues, les phosphates se précipitent abondamment, entraînant avec eux les matières organiques tenues en suspension dans le liquide urinaire. Ainsi précipités, ou bien, si la voie est libre, ils sont expulsés sous forme de grumeaux plâtreux, mêlés à une urine alcaline, trouble, odorante ; ou bien, si la filière à parcourir est déformée, rétrécie, ils sont retenus, se concrètent, s'ajoutent à eux-mêmes et prennent une consistance progressivement plus accusée ; ou enfin s'il préexistait dans les cavités, quelque concrétion urique, ou d'autre nature, ils s'adjoignent à sa masse par couches concentriques.

Il est facile de le prévoir : ce concrétionnement phosphatique, que nous pouvons différentier de ceux précédemment décrits par l'épithète d'*ammoniacal*, reconnaît autant de causes et de complications que les organes urinaires peuvent offrir d'états morbides capables de ralentir le cours des urines et d'y mêler des matières fermentescibles : mucus, muco-pus, sang, albumine, substance ulcéreuse, etc.

MATIÈRES CONCRÈTES DE LA GRAVELLE BLANCHE

Dans celle-ci comme dans la gravelle rouge, les matières concrètes se présentent à l'état de sédiments, de graviers ou de calculs.

Seuls, les sédiments ammoniaco-magnésiens, produits par la fermentation ammoniacale de l'urine, offrent la forme cristalline et affectent l'aspect de petits cristaux vitreux, formant une légère couche à la surface du liquide ou incrustant les parois du vase. Les dépôts phosphatiques, à base de soude, de chaux et de magnésie, sont amorphes (1), granuleux, de consistance plâtreuse, de couleur blanche et entre-mêlés de matières gluantes. Séparés du liquide et exposés à l'air, ils ne tardent pas à se contracter et à se durcir.

Leur production est généralement beaucoup plus abondante que celle des sédiments uriques. Si on laisse reposer dans un verre à expériences l'urine qui les contient, ils gagnent promptement la partie inférieure et forment un dépôt égal au quart ou au tiers de la hauteur du liquide. Au-dessus du dépôt le liquide reste louche et trouble.

Quand l'alcalinité de l'urine est purement sodique et calcaire, sans trace de fermentation ammonia-

(1) Amorphe : sans forme déterminée.

cale, les sédiments sont pulvérulents, comme farineux, et accompagnés d'une certaine proportion de pellicules blanchâtres très ténues. Ces pellicules ne sont autres que des lamelles détachées de la couche épithéliale de la vessie, couche qui se ramollit et s'exfolie au contact continu du liquide alcalin. L'urine a une odeur fade qui rappelle la décoction de graine de lin ou le bouillon de veau. Dans ce cas spécial, elle peut reprendre une certaine limpidité après avoir fait son dépôt.

Il n'existe pas, à proprement parler, de gravier phosphatique intermédiaire comme ceux de la gravelle rouge. Seulement certains malades expulsent par intervalles de petits agrégats blancs, sans forme précise, ne dépassant guère la consistance du fromage à la pie et qui durcissent à l'air à la façon du plâtre mouillé. Ces agrégats proviennent des cavités du rein ou de quelque dilatation de l'urethère ou de quelque poche accidentellement formée dans la région prostatique de l'urèthre ou de la vessie elle-même : toutes cavités où ils n'ont fait qu'un court séjour. Il en est enfin de cette sorte qui sont détachés par le courant urinaire de certains points ulcérés des muqueuses auxquels ils adhéraient faiblement.

Les calculs phosphatiques offrent relativement plus de volume que les calculs uriques, soit parce que les principes phosphatiques sont toujours bien plus abondants dans l'urine que les principes uriques, soit en raison de la fréquente coïncidence de ces calculs avec les déformations, les dilatations et les rétrécissements de la filière urinaire.

Ceux qui proviennent des reins sont ovalaires, lenticulaires, plus ou moins aplatis ; ils sont légers et friables surtout dans leur centre. Leur surface présente une sorte d'émail plus résistant, poli et de teinte blanche. Il entre dans leur composition une forte proportion de ciment animal plus ou moins contracté et durci, selon qu'ils ont plus ou moins prolongé leur séjour. Les calculs de provenance vésicale ont plutôt la forme de fragments irréguliers que de véritables calculs, leur consistance est toujours moindre.

Dans les calculs mixtes, quand des couches adventives de phosphate se sont superposées à des noyaux constitués par l'acide urique ou par les autres matières calculeuses qu'il nous reste à étudier, la configuration de la concrétion primitive peut être conservée sous une croûte phosphatique peu épaisse ou complétement masquée sous une couche plus abondante.

J'ai observé un grand nombre d'exemples de cette superposition des phosphates aux urates chez des sujets qui avaient fait un usage intempestif des eaux et des préparations alcalines. Il n'est pas rare, en effet, que la brillante station de

4.

Vichy fournisse des cas de ce genre à son humble rivale de Contrexéville.

On rencontre enfin, dans certaines concrétions, des alternances successives des phosphates aux urates et réciproquement. Cette promiscuité s'explique par ce fait que les reins peuvent continuer à produire des matières uriques sous l'influence de la diathèse correspondante, pendant qu'il existe au-dessous d'eux des points de l'appareil où le liquide d'acide qu'il était, devient alcalin par l'une des causes que nous avons indiquées.

SYMPTOMES ET MARCHE DE LA GRAVELLE BLANCHE

Il existe une très grande disproportion entre les manifestations morbides des deux formes que nous avons assignées à la gravelle phosphatique.

Celle que nous avons fait dépendre des dispositions constitutionnelles du sujet ou de l'abus des eaux et des préparations alcalines est moins inquiétante par elle-même que par l'état général de débilité et d'atonie qui l'accompagne.

Elle se borne, à moins de complications imprévues, à l'émission des phosphates sédimenteux, émission qui peut elle-même cesser sous l'influence d'une meilleure alimentation, d'une hygiène plus

judicieuse ou par le renoncement aux eaux minérales et aux préparations médicamenteuses fortement alcalines. En elles-mêmes, du reste, ces émissions sont peu douloureuses, elles donnent, au
plus, lieu à une sensation obtuse dans la région
des reins, à une chaleur incommode au bas de la
colonne, à une certaine fréquence des urines, à une
exaltation modérée de la sensibilité vésicale.

Leur véritable danger est dans la préexistence
d'un noyau calculeux tombé des reins et immobilisé
dans les cavités urinaires, dans la vessie tout spécialement. Ces matières sédimenteuses cessent alors
d'être expulsées avec les urines et ne manquent
guère de se déposer en couches successives à la
surface du noyau qu'elles rencontrent sur leur
trajet.

Les symptômes morbides prennent une allure
beaucoup plus compliquée quand cette affection
est sous la dépendance des désordres de l'appareil
urinaire lui-même. Tant que la voie reste libre, les
calculs plus réguliers de forme, moins durs, plus
lisses, plus dépressibles que les calculs uriques,
peuvent opérer leur migration sans de grandes difficultés, sans donner lieu au douloureux déploiement symptomatique de la crise néphrétique ; mais
cette immunité est exceptionnelle et transitoire. La
gravelle phosphatique de cette provenance est essentiellement aggravative. Le calcul ne tarde guère,

s'il n'a pas débuté par là, à s'immobiliser ou même
à adhérer dans les cavités du rein ou bien dans
quelque dilatation de l'urethère. Les urines troubles, muqueuses, purulentes, sanguinolentes, indiquent que sur ces divers points, il y a inflammation chronique, induration, ulcération des tissus.
La fièvre survient : fièvre lente et continue avec
redoublement quotidien. Les forces du sujet diminuent graduellement ; son appétit se perd ; ses fonctions digestives s'altèrent. Si une puissante réaction
spontanée n'a lieu, ou n'est provoquée par l'intervention de l'art, la concrétion, au lieu de chercher
par les voies naturelles une issue au dehors, provoque dans les tissus voisins un travail de gonflement, de suppuration et d'ulcération qui, dans
quelques cas heureux, lui permet de se faire jour,
soit sur l'un des points de la région rénale, soit à
proximité ou même dans les cavités de l'intestin
juxtaposé au siége de ce travail exceptionnel. J'ai
vu en plusieurs circonstances, ce remarquable effort
d'élimination se terminer favorablement. Une malade, qui probablement jouit encore des bénéfices
de sa guérison, expulsa sous mes yeux, à trois ans de
distance, deux volumineuses collections phosphatiques, l'une par un abcès ouvert à l'aine, l'autre par
un abcès ouvert dans le gros intestin. Mais malheureusement on ne peut pas toujours compter sur une
terminaison aussi favorable.

En faisant l'étude de la pierre vésicale, nous trouverons les matières phosphatiques au premier rang de ses principes intégrants. Je me borne ici à mentionner cet autre risque aggravatif de l'affection qui nous occupe.

DIAGNOSTIC DE LA GRAVELLE BLANCHE

En dehors des caractères spéciaux de couleur, de forme, de consistance des concrétions phosphatiques, l'alcalinité constante de l'urine où elles se sont formées suffit à les différencier nettement des produits de la gravelle rouge.

C'est de même par l'alcalinité simple de l'urine, facile à distinguer de son alcanité ammoniacale, que l'on différencie entre elles les deux formes, de gravité si inégale, que nous venons d'assigner à cette affection.

Quant au diagnostic, de l'existence ou de la non-existence d'un calcul, sur un point déterminé de l'appareil urinaire, de la mobilité ou de l'immobilisation de ce calcul, il se tire de l'examen des symptômes, de la palpation directe et même de l'emploi des instruments explorateurs, en un mot il ne peut être porté que par un médecin expérimenté.

CHAPITRE V

GRAVELLE OXALIQUE OU MURALE

ORIGINES. — CAUSES

L'acide oxalique n'est pas, comme les acides urique et phosphorique, le produit constant et régulier de la formation urinaire ; il ne se trouve dans notre économie qu'accidentellement et sous l'influence de causes que nous avons à spécifier. On l'a rencontré, mais toujours combiné à la chaux (oxalate de chaux), dans l'urine, dans les calculs intestinaux et dans les calculs biliaires.

Il est admis dans la science que l'oxalate de chaux, concrescible, mêlé aux matières urinaires, provient de deux sources bien distinctes.

Pour l'une, il serait directement fourni par certains aliments, par certaines boissons à la composition desquels il prend normalement part.

Pour l'autre, il serait comme l'acide urique, mais seulement dans des conditions accidentelles, le produit de nos actes de désassimilation, il serait en un mot créé de toutes pièces dans notre économie.

Le premier de ces modes, s'il existe bien réellement, ne peut être qu'excessivement rare. Ce ne
sont pas seulement les tomates, l'oseille, les haricots qui contiennent des principes oxaliques, on en
trouve dans la plupart de nos aliments végétaux,
dans toutes nos boissons fermentées, dans notre
pain, qui, lui aussi, a subi la fermentation. Si cette
opinion était vraie, la gravelle oxalique devrait être
en permanence chez l'homme ; or, elle est infiniment moins fréquente que les deux gravelles que
nous venons d'étudier. En somme, les oxalates de
provenance alimentaire suivent la voie de l'excrétion intestinale et pour qu'ils refluent vers les organes de l'excrétion urinaire, il faut que les substances qui les contiennent aient été bien abondamment
et bien exclusivement ingérées, témoin ce cas cité
par Magendie, où une sorte de maniaque, mangeant religieusement à tous ses repas un copieux
plat d'oseille, finit par rendre des calculs oxaliques
au lieu des calculs uriques qu'il rendait précédemment, témoins encore ces expérimentateurs, qui,
saturant de matières oxaliques les boissons et les
aliments d'infortunés chiens, sont tout étonnés d'en
retrouver une partie dans les urines de leurs victimes.

Je n'admets guère, pour mon compte, que le
second mode originel des oxalates urinaires, c'est-
à-dire leur production accidentelle dans notre éco-

nomie. dans les circonstances spéciales que je vais indiquer.

Sur le nombre considérable de calculeux que j'ai observés aux sources de Contrexéville en vingt-deux ans de pratique, un centième à peine présentait la gravelle oxalique pure, ou mêlaient parfois des oxalates soit à leurs concrétions uriques, soit plus fréquemment à leurs concrétions phosphatiques ; d'où nous pouvons déjà conclure que cette gravelle n'est, le plus souvent, que la complication des deux autres.

En second lieu, tous les sujets que j'ai observés étaient actuellement ou avaient été à quelque époque de leur vie sous l'influence d'une débilitation constitutionnelle et d'un appauvrissement organique. Ils rapportaient tous plus plus ou moins les premières manifestations de leur affection à quelque maladie grave, de longue durée, à un séjour prolongé. au lit par suite de fractures, de rhumatismes, etc., à une période plus ou moins continue de régime débilitant, de mauvaise hygiène, de chagrins vivement sentis, d'excès passionnels épuisants ou de travaux excessifs. J'ajoute que la plupart offraient toutes les apparences d'une constitution nativement débile.

Telles sont les véritables causes de la production oxalique. Elles ont, on le voit, beaucoup d'affinité avec celles que nous avons assignées à la production

phosphatique ; et quand, chez un même sujet, les
concrétions oxaliques se substituent aux concrétions uriques, c'est que les conditions d'exubérance organique d'où dérivent celles-ci, ont été
transitoirement primées par les conditions con-
traires.

FORMES DE LA GRAVELLE OXALIQUE

Les oxalates ne se montrent guère isolés à l'é-
tat de sédiments et, quand cela a lieu, ils sont généralement mêlés à des sédiments uriques ou
phosphatiques avec lesquels ils se confondent.

Les sables et les graviers de cette sorte sont
plus fréquents et plus souvent isolés. Ils se présentent avec l'aspect de petits cristaux anguleux, très
durs, très brillants, ou bien ils constituent de petits
corps noirâtres, sphéroïdaux, très consistants, déposés en nombre toujours restreint sur le fond du
vase urinaire.

Les calculs mobiles sont généralement peu volumineux, de formes arrondies, cubiques ou coniques, à arêtes vives ; ils sont très durs et très lourds,
leur couleur est grise plus ou moins foncée en
noir ; leur surface est chagrinée, mamelonnée à la
façon du fruit qui leur a donné son nom (la mûre).

Ils ont beaucoup de tendance à s'immobiliser dans les cavités des reins où de la vessie, mais leur accroissement est toujours beaucoup moindre que celui des concrétions uriques et phosphatiques pour une même durée de séjour ; et la raison en est que la production oxalique est par elle-même, comme nous l'avons déjà dit, incidentelle et peu abondante.

Celles de ces concrétions qui font un long séjour dans les cavités urinaires et surtout dans la vessie, présentent souvent un mélange ou une alternance des oxalates avec les urates et spécialement avec les phosphates.

SYMPTOMES DE LA GRAVELLE OXALIQUE

Ses manifestations morbides sont en disproportion marquée avec le volume toujours plus ou moins exigu de ses concrétions ; elles sont généralement très douloureuses et s'accompagnent de désordres sanitaires plus accentués et plus permanents que ceux de la gravelle rouge. La raison en est dans les dispositions physiques de ces concrétions toutes très dures, très anguleuses, et dont la surface présente les aspérités d'une râpe.

Le point rénal est térébrant et persistant ; les

irradiations sympathiques sont fréquentes et provoquent non-seulement des souffrances variées, mais encore des troubles fonctionnels, ceux entre autres des organes de la digestion.

Les urines, à peine acides ou même légèrement alcalines, sont abondantes, fréquentes, décolorées, louches ou nébuleuses ; il s'y mêle, par intervalles assez rapprochés, de petites proportions de sang liquide et rouge, ou coagulé et noirâtre. Cet incident se produit surtout à la suite de tout exercice violent.

La crise d'expulsion est très pénible et marche avec lenteur et irrégularité ; il est rare qu'une seule de ces crises suffise à l'élimination définitive du calcul; le plus souvent, il n'est rejeté qu'après un certain nombre de ces crises restées infructueuses et qui se reproduisent à des intervalles plus ou moins rapprochés. Sauf ces modifications, elle affecte les mêmes formes que la crise néphrétique proprement dite, que nous avons décrite à propos des calculs uriques.

La formation de ces concrétions est très lente et l'intervalle qui sépare cette formation de la crise d'expulsion est tellement prolongé que, souvent, on serait tenté de croire que le calcul est enchatonné ou même adhérent, si l'on n'était pas suffisamment édifié sur l'intégrité organique de la filière urinaire.

A cette symptomatologie ardue nous pouvons

heureusement apporter une importante atténuation : le développement du calcul oxalique est toujours un fait éventuel, qui ne se renouvelle que très
rarement. Je n'ai pas encore trouvé un seul calculeux qui ait rendu, dans le cours de son existence,
plus de deux ou trois concrétions oxaliques un
peu volumineuses.

DIAGNOSTIC DE LA GRAVELLE OXALIQUE

Les habitudes valétudinaires du sujet en rapport,
d'une part, avec la douleur rénale permanente et
aggravative, d'autre part, avec des désordres fonctionnels de la vessie que ne motive aucune lésion
propre de cet organe, la faible acidité ou la légère
alcalinité du liquide urinaire, son aspect louche, sa
faible coloration, ses dépôts légers, composés de
mucus et d'épithélium, sans mélange de mucus
compacte ou de muco-pus, l'absence de toute fermentation ammoniacale et la fréquente apparition
de petites quantités de sang fournissent des présomptions suffisantes de l'existence de cette affection, alors même qu'on n'a pas sous les yeux ses
matières concrètes si faciles à distinguer de toutes
les autres par les caractères physiques que nous
leur avons assignés. La durée inusitée de la phase

de formation calculeuse, l'acuité des crises, et surtout le fait de leur répétition sans résultat décisif
différencient avec certitude le calcul oxalique des
calculs urique et phosphatique en voie de développement.

CHAPITRE VI

GRAVELLES RARES

Je range sous cette dénomination les concrétions
de *xanthine* et de *cystine* et les *calculs pileux*.

La rareté de ces trois formes de la gravelle en
fait plutôt un objet de curiosité pour le médecin,
qu'une utilité d'étude pour le malade. Ces variétés
de composition chimique ne se traduisent du reste
par aucuns symptômes autres que ceux que nous
avons précédemment étudiés. Je me bornerai donc
à leur consacrer des descriptions en rapport avec
leur très minime importance pratique.

1° *Calculs de cystine.* — Par ses caractères chimiques, la cystine se rapproche beaucoup des matières grasses excrémentitielles qui forment la base
essentielle des concrétions biliaires. Par les conditions auxquelles se rattache sa production dans
l'économie et par les manifestations morbides aux-

quelles elle donne lieu, elle diffère peu de l'acide urique.

On l'a rencontrée dans le rein et dans le foie, on ne l'a observée que très rarement dans l'urine sous forme de sédiments, et un peu plus souvent sous celle de calculs. Ses concrétions, peu volumineuses, ont la couleur et l'aspect demi-transparent de l'ambre jaune. Elles sont légères et faciles à rayer avec l'ongle ; à la cassure, elles montrent de fines aiguilles, rayonnant toutes au centre et d'apparence cristalline.

Leurs symptômes, je le répète, ne diffèrent en rien de ceux de la gravelle rouge dont ils semblent n'être qu'une variété incidentelle.

2° *Calculs de xanthine*. — La xanthine, plus rare encore que la cystine, a fourni à l'observation un nombre très restreint de calculs de petit volume, de teinte fauve foncée, lisses et polis à la surface, amorphes et comme pailletés à l'intérieur.

3° *Calculs pileux*. — Magendie et à sa suite quelques auteurs ont décrit quelques rares spécimens de concrétions phosphatiques, feutrées à l'intérieur et même hérissés à la surface de petits poils très fins. Ce type bizarre ne s'est jamais offert à moi dans le long cours de ma pratique spéciale. Tout au plus, avec quelques frais d'imagination, aurais-je pu ajouter à cette collection certains agrégats phosphatiques, mous et gluants encore avant d'être séparés de l'urine qui les contenait et qui, à la faveur de ces caractères physiques, avaient sans doute pu entraîner soit dans leur masse, soit à leur surface, quelques débris pileux tombés d'autre part dans le liquide.

En outre, des kystes (1) se développent assez fréquemment dans la substance des reins ou dans les cavités abdominales, au voisinage des urethères. On a trouvé dans quelques-uns d'entre eux des productions pileuses souvent très abondantes. Leur rupture et le passage de leur contenu dans les cavités urinaires n'ont rien d'improbable.

CHAPITRE VII

GRAVELLE URINAIRE CHEZ LA FEMME

La femme prend sa part dans la succession des familles vouées à la diathèse urique; il n'est même pas rare que, par sa conformation et par sa constitution, elle accuse énergiquement une telle descen-

____

(1) Kyste : poche membraneuse hermétiquement close, qui se développe accidentellement à la surface ou dans la profondeur de nos divers organes.

dance. En outre, elle est pléthorique par prédestination et dotée de fonctions spéciales, dont le but principal est de modérer cette exubérance organique, mais dont la durée n'est que temporaire et le régulier accomplissement très précaire. Il ne faut donc pas s'étonner si elle paye un assez large tribut à la gravelle rouge. Il faut même admettre que cette participation serait plus grande encore, si la modération ordinaire de ses habitudes de vivre ne maintenait pas dans certaines limites ses tendances originelles et constitutionnelles.

Ce n'est guère qu'après l'époque de la puberté et aux abords de la maturité d'âge que se font observer les manifestations caractéristiques de l'affection calculeuse, en même temps que les conditions apparentes d'exubérance organique et d'ampleur des formes qui lui sont habituelles. C'est aussi l'époque de la vie oisive, de l'alimentation succulente. La période modératrice de la maternité et de l'allaitement est terminée ; la menstruation est irrégulière ou plus souvent insuffisante, malgré sa régularité. A ce concours d'origines et de causes se joint encore la constipation permanente, fléau spécial des femmes du monde, avec complication fréquente d'hémorrhoïdes sèches. Si ce n'était la gravelle rouge, ce serait la goutte, ce peut être malheureusement les deux.

Ce concours de circonstances se retrouve à l'époque compromettante de la ménopose (1), il s'accroît même notablement du fait de la cessation des déplessions mensuelles. Quand on suppute l'avoir organique de ces femmes, on comprend à première vue l'intempestive précocité de cette cessation : elles la reconnaissent elles-mêmes et ne manquent guère de s'en plaindre. C'est surtout pour elles et au point de vue que nous étudions, que cette époque est réellement critique.

La gravelle rouge n'attend pas toujours ces tardives échéances, il n'est pas d'années qu'elle n'achemine à nos salutaires eaux des femmes jeunes encore et dont l'odyssée morbide est à peu de choses près toujours la suivante :

Elles sont filles ou petites-filles de goutteux, de calculeux, d'asthmatiques; elles ont généralement eu en partage pendant leur jeunesse tous les attributs d'une brillante santé; mais l'époque du mariage est arrivée : les fonctions utérines soumises à des influences nouvelles, dont on a rarement tenu compte dans le choix des convenances matrimoniales, subissent fréquemment des perturbations notables. Le but désiré du mariage n'est pas atteint ; la jeune femme attend en vain une maternité qui semble d'abord n'être que tardive, mais dont l'espoir même finit par se perdre. Cette stérilité peut être le fait du mari,

____

(1) Ménopose : cessation définitive de la menstruation.

5.

mais le plus souvent elle a pour cause des défauts de conformation originelle ou des positions irrégulières et même des états morbides contractés par l'organe utérin dans les conditions que je viens de dire. Cet organe devient ainsi inapte au rôle de désanimalisation qui lui est dévolu, désanimalisation par les menstrues, désanimalisation plus radicale encore par la conception, par la parturition et par l'allaitement. Du regret généralement très vif de cette privation de la maternité, il résulte souvent chez la jeune femme une sorte de langueur morale, qui prend toutes les apparences de la chlorose avec ses perturbations nerveuses, ses névralgies erratiques, ses désordres fonctionnels du cœur et ses imperfections des actes digestifs. Mais fréquemment aussi les reins, venant en aide à l'impuissance pondératrice de l'organe utérin, exagèrent leurs actes de désassimilation, opèrent sur des proportions excessives de matières uriques et phosphoriques, s'engagent en un mot dans les phases successives de l'affection calculeuse ; je me suis bien rarement trompé dans les cas fort nombreux ou j'ai répondu *stérilité* à de jeunes clientes, mariées depuis plus ou moins longtemps, qui n'avaient encore appelé mon attention que sur des sables, des graviers ou de petits calculs rouges ou jaunes.

Ce n'est pas sans intention que je viens de dire, petits calculs. Le plus ordinaire, en effet, est que, chez les femmes de l'une des trois catégories que nous venons d'étudier, la gravelle rouge reste dans des limites modérées. La presque totalité des calculs volumineux, mobiles ou immobilisés et même adhérents que j'ai observés chez elles, appartenaient à la série phosphatique, mais non à la série urique.

Entre autres raisons de cette moindre intensité de l'affection calculeuse urique, il est bon de savoir que la portion de l'appareil urinaire supérieure à la vessie est plus courte, et surtout moins rigide chez la femme que chez l'homme, qu'en outre, la filière vésico-uréthrale présente une conformation bien plus favorable encore à l'expulsion de ces concrétions. Il faut ajouter enfin, que, chez la femme, ces organes sont beaucoup moins exposés aux affections morbides, capables de gêner ou même d'empêcher la migration et l'expulsion calculeuse.

Ses priviléges de conformation, venant en aide à ceux que lui assure la modération de ses habitudes hygiéniques, et le jeu régulier de ses fonctions spéciales, la femme ne dépasse guère les phases des sédiments, des graviers ou des calculs mobiles. Ses expulsions calculeuses ont le plus souvent lieu sans crises néphrétiques proprement dites; ou du moins celles-ci sont moins intenses et moins prolongées.

Par contre, cette modération relative ne se retrouve plus dans les symptômes permanents de la formation sédimenteuse, graveleuse ou calculeuse. On reproche à la femme d'exagérer l'expression de ses sensations ; il serait plus vrai de dire que ses sensations sont exagérées. Toute son économie obéit à une fâcheuse solidarité d'irradiations sympathiques, et le « tous pour un » est la loi de son organisme. Il en résulte que le point rénal se fait sentir avec une acuité et surtout avec une persistance disproportionnées. L'excitation vésicale s'y joint pour première complication et successivement surviennent les désordres fonctionnels de l'appareil digestif, les dispepsies, les gastralgies, les antéralgies, la constipation, les excitations hémorrhoïdaires ; de vagues douleurs se font sentir à la base de la poitrine, à l'épigastre, sous les épaules, à la pointe du cœur, à la partie inférieure de la colonne vertébrale, sur le parcours des nerfs sciatiques et dans la continuité des membres inférieurs. Les développements gazeux, les spasmes et en particulier ceux des organes respiratoires, complètent cet ensemble morbide, qui comporte plus de tristesses que de dangers réels. J'ajoute enfin, par devoir scientifique, mais à mon regret, que chez la femme, bien plus souvent que chez l'homme, la gravelle biliaire que nous allons prochainement étudier marche parallèlement avec la gravelle urinaire.

En compensation d'une telle complexité, il n'y a certes pas trop de cette notion rassurante que la

pierre vésicale n'est que très exceptionnellement à
craindre, à condition d'une suffisante surveillance
des éventualités.

GRAVELLES PHOSPHATIQUE ET OXALIQUE

La gravelle blanche se montre avec une certaine
fréquence chez un type féminin tout différent de celui auquel nous venons d'attribuer la gravelle rouge.
Ce type a pour caractéristique le lymphatisme avec
ses matités de coloration, avec ses mollesses de con-
tours, avec ses délicatesses de peau, avec ses lan-
gueurs fonctionnelles et ses apathies habituelles.
L'assimilation des principes alimentaires, et partant la nutrition, manquent d'activité. La réaction
contre les influences morbides du dehors est insuffisante; l'action déprimante du froid, de l'humidité,
trouve sans défense des téguments froids et inertes
par eux-mêmes, et dont les provisions caloriques
ne sont qu'incomplétement entretenues par défaut
d'activité des actes respiratoires. Par suite, toutes
les muqueuses contractent des habitudes cathar-
rales, muqueuses des voies aériennes, muqueuses
des organes génitaux, muqueuses des cavités urinaires.

La leucorrhée (1) est la conséquence directe de cet état de choses. Les urines peu colorées, louches, neutres ou alcalines, à odeur fade, annoncent l'envahissement catharral de l'appareil urinaire, envahissement qui s'accuse successivement davantage par des dépôts de matières blanches, composées de sédiments phosphatiques de pellicules épithéliales, en suspension dans le liquide, ou de mucus compacte et même de muco-pus qui s'ajoutent au dépôt. Soit que cette affection catharrale remonte des régions inférieures de l'appareil urinaire à ses régions profondes, soit que ces dernières aient été primitivement envahies, le point rénal se fait sentir et se développe plus ou moins lentement avec toutes les complications sympathiques ci-dessus énumérées.

La formation calculeuse se pressent et prend tous les jours plus de probabilité, sa progression est très lente, mais elle finit par donner lieu à l'expulsion d'une ou de plusieurs concrétions phosphatiques, expulsion qui ne s'accompagne généralement pas de douleurs très aiguës.

A une époque plus avancée, des aggravations peuvent se produire. Le calcul s'immobilise dans le rein dont les tissus eux-mêmes sont devenus le siége d'une inflammation chronique. Les urines charrient

(1) Leucorrhée : vulgairement, fleurs blanches.

du muco-pus, du pus, du sang, et parfois des agrégats phosphatiques fragmentés. Un examen attentif permet de constater l'augmentation de volume du rein affecté ; il n'est pas rare même que la concrétion calculeuse se laisse distinctement percevoir au toucher. Une fièvre permanente, quotidiennement redoublée, des désordres digestifs, des inappétences, un état nauséeux, des vomissements répétés constituent une nouvelle aggravation.

On peut encore espérer l'expulsion par les voies naturelles. La libération peut même avoir lieu comme je vais le dire.

Obéissant à une merveilleuse loi de protection, qui régit tous les corps étrangers accidentellement engagés dans les tissus ou dans les cavités de nos organes, le calcul peut spontanément s'ouvrir un trajet à travers les parties voisines et parvenir au dehors soit par le tube intestinal, soit par un abcès qui s'ouvre à la peau de l'une de ces parties.

J'ai déjà cité un cas où cette heureuse terminaison eut lieu deux fois au profit d'une même malade.

Quant à la gravelle *oxalique*, je n'ai rien à ajouter à ce que j'en ai dit précédemment, sinon que, rare chez les hommes, elle l'est bien plus encore chez les femmes. De même en est-il à plus forte raison des gravelles *cystique* et *xanthique*.

CHAPITRE VIII

LA PIERRE

Toute concrétion lithique immobilisée dans la cavité de la vessie et qui n'en saurait sortir par la voie naturelle, soit en raison de son volume et de sa forme, soit en raison d'une disposition vicieuse du trajet à parcourir, mérite le nom de *pierre*.

ORIGINES. — CAUSES

La pierre vésicale a toujours pour origine :

1° Un calcul descendu des reins dans la vessie et qui s'y est fixé ;

2° Une formation calculeuse qui a pris naissance et qui s'est accrue dans la cavité même de cet organe ;

3° Un corps étranger qui s'y est introduit accidentellement du dehors et qui s'est successivement incrusté de matière lithique.

1° Pierres de provenance rénale.

Dans l'ordre régulier des proportions, un corps à qui son volume et sa conformation ont permis de franchir l'étroit conduit qui fait communiquer les cavités rénales avec la cavité vésicale devrait pou-

voir à plus forte raison franchir le col de cet organe et le canal uréthral qui lui fait suite, tous
deux bien bien plus largement calibrés que lui-
même. Il n'en est malheureusement pas toujours
ainsi et cela pour des causes que nous allons passer
en revue.

Un calcul de médiocre grosseur, mais relativement
très allongé, a pu parcourir plus ou moins facilement l'urethère parce qu'il s'y est engagé dans le
sens de son allongement et s'arrêter derrière l'anneau du col vésical parce qu'il s'y présente dans le
sens inverse.

L'un de mes malades avait conduit sans grandes
douleurs jusqu'à cette dernière étape un calcul volumineux, ovoïde, légèrement courbé selon son axe.
Pendant quinze jours, il le porta dans la vessie où
il ne s'indiquait guère que par quelques sensations
significatives au col et à la racine de la verge. Au
quinzième jour, ce malade, en proie à des difficultés
d'uriner inusitées, me demanda secours. Il me suffit
d'introduire une seule fois le lithotriteur dans sa
vessie d'où je le retirai après une très courte manœuvre. Quelques heures plus tard, nous trouvions
dans le vase de nuit le calcul que je viens de décrire
et en même temps que lui, comme cause probable
de son arrêt, une sorte d'appendice long à peine de
trois à quatre millimètres qui lui était soudé et for-
mait une bifurcation.

La membrane muqueuse qui tapisse le bas-fond de la vessie derrière l'orifice du col offre des plicatures et un certain nombre.de petites cavités au fond desquelles s'ouvrent les glandules producteurs du mucus : il peut se faire qu'un calcul peu volumineux, mais lancéolé, butte par sa pointe contre ces inégalités de surface.

Un habitant du Havre rendait à d'assez longs intervalles des petits calculs ou plutôt des gros graviers de cette forme; l'un d'eux séjourna pendant trois semaines dans sa vessie sans autres inconvénients que de fréquentes sensations lancinantes au col et à la racine de la verge. Il le rendit enfin sous l'influence de l'eau de Contrexéville, aidée d'une énergique douche périnéale que je lui avais prescrite; son volume était médiocre, mais il offrait la forme acuminée que je viens d'indiquer.

Une concrétion a pu passer du bassinet à l'urethère n'offrant encore qu'un volume modéré, mais elle chemine lentement dans ce conduit en continuant à s'accroître, elle produit graduellement une dilatation proportionnée à son accroissement; il arrive même qu'elle stationne pendant un temps plus ou moins prolongé sur un point qui se dilate en forme de poche. Cette poche occupe le plus souvent la partie la plus déclive de l'urethère, vers sa jonction avec la vessie.

A un moment donné, l'orifice de communication

s'élargit assez pour permettre enfin à ce calcul plus ou moins grossi de s'engager dans la cavité vésicale où ses proportions acquises le retiennent prisonnier.

Dans l'été de 1872, je soupçonnais la pierre chez une dame venue à nos eaux. Pendant les vingt-un jours de sa première cure, je la soumis à des injections vésicales et je profitai de ce que ce mode de traitement nécessitait journellement l'introduction de la sonde pour chercher la pierre présumée sans parvenir jamais à la rencontrer. Après quelques jours de repos, cette dame commença une seconde cure aidée de nouvelles injections. A cette seconde époque, dès la première introduction de ma sonde, je trouvai dans la cavité vésicale un certain nombre de concrétions dont quelques-unes assez volumineuses. Il me parut évident qu'immobilisées précédemment dans une dilatation de la partie inférieure de l'un des urethères, elles étaient descendues dans la vessie sous l'influence de sa première cure. Elle rendit dès lors plusieurs de ces concrétions et, quand je la revis à Paris, elle m'en montra triomphalement une nombreuse collection.

Certains calculs et entre tous les calculs *oxaliques* ou *muraux* sont durs, hérissés d'aspérités. Le col vésical blessé, contracté à leur contact provoquant, se resserre devant eux au lieu de se détendre et de les laisser passer. C'est une des raisons pour lesquelles ces sortes de concrétions passent, relativement à leur nombre, plus souvent que les autres à l'état de pierres.

Quand l'alcalinité et surtout l'alcalinité ammoniacale ont pris possession du liquide que contient la cavité vésicale, la précipitation phosphatique devient incessante. Elle peut suffire à exagérer, pendant un court séjour, les proportions d'un calcul tombé des reins sous un volume qui eût permis aisément son expulsion définitive.

Le canal excréteur de la vessie fournit à la formation des pierres un important contingent de causes. Le rôle de ces causes n'est pas limité d'ailleurs aux concrétions rénales que nous étudions actuellement. Il est facile de prévoir que leurs influences resteront en tout semblables au point de vue des pierres formées dans la cavité vésicale elle-même.

Des différentes parties constitutives de ce canal, la région prostatique est celle où se rencontrent le plus souvent les obstacles à la libération définitive de la vessie. Non-seulement la prostate embrasse dans presque tout son pourtour l'origine de l'urèthre, mais encore elle forme dans l'intérieur de ce canal, immédiatement en avant de l'orifice du col, une saillie allongée qui a reçu le nom de *luette vésicale*. Toute augmentation de volume qui survient sur l'un des points de cette glande et spécialement sur sa saillie médiane, rétrécit d'autant la portion correspondante du canal ; or ces engorgements, presque toujours chroniques et rebelles, sont très fréquents et pour ainsi dire constants chez les hommes avancés en âge, comme nous le verrons au chapitre des maladies prostatiques.

Le rôle joué par ces gonflements, ces déformations, ces rétrécissements dans l'immobilisation du calcul vésical, est trop évident pour que nous insistions davantage.

Dans tout le reste de son parcours et tout spécialement dans sa région membraneuse, l'urèthre est par lui-même sujet à des coarctations que ne manquent guère de lui infliger les inflammations blennorrhagiques négligées ou mal traitées, et l'obstacle qui naît de là ne se borne pas au point précis du rétrécissement, il étend ses fâcheuses influences jusqu'au col vésical, où il entretient un état habituel de spasme, d'irritation et même de gonflement des tissus.

Si la science ne possédait pas des moyens certains de rétablir dans tous ces cas le calibre du canal uréthral, les risques de la pierre s'accroîtraient de beaucoup pour les sujets calculeux.

Je signalerai enfin une dernière cause moins évidente, mais cependant réelle de l'arrêt des calculs dans la vessie.

Le bas-fond de cet organe n'est séparé que par

une cloison mitoyenne du rectum (1) chez l'homme, de l'utérus chez la femme.

Le bol fécal volumineux et dur produit par les longues constipations, les engorgements de l'organe utérin, les tumeurs dont il est le siége, les déplacements auxquels il est sujet, peuvent, en exerçant une pression directe sur le bas-fond vésical, devenir tout autant d'obstacles à l'expulsion définitive d'un calcul.

Pendant les derniers mois de son existence, Lisfranc, mon maître, avait traité pour un engorgement de l'utérus une dame que je retrouvai dans sa succession médicale. Au premier examen par le toucher, je constatai ce refoulement du bas-fond par le corps utérin fortement renversé dans sa direction, et dans la 'poche accidentelle formée en arrière je sentis distinctement une pierre du volume d'une aveline, dont l'extraction n'offrit aucune difficulté.

2° *Pierres de formation vésicale*

Les concrétions pierreuses de cette seconde série offrent deux modes très distincts de formation.

(1) Rectum : dernière portion du gros intestin qui se termine à l'anus.

Les unes, que nous pouvons désigner par l'épithète de *mixtes*, n'avaient qu'un petit volume en pénétrant dans la vessie à l'état de calculs venus dès reins et auraient pu facilement en sortir si elles n'avaient rencontré quelques-uns des empêchements que nous venons de passer en revue. Ce n'est qu'à cette seconde époque qu'elles sont parvenues par des additions successives aux proportions de la pierre proprement dite.

Les autres exclusivement vésicales sont nées et ont grandi sur place au moyen de matériaux fournis par la vessie elle-même.

1° *Pierres mixtes.* — Il n'est pas rare que des concrétions vésicales entièrement formées de principes uriques ou oxaliques offrent un tel volume qu'il soit impossible d'admettre qu'elles sont descendues des reins en cet état. Force est bien de reconnaître qu'elles ont grossi dans la cavité qui les renferme et voici comment. Un calcul voyageur de composition urique ou oxalique a été retenu dans cette cavité par l'une des causes que nous connaissons ; les urines sont restées acides, les sédiments et les sables correspondants ont continué à abonder dans ce liquide ; mais, au lieu de parvenir au dehors avec lui, ils se sont ajoutés au noyau placé sur leur trajet et ils s'y sont surajoutés d'autant plus facilement que la muqueuse vésicale, excitée par la présence du corps étranger, produit presque toujours

en pareil cas un mucus plus abondant et plus agglutinatif.

Ces sédiments, ces sables uriques ou oxaliques
peuvent eux-mêmes sans avoir été précédés dans
la vessie par aucuns calculs de leur sorte s'y arrêter,
s'y accumuler et former de toutes pièces une concrétion pierreuse. Cette formation, assez rare du
reste, n'est possible que dans certaines vessies nativement ou morbidement inertes, qui ne sont sollici-
tées qu'à de longs intervalles par le besoin de
s'exonérer, qui ne le font que par un jet sans vigueur et dont l'évacuation reste toujours incomplète.

Le resserrement spasmodique du col et la plupart des obstacles que nous avons déjà attribués à
la prostate et à l'urèthre, peuvent aussi agir dans
le sens que nous indiquons. Je n'ai pu m'expliquer
autrement la formation pierreuse dans un certain
nombre de cas où il existait dans la vessie, des concrétions uriques ou oxaliques que ne justifiaient
aucuns antécédents de calculs fournis par les
reins.

2° *Pierres de provenance vésicale exclusive.* —
Cette sorte est la plus fréquente et fournit les concrétions les plus volumineuses. Elle reconnaît pour
causes essentielles l'alcalinité et tout particulièrement l'alcalinité ammoniacale du liquide urinaire
plus ou moins longtemps attardé dans la cavité

vésicale et ses matières premières sont les phosphates avec excès de bases.

Ces conditions originelles se trouvent réunies dans les affections catarrhales de la vessie, dans les dépressions qui abaissent son bas-fond au-dessous du niveau de son orifice derrière une prostate volumineuse, dans l'affaiblissement ou dans la perte complète du ressort de la vessie sous l'influence de la vieillesse ou de certaines affections graves des centres nerveux.

Le seul fait du séjour prolongé de l'urine dans son réservoir impuissant suffirait à produire son alcalinité, et par suite, la précipitation de ses phosphates, comme il y suffit dans un vase où on l'abandonne pendant un certain temps, mais des auxiliaires fâcheux lui viennent souvent en aide : la muqueuse vésicale chroniquement enflammée, indurée, épaissie, dépouillée de son épithélium, ulcérée même en certains points, fournit sans cesse des provisions à la fermentation ammoniacale : mucus glutineux, pus, sang, débris ulcéreux. Tant que le conduit vésico-uréthral suffit à l'évacuation de ces matières ou bien tant qu'on y pourvoit par des moyens artificiels, les phosphates concrétés, faiblement agrégés, peuvent être expulsés à mesure qu'ils se forment ; mais, quand leur migration est rendue difficile ou impossible par les conditions organiques vicieuses que j'ai signalées, la formation de la pierre est imminente et atteint promptement de grandes proportions.

Avant l'époque de ces désordres morbides, antérieurement à la transformation alcaline de l'urine, la vessie a pu recevoir des reins et garder dans sa cavité un calcul urique ou oxalique; c'est dans ces cas que se forment ces pierres hybrides qui ont pour noyau ces deux matières et pour écorce plus ou moins épaisse une couche phosphatique déposée à seconde époque.

3° *Pierres formées autour d'un corps étranger.* — La science fournit de nombreux exemples de corps étrangers de formes et de compositions variées, qui ont fait un plus ou moins long séjour dans la cavité vésicale, où ils ont pénétré, soit par des blessures, soit par des trajets fistuleux, communiquant avec le canal intestinal, soit par le conduit de l'urèthre.

Fragments de métal, débris d'os, lambeaux de vêtements, portions de sondes, épingles, aiguilles, crayons, etc., etc., tous ces corps étrangers s'étaient, après un certain temps, incrustés de matières uriques ou de matières phosphatiques, selon que le liquide urinaire dans lequel ils baignaient était resté acide ou avait subi la modification alcaline sous les influences de l'inflammation chronique provoquée par leur présence.

Parmi les nombreuses observations qu'a recueillies aux eaux de Contrexéville le docteur Mamelet, se trouve la suivante :

Le maréchal de camp, baron de Mongardé, avait reçu à la bataille de Wagram, une balle qui pénétra par la hanche droite et sortit du côté opposé, vers la racine de la verge, après avoir traversé la vessie. En 1821, c'est-à-dire 12 ans plus tard, il rendit, sous l'influence d'une cure faite à Contrexéville, un fragment de drap rouge détaché sans doute du pantalon d'ordonnance qu'il portait au moment de sa blessure ; ce fragment était accompagné d'abondantes matières phosphatiques, dont les unes lui étaient adhérentes, dont les autres paraissaient s'en être détachées.

CARACTÈRES PHYSIQUES ET CHIMIQUES DES PIERRES

Le volume des pierres est très-variable ; il peut être à peine supérieur à celui d'un calcul ordinaire ou bien atteindre et dépasser même celui d'un œuf d'autruche.

En général ce volume est proportionné à l'ancienneté de la formation pierreuse ; mais il dépend aussi du concours de diverses circonstances particulières.

Ainsi il se produit pour un même temps dans

les cavités urinaires moins de substances oxaliques que de substances uriques, moins de substances uriques que de substances phosphatiques. C'est dire que l'accroissement des concrétions oxaliques est moins rapide que celui des concrétions uriques qui l'est moins lui-même que celui des concrétions phosphatiques.

Le plus souvent la pierre est solitaire, surtout quand elle est de formation vésicale exclusive ; mais il peut se faire que plusieurs calculs, rarement oxaliques, ordinairement uriques, soient descendus successivement des reins dans la vessie et y aient formé autant de pierres distinctes. J'ai retiré avec l'aide seule de la sonde et d'injections abondantes trente calculs uriques de médiocre volume arrêtés dans la vessie de l'un de mes proches et qui depuis plus d'un an, donnaient lieu à tous les symptômes de la pierre, retenus qu'ils étaient invinciblement dans la cavité du col par un engorgement du lobe moyen de la prostate. A l'autopsie, on en trouva cinquante-deux du même genre dans la vessie de Buffon.

En règle générale, les pierres affectent des formes sphéroïdales ou ovalaires. Quand elles proviennent de calculs rénaux, elles conservent d'autant mieux leurs formes primitives qu'elles ont moins séjourné dans la vessie. Quand elles sont uniquement uriques ou oxaliques, leur surface est chagrinée, mamelonnée, pour cette dernière sorte surtout. Quand elles sont revêtues d'une couche phosphatique ou entièrement formées de cette matière, elles sont lisses et polies ou superficiellement granuleuses. Quand elles sont multiples, elles offrent souvent des méplats polis sur les surfaces de contact réciproques. On en trouve enfin de bilobées, de trilobées, évidemment formées de deux, de trois concrétions soudées ensemble.

Les formes du corps étranger qui sert de noyau à la pierre de ce genre peuvent être conservées, si l'incrustation phosphatique de celui-ci est récente et peu abondante, ou être masquées complétement par une incrustation plus volumineuse.

Le degré de cohésion des pierres est relatif à leur séjour plus ou moins prolongé, à la proportion de ciment animal qui réunit leurs molécules, et à la nature chimique de ces molécules. A tous ces titres, les pierres phosphatiques sont moins dures et moins pesantes que les pierres uriques qui le sont elles-mêmes moins que les pierres oxaliques.

Leur couleur est celle des matières qui composent leur surface, elles sont en un mot jaunes plus ou moins briquetées pour l'acide urique, brunes, grises pour l'acide oxalique, blanches pour les phosphates, enfin de couleur ambrée dans les cas rares où elles sont formées de cystine.

6.

Leur, composition chimique ressort de tout ce qui précède. Elle comprend toutes les matières lithiques d'importation rénale ou de formation vésicale avec lesquelles nous a familiarisés l'étude des différentes sortes de gravelle, matières plus ou moins fortement cimentées ensemble par les substances agglutinantes que leur fournit la membrane muqueuse urinaire.

Dans la pluralité des cas, la pierre est libre dans la cavité vésicale et peut s'y mouvoir dans tous les sens, seulement elle affecte de préférence certaines positions ; elle se maintient d'habitude sur certains points du bas-fond, où elle finit souvent par produire une dépression qui lui sert, en quelque sorte, de repaire. Par suite de déformations morbides, heureusement assez rares, des parois vésicales, elle peut être enchatonnée, c'est-à-dire maintenue immobile entr se desaillies formées par l'épaississement partiel des fibres musculaires de la vessie. Il en est même d'enkystées, c'est-à-dire qui sont complétement enfermées dans l'épaisseur de ses parois membraneuses.

J'ai rencontré cette adhérence dans des conditions particulières où elle offrait très peu de gravité : sur un point de la membrane muqueuse, soit superficiellement ulcérée, soit simplement privée d'épithélium, point très limité et situé immédiatement derrière l'entrée du col, on rencontre de petiles concrétions phosphatiques implantées peu profondément et formant des sortes de mamelons verruqueux. Les symptômes auxquels donnent lieu ces sortes de productions diffèrent peu de ceux de la pierre ordinaire. Dans plusieurs de ces cas, secondé par l'action puissante de nos eaux, il m'a suffi d'exercer sur ces mamelons des mouvements de friction avec l'extrémité d'une sonde pour en provoquer la complète expulsion.

Pour compléter enfin cette étude des caractères physiques offerts par les pierres, je dois ajouter que, dans des circonstances particulières que je n'ai pas eu l'occasion d'observer, mais qui sont affirmées par des auteurs dignes de foi, certaines d'entre elles se sont spontanément brisées dans la vessie en deux ou plusieurs fragments et ont provoqué même une sensation distinctement perçue par le malade. L'explication la plus plausible de ces faits singuliers se trouve dans les contractions énergiques des faisceaux musculaires de la vessie.

SYMPTÔMES ET MARCHE DE LA PIERRE

Il n'y a rien d'absolu, rien de constant dans les manifestations morbides de la pierre. Non-seulement elles peuvent, pour deux cas identiques, varier

dans leur forme, dans leur nombre et dans leur intensité, mais encore elles sont loin d'ètre en proportions avec les développements de degrés divers
qu'a pris le formation calculeuse.

C'est ainsi qu'en un certain nombre de cas des
pierres plus ou moins volumineuses ou nombreuses
sont restées ignorées du malade et de son médecin
jusqu'au terme d'une longue existence et ne se sont
révélées qu'à l'autopsie, tandis qu'en sens inverse
nombre d'irritations vésicales de provenances tout
autres prennent dans les sensations du patient et
dans le récit qu'il en fait, toutes les probabilités de
la présence réelle; c'est ainsi enfin que d'insignifiantes concrétions mettent en jeu des symptômes
bien plus nombreux et bien plus accentués que des
concrétions beaucoup plus volumineuses.

Ces discordances symptomatiques trouvent leurs
raisons d'être non-seulement dans les différences de
configuration des surfaces pierreuses en contact
avec les membranes vésicales, mais encore dans les
inégalités de sensitivité individuelle et dans l'état
morbide plus ou moins complexe des organes urinaires.

Les symptômes que je vais énumérer doivent donc
être acceptés, non comme des signes certains, mais
seulement comme des présomptions suffisantes pour
demander à une exploration directe de la vessie les
certitudes que, seule, elle peut fournir,

Les manifestations symptomatiques de la pierre se produisent par le liquide urinaire, par le fonctionnement de la vessie, par les sensations du patient et par les troubles sympathiques de son économie tout entière.

1° *Symptômes de la pierre fournis par le liquide urinaire.* — Ce liquide peut avoir conservé ses caractères normaux de limpidité, de coloration, d'acidité, cesser même de charrier, comme il le faisait antérieurement, des sédiments, des sables, des graviers. Ce cas est celui d'une pierre urique récente ; il faut d'autres symptômes que ceux tout négatifs que je viens d'énumérer pour la faire soupçonner, il faut surtout cet antécédent d'une crise néphrétique plus ou moins forte qui n'a pas été suivie de l'expulsion définitive du calcul.

Dans des circonstances analogues, la vessie peut recéler une concrétion oxalique, seulement l'urine est moins colorée, moins dense, moins acide ou même légèrement alcaline et elle charrie fréquemment des petites proportions de sang, vif ou coagulé.

Avec une pierre simple de phosphate de chaux sans autre complication, l'urine continue à être mêlée de matières sédimenteuses blanchâtres, de pellicules épithéliales et de mucus léger, son odeur est fade, son aspect louche et sa réaction alcaline.

La fermentation ammoniacale du liquide urinaire,

son mélange avec du mucus glutineux, avec du muco-pus, avec du sang, avec des débris ulcéreux,
font soupçonner que cette pierre, plus volumineuse
encore et plus complexe, occupe une vessie en proie
elle-même à des désordres organiques. Cette pré-
somption s'accentue quand, à toutes ces matières,
se joignent. en outre des fragments phosphatiques
évidemment détachés d'une masse plus volumineuse.

2° *Symptômes de la pierre fournis par le fonctionnement vésical.* — Les titillations que ce corps
étranger exerce sur la membrane vésicale, avec
d'autant plus d'acuité et de persistance qu'il est
plus dur, plus anguleux, plus irrégulier, se traduisent par une fréquence inusitée des envies d'uriner
et par des tentatives multipliées de mictions qui
deviennent elles-mêmes une cause nouvelle d'irritation.

Il s'écoule peu de liquide pour chaque émission;
mais la quantité totale en est souvent plutôt augmentée que diminuée.

Le jet du liquide est déformé, dévié, aminci;
sa projection. est moins énergique ou même nulle.
Le patient cherche à la faciliter en prenant des positions particulières d'où peut résulter le dépla-
ment momentané de l'obstacle. Ses muscles abd-
minaux se contractent pour venir en aide à ceux
de sa vessie, parfois même sa situation se compli-

que par là de déjections alvines (1) involontaires. Il cherche un point d'appui sur les objets fixes placés à sa portée, et la turgescence veineuse de sa face indique que les muscles respiratoires eux-mêmes prennent part à l'effort. Malgré ce concours de forces agissantes, l'émission urinaire peut être momentanément ou absolument empêchée au point de nécessiter l'emploi de la sonde évacuatrice. Si on tarde trop à y recourir, la cavité vésicale se dilate successivement pour contenir le liquide accumulé et peut heureusement, avant de se rompre, dépasser de beaucoup ses proportions ordinaires de capacité. En 1873, un négociant Maure, fortement constitué, parti d'Alger avec un calcul enclavé dans le col de sa vessie, arriva à Contrexéville avec une rétention considérable d'urine que, dans son fatalisme, il avait tolérée sans rien dire et surtout sans rien tenter pendant les longs jours · de son voyage. De sa vessie énormément développée et qui occupait une grande partie de sa cavité abdominale, je tirai en une seule fois quatre litres d'urine. J'avais été obligé d'écarter d'abord, avec le bec de ma sonde, la concrétion de médiocre volume qui faisait obstacle et qu'il me fut plus tard facile de détruire par la lithotritie.

Cette allure brusque et en quelque sorte aiguë des désordres de la miction se rapporte aux calculs

(1) Alvines : intestinales.

durs, de peu de volume encore, se mouvant facilement dans une cavité vésicale qui n'a pas subi de
déformation. Après un plus long séjour de la pierre
chez des sujets plus âgés ou plus débilités, quand
l'organe vésical, quand son conduit excréteur, surtout dans sa région prostatique, ont été affectés profondément par l'inflammation chronique, l'incontinence d'urine se substitue généralement à sa rétention. Elle n'est d'abord que partielle, le sujet éva-
cue sans très grands efforts une portion de liquide
accumulé, celle qui dépasse en haut le niveau de
l'orifice du col, mais il s'en écoule involontairement
une certaine quantité, quand il a cessé de faire des
efforts de miction; il en reste même plus encore
dans sa vessie. L'incontinence finit par devenir
complète. Si le patient n'avait recours à des soins
continus, à des appareils spéciaux, ses vêtements
pendant le jour, son coucher pendant la nuit seraient imbibés des résultats de son impuissance;
et là encore, l'écoulement n'a lieu que dans les limites du trop-plein, laissant toujours à sa suite un
dépôt de la portion la plus compacte, la plus alcaline, la plus ammoniacale et partant la plus compromettante du liquide.

Cet état de choses, plus attristant que douloureux,
dénote directement des désordres organiques de la
poche vésicale et indirectement la présence d'une
pierre. Cette dernière n'est pas indispensable pour

la production de ces symptômes ; mais, si elle n'existait pas primitivement, sa formation est imminente ; il y a en outre certitude qu'elle est ou qu'elle sera phosphatique, qu'elle augmentera rapidement de volume, qu'elle aura enfin une grande tendance à adhérer ou à s'enchatonner. Une autre solution est possible cependant, est même assez fréquente pour que j'aie pu l'observer un certain nombre de fois : une sorte d'affaissement non-seulement des fibres musculaires, mais encore de tous les autres tissus, a produit un notable élargissement du détroit urinaire au niveau du col et de la région prostatique de l'urèthre, les phosphates sont entraînés avec l'urine à mesure qu'ils se concrètent, ils restent matières amorphes ou au plus grumeaux incohérents, ils n'ont pas le temps de devenir pierre ou de grossir celle qui pourrait exister, celle-ci même peut se déliter et être évacuée par fragments.

En 1869, un homme, vert encore, quoique très âgé, se présenta à nos sources avec la conformation vésicale que je viens de décrire. Sous l'influence de sa cure, des contractions vésicales assez énergiques se substituèrent à son incontinence inerte : une sonde de large calibre, qu'il me fut facile d'introduire, fut immédiatement remplie dans toute sa longueur de fragments phosphatiques médiocrement durs, quelques autres de même nature se faisaient jour entre les parois rigides de l'instrument et celles plus dilatables de l'urèthre. Après trois jours de cette manœuvre, j'avais recueilli de ces fragments le volume d'une grosse noix. C'était bonheur d'obtenir à si peu de frais l'élimination d'une concrétion qui paraissait de très gros volume. Mais madame X..... exigea le départ immédiat de son mari pour cette raison péremptoire que, s'il laissait sa pierre à Contrexéville, elle ne manquerait pas de se reproduire dans quelque autre partie de son corps.

En résumé donc, la pierre vésicale compromet toujours, à divers degrés et jusqu'à la rétention complète, l'excrétion urinaire; mais elle peut aussi exister avec le désordre contraire, c'est-à-dire l'incontinence à tous ses degrés.

5° *Symptômes de la pierre par les sensations du sujet.* — La pierre, nous l'avons déjà dit, peut rester assez complétement inoffensive pour ne donner lieu à aucune sensation douloureuse et, chose remarquable, cette immunité est bien plus fréquente pour les concrétions phosphatiques très volumineuses que pour celles d'autre composition, ordinairement plus exiguës. Mais ce n'est là qu'une exception et la douleur est la règle. Elle se fait sentir de préférence dans la profondeur du bas-ventre, au périnée, entre les bourses et l'anus. Elle se propage à l'anus lui-même, à la racine de la verge, dans toute l'étendue ou sur l'un des côtés de cet organe, dans l'épaisseur du gland et spécialement à son orifice et à son enveloppe prépuciale. Elle s'irradie enfin vers les testicules, vers le sacrum (1), vers les hanches et, en suivant le trajet des nerfs sciatiques, dans toute la longueur des membres inférieurs. Au prépuce, au gland et à son orifice, elle se traduit par des élancements, par des titillations comparées à des piqûres d'insectes et dont l'énervante continuité oblige souvent le patient à se soulager par des frictionnements manuels, par des pressions répétées exercées sur le prépuce, qui finit par s'allonger démesurément. Aux limites extrêmes des nerfs sciatiques, à la plante des pieds, le patient éprouve souvent des frémissements douloureux, des chaleurs incommodes et, dans la continuité des membres inférieurs, des crampes fréquentes qui troublent son sommeil.

Le col vésical est le siége habituel d'épreintes plus ou moins vives, accompagnées de ténesme, de chaleurs et de pesanteurs. Ces sensations se produisent ou prennent plus d'intensité sous l'influence du besoin d'uriner, elles deviennent surtout vives pendant la miction et d'autant plus que celle-ci est plus difficultueuse. Elles s'aggravent en outre à l'occasion des digestions, de certains mouvements du corps, de tous les exercices inusités, de

(1) Sacrum : os par lequel se termine en bas la colonne vertébrale et qui forme la paroi postérieure de la cavité du bassin.

l'usage du cheval et de la voiture, des efforts de
défécation qu'exige la constipation ou des épreintes
que provoque l'état contraire. Ces crises spontanées
ou accidentelles amènent souvent l'émission d'urines sanguinolentes. Sous leur influence répétée,
sous celle de l'émission laborieuse des urines, les
anneaux des aines se dilatent et livrent passage aux
hernies ; les cordons testiculaires, les testicules eux-
mêmes deviennent variqueux et s'engorgent, les
hémorrhoïdes deviennent turgescentes, souvent même la muqueuse du rectum est entraînée avec elle
hors de l'anus et il y a incontinence des matières
fécales. Quand l'écoulement involontaire des urines
est habituel, la peau des parties voisines, à la partie interne des cuisses, aux bourses, au périnée,
sans cesse baignée par le liquide ammoniacal, s'ir-
rite, s'exfolie, se dénude et ajoute un fâcheux appoint aux souffrances du patient.

Telle est l'odyssée, localisée en quelque sorte, de
la pierre, étudiée depuis ses degrés anodins jusqu'à
ses degrés extrêmes. Elle resterait pourtant incomplète, si nous omettions la série de ses retentisse-
ments sur l'économie tout entière.

4° *Symptômes de la pierre par les troubles
sympathiques de l'économie entière.* — La fièvre
symptomatique n'est que la complication aiguë et
passagère des irritations accidentelles que peut provoquer la pierre pendant toute la période d'acidité

de l'urine et d'intégrité organique de la vessie ; mais aux époques phosphatiques ammoniacales, cette fièvre prend l'allure continue et s'accompagne d'exacerbations diurnes ou plus souvent nocturnes ; elle a même, comme la fièvre des marais, avec laquelle elle offre de grands rapports, des tendances marquées à la forme pernicieuse.

Les fonctions digestives ne tardent pas à se désordonner à un certain degré. L'appétit se perd ou prend des proportions déréglées, comme j'en ai vu d'assez fréquents exemples ; la langue est couverte d'enduits, la soif est continue, le dévoiement succède à la constipation ; l'amaigrissement, la perte des forces, l'infiltration séreuse et l'hydropisie s'ajoutent successivement à ces désordres généraux ; le malade devient irritable, sombre, taciturne. L'intervention de l'art peut seule empêcher ces aggravations et prévenir un dénoûment de jour en jour plus inévitable, car il n'est pas de terminaison favorable possible de l'affection qui nous occupe, parvenue à ce degré et abandonnée aux seules ressources de la nature.

Soit qu'ils aient pris l'initiative de l'affection calculeuse d'où dérive la pierre, soit que celle-ci ait pris naissance dans la cavité vésicale sans leur intervention, les reins ne manquent guère d'être entraînés dans la sphère morbide que nous venons de décrire. Leur état douloureux, leur augmentation

de volume, qu'il est souvent facile de constater par
le toucher, les profondes altérations de la sécrétion
urinaire, l'état nauséeux habituel, la soif inextin-
guible, qui se rapportent surtout aux affections
rénales, s'ajoutent, comme autant d'aggravations,
aux symptômes propres de l'affection principale.

DIAGNOSTIC DE LA PIERRE

Il ne peut être que la déduction des certitudes
ou plutôt des doutes fournis par les symptômes que.
nous venons d'analyser. Or, ni dans l'ensemble, ni
dans l'individualité d'aucun d'eux, nous n'avons
rien trouvé qui appartienne en propre à la pierre,
à l'exclusion de toute autre maladie des organes
urinaires; rien trouvé, à plus forte raison, qui puisse
déceler avec précision le volume de cette pierre,
sa forme, sa composition et, notion indispensable,
l'état des organes qui la contiennent. Force est
donc de regarder ces symptômes comme autant
d'appels à une exploration directe, qui, seule, peut
fournir toutes les certitudes essentielles et tous les
renseignements accessoires.

La palpation directe par les parois du bas-ventre,
par le périnée ou par l'anus, au moyen du doigt introduit dans le rectum, permet dans quelques cas,

de reconnaître l'existence du corps étranger ; mais cette sensation est confuse et cette notion est insuffisante ; il n'est de diagnostic certain et complet que par le cathétérisme (1).

Pour quelles raisons, d'ailleurs, hésiterait-on à y recourir ? Je sais qu'à première vue il effraye le malade, je sais même que, dans la foule irréfléchie, on lui a fait une mauvaise réputation, qu'on en a fait, en quelque sorte, le bouc émissaire des aggravations morbides qu'il n'a pas interrompues par lui-même, mais qu'il aurait certainement empêchées si on y avait eu recours plus tôt et peüt-être aussi plus habilement. Mais il n'en reste pas moins qu'entre les mains d'un chirurgien expérimenté, en temps opportun, et avec tous les ménagements convenables, il n'est pas d'instrument dont la manœuvre soit plus anodine pour le malade et plus inoffensive pour sa maladie, en même temps que plus décisive pour son traitement. Cela est d'autant plus vrai que, dans la majorité des cas, le sujet a déjà contracté, depuis un temps plus ou moins long, l'habitude de se sonder lui-même pour suppléer à l'évacuation urinaire incomplète ou que, du moins, il aurait dû le faire, et qu'à dater de là, il sera mis en mesure de le continuer à son grand bénéfice.

La sonde exploratrice fournit toujours à qui sait

(1) Cathétérisme : introduction de la sonde dans la cavité vésicale.

la manier des notions suffisantes sur le nombre, sur le volume, sur la forme, sur la cohérence, sur la situation des pierres, en même temps que sur l'état morbide de la cavité vésicale et du conduit uréthro-prostatique. On emploie de préférence la sonde métallique pour plus de précision dans les recherches ; mais, quand il a une délicatesse de tact suffisante, le chirurgien peut se suffire avec un instrument flexible en caoutchouc, qui effraye moins le malade à première impression, et dont la surface dépressible est en effet plus en rapport avec la sensibilité de ses organes. Rien n'empêche, d'ailleurs, que ces sondes, flexibles dans presque toute leur étendue, portent simplement à leur extrémité un petit embout métallique, qui leur assure une sonorité parfaite.

A la rigueur, une première introduction peut laisser subsister des doutes parce que la pierre réfugiée dans une dépression, masquée par la saillie de quelque colonne musculaire, dissimulée derrière une prostate volumineuse, s'est dérobée au contact de l'instrument ; ou bien, en sens inverse, parce que quelque tumeur saillante dans la vessie, quelque boule fécale repoussant son bas-fond, quelque colonne musculaire ou fibreuse indurée ont pu donner une sensation trompeuse. Aussi n'est-ce pas sans raison que je place au premier rang des mérites de Contrexéville celui de fournir des notions certaines sur l'existence ou la non-existence de la pierre.

L'excitation de la contractilité vésicale, le courant liquide énergique qui, dès les premiers jours de la cure, se produit à travers la poche urinaire et son canal d'évacuation, entraînent au dehors les matières compactes déposées de l'urine qui y séjourne, déplacent la concrétion et la poussent énergiquement contre l'orifice du col. Elle le franchit, si son volume le lui permet ou si sa désagrégation est possible, ou bien elle y reste engagée. L'introduction de la sonde s'indique, dans ce dernier cas, de lui-même et a pour double effet d'abord de rétablir le cours de l'urine plus ou moins gêné par la nouvelle situation qu'a prise le corps étranger, en second lieu d'offrir celui-ci au premier contact et à la facile exploration de l'instrument.

C'est ainsi qu'à chaque saison nouvelle il nous est donné, sans beaucoup de mérite personnel, de rectifier, au sujet de la pierre, des erreurs de diagnostic échappées à de plus habiles que nous.

CHAPITRE IX

MALADIES DES ORGANES URINAIRES

La classification de ces maladies est très irrégulière et leur nomenclature est très confuse; je crois

donc ne pouvoir mieux faire qu'en donnant à chacune d'elles la désignation le plus en rapport avec
celles de ses manifestations qui attirent le plus
l'attention du malade ; qu'en prenant, en un mot,
pour base les notions qui lui sont familières, en
adoptant même les titres sous lesquels il les désigne lui-même.

C'est ainsi que je pourrai, au grand profit de la
clarté de leur étude, diviser ces maladies en trois
groupes distincts caractérisés :

Pour le premier : Par les *altérations du liquide
urinaire*.

Pour le second : Par les *désordres fonctionnels
de la miction*.

Pour le troisième : Par les *désordres morbides
dont les différentes régions
de cet appareil sont le siége*.

Premier Groupe — *Altérations du liquide urinaire*.

De ces altérations, les unes sont apparentes à
premier examen, les autres ne se révèlent que par
les procédés de l'analyse ; mais, même pour ces
dernières et en même temps qu'elles, on observe
facilement dans l'urine d'autres indices suffisants
pour donner l'éveil.

1° *Diabètes sucré et non sucré*. — Le fait le

plus saillant de cette maladie, celui qui appelle le premier l'attention du malade, est l'abondance inusitée du liquide urinaire soustraite à l'économie par les reins et expulsé par la vessie. Cette abondance peut atteindre les proportions de *douze litres* par *vingt-quatre heures*. Le liquide est décoloré, faiblement teinté en jaune verdâtre ; son odeur rappelle celle du petit-lait. Sa saveur est nulle ou légèrement saline dans le diabète simple, et plus ou moins sucrée dans le diabète correspondant.

Dans le premier, les proportions de matières solides tenues en dissolution sont généralement diminuées en même temps que le liquide est augmenté, et, dans ce cas, la densité de ce dernier est inférieure au chiffre normal ; mais, souvent aussi, il y a surabondance des matières dissoutes et l'urine présente une densité plus élevée ; quand il s'y mêle en outre du sucre, cette augmentation de densité est constante. Ce caractère est important, il suffit même que le densimètre qu'on plonge dans le liquide, marque 1000,40, la densité de l'urine régulière étant de 1000,20 pour qu'on soit certain de la présence du sucré sans recourir à des moyens plus compliqués. On peut en outre s'assurer de cette présence par un moyen des plus simples : il suffit de laisser séjourner l'urine suspecte dans un flacon débouché, à une température un peu chaude, pour qu'elle subisse bientôt une fermentation alcoolique analogue à celle du jus de raisin et qui s'indique comme elle par un dégagement de bulles gazeuses et par une odeur vineuse.

Pour n'avoir plus à nous occuper que du diabète sucré ou glucosurie, de beaucoup le plus fréquent, j'achève l'histoire de celui qui ne l'est pas, en ajoutant qu'il reconnaît comme cause ordinaire les excitations directes ou sympathiques des reins, produites soit par les diverses affections de l'appareil dont ils font partie, soit par le contre-coup des maladies de la peau et des voies respiratoires, soit enfin à l'occasion de divers troubles nerveux, fréquents surtout chez les femmes.

Un enfant de onze ans, habitant de Saint-Maur et qui appartient à une famille d'ouvriers aisés, est resté diabétique simple depuis son plus bas âge et l'est encore, quoique à un bien moindre degré. Il joint à des apparences assez chétives une turbulente pétulance, une excessive mobilité nerveuse ; ce sont les seules raisons que j'ai trouvées pour motiver cette rebelle affection. Je dois ajouter enfin, pour terminer, que cette forme du diabète est généralement peu grave et que, subordonnée aux causes que je viens de dire, il se modifie et disparaît avec elle sans laisser ordinairement dans les reins aucun désordre grave.

Il en est tout autrement du diabète avec sucre et nous lui devons une étude plus complète.

Ce sucre est de la nature des glucoses, c'est-à-dire des matières sucrées incristallisables, qui existent dans le jus du raisin et de la plupart des fruits sucrés. On n'est pas d'accord sur le mécanisme de sa formation dans l'organisme, mais l'opinion la plus probable est celle du savant professeur Claude Bernard, qui lui donne le foie pour organe producteur.

Il paraît en exister de petites quantités dans les urines normales. Chez beaucoup de sujets, qui n'en sont avertis par aucuns troubles notables survenus dans leur santé, cette quantité augmente sensiblement à l'occasion de divers écarts de régime et d'hygiène et notamment sous l'influence de l'usage abondant des matières féculentes ou même du sucre ordinaire.

Ces glucosuries ne sont que passagères et cessent généralement après un petit nombre de jours, mais la prudence veut, quand elles se répètent fréquemment, qu'on les regarde comme des prédispositions à un pire état des choses.

Quand la glucosurie est confirmée, elle se produit par des symptômes non équivoques.

La quantité de sucre rendue par vingt-quatre heures peut s'élever jusqu'à un kilogramme. Le malade se plaint d'avoir sans cesse à la bouche un goût sucré, les gouttes d'urine qui atteignent ses vêtements ou son linge y laissent d'abord des traces poisseuses qui, après complète dessiccation, deviennent des plaques blanches pulvérulentes, de goût sucré. Il est tourmenté par une faim excessive et par une soif continue. Ses fonctions digestives très actives au début finissent par s'altérer, ses aptitudes génitales sont frappées d'inertie. Les gênes de la respiration, les troubles de la vision, l'affaiblissement général, l'infiltration des membres inférieurs, la fièvre continue exacerbante, sont les complications extrêmes de la maladie.

La marche de cette affection est généralement très lente; il lui faut plusieurs années pour parcourir toutes ses périodes et acquérir toute sa gravité. Les exemples de sa guérison ou tout au moins de l'heureuse atténuation de ses dangers se multiplient à mesure qu'elle est mieux connue et partant mieux traitée. Je pourrais pour mon compte citer un nombre assez important de cas où, alliée avec l'affection calculeuse, elle a été radicalement guérie à Contrexéville sans qu'il y ait récidive depuis de longues années. Je reprendrai du reste cette intéressante étude au chapitre du traitement de la glucosurie par ces salutaires eaux.

Causes. — On a confusément donné pour origines au diabète sucré les influences de climats, de régime, d'habitudes de vivre, qui sont prises à partie pour toutes les maladies diverses; et on a plus spécialement incriminé les désordres morbides des fonctions digestives, les imperfections des actes respiratoires par défaut d'activité des poumons et de la peau, la surabondance enfin des principes acides développés dans l'économie et notoirement dans les organes de la digestion.

Pour moi, je n'ai, dans ma longue pratique, trouvé rien de plus constant en ce sens que la coïncidence de la glucosurie avec les aptitudes goutteuses et graveleuses confirmées ou surtout latentes, entre lesquelles une grande part doit être faite aux perturbations de la fonction biliaire qui accompagnent toujours plus ou moins lesdites aptitudes. Et dans ces occurrences, tenant compte de la mobilité, du brusque avortement, sans lésions organiques permanentes, de l'affection goutteuse et de ses similaires, j'ai compris la curabilité, bien plus fréquente qu'on ne le croit généralement, de la maladie qui nous occupe.

L'une de mes vieilles amies, exceptionnellement jeune à 71 ans bien sonnés, a été, lors de son époque critique, condamnée à mort pour affection grave du foie par des sommités médicales. Ramenée plus tard à leur tribunal pour cause de diabète sucré et condamnée à la même peine, elle a de nouveau fait appel avec gain complet de cause. Je la rassurais de par les notions que je viens d'indiquer en lui rappelant ses origines goutteuses directes, en lui montrant la forme noueuse spéciale de ses articulations digitales, en complétant le tout par sa richesse exceptionnelle de constitution. A ce jour, c'est tout ce qui lui reste de ce dossier morbide si compliqué.

2° *Albumine dans l'urine, albuminurie.* — L'albumine, dont on ne peut mieux se faire idée que par le blanc d'œuf qui en est entièrement composé, est la substance qui abonde le plus dans notre organisme. Notre sang n'est autre chose qu'une solution de cette substance, mêlée de fibrine et de divers sels, au sein de laquelle nagent des globules qui lui donnent sa coloration rouge.

Elle sert de base à la composition de la plupart de nos trames organiques, et dans les conditions régulières de la vie, elle ne parvient jamais en nature aux reins qui ne doivent l'éliminer, comme toutes nos autres matières vivantes, qu'après qu'elles ont été transformées en d'autres produits (urée, acide urique) par le travail de désassimilisation.

Ce n'est donc que sous l'influence d'un important désordre vital qu'elle se retrouve en nature dans le liquide urinaire.

L'urine albumineuse est très peu abondante, dense, opaque, décolorée ou teintée en rouge plus ou moins accusé par le mélange fréquent de globules sanguins. Son odeur est fade, elle change fréquemment en outre des sédiments uriques ou plus souvent phosphatiques. En tombant dans le vase de réception, elle forme une mousse persistante; si on la chauffe jusqu'à l'ébullition, surtout après y avoir ajouté une ou deux gouttes d'acide nitrique, elle se coagule à la façon du blanc d'œuf.

CAUSES DE L'ALBUMINURIE

Elle reconnaît pour causes :

1° Les désordres de l'économie tout entière en dehors de l'intervention des reins eux-mêmes ;

2° Les inflammations aiguës et chroniques de ces derniers organes.

1° Elle survient après les hémorrhagies débilitantes, après des fièvres de longue durée ; pendant la fièvre lente qui accompagne un grand nombre de maladies chroniques ; le plus souvent dans tous ces cas, il existe en même temps qu'elle des infiltrations séreuses et des hydropisies. Sous cette forme, ce n'est pas d'elle qu'elle tire son importance, elle n'a que celle qui résulte de l'affection générale à laquelle elle se rattache.

2° Elle est presque constante dans les hydropisies causées par le froid humide, pendant la convalescence des fièvres éruptives, scarlatine, rougeole, etc., elle s'accompagne alors d'un certain degré de congestion et même d'irritation aiguë des reins.

Cette irritation rénale, qu'elle soit produite comme je viens de le dire ou par d'autres causes analogues, ne se complique d'aucune lésion profonde des tissus de l'organe, elle cesse généralement sans retour après quelques jours de durée et l'albuminurie cesse avec elle.

5° Elle prend plus de gravité quand elle se relie avec des affections chroniques du tissu propre des reins. Sous cette dernière forme, sa marche est toujours très lente et continue : la perte des facultés digestives, l'amaigrissement, la débilitation générale, les infiltrations et les épanchements séreux, la fièvre continue exacerbante constituent ses complications extrêmes.

3° *Sang dans l'urine, hématurie.* — La coloration rouge plus ou moins foncée du liquide décèle à première vue son mélange avec du sang; il est pourtant certaines urines très concentrées, très colorées, très sédimenteuses, provenant de grandes excitations de l'économie, qui sont faussement prises par ceux qui les rendent pour des urines sanguinolentes.

Quand elles le sont réellement, avec un examen plus attentif, et, après quelques instants de repos du liquide, on y remarque une coloration totale plus ou moins rouge, des caillots flottants et sur le fond du vase un dépôt foncé formant une couche régulière glutineuse et difluente.

Ce sang peut provenir des reins, des urethères, de la vessie, de la région prostatique ou de la continuité de l'urèthre ; chez les femmes, en outre, il peut être fourni par les organes génitaux.

Il n'est pas toujours facile de distinguer à laquelle de ces provenances on a affaire ; ce que l'on peut dire de plus probable, c'est que, quand le sang a été fourni par les reins, il est plus intimement mêlé au liquide, sa coloration est plus foncée, et ses caillots plus ténus.

C'est que, quand il a été fourni par la vessie, il se rapproche plus ou moins de ces caractères, s'il a longtemps séjourné, ou bien il garde sa coloration rouge vermeil et forme des caillots plus volumineux, s'il a peu séjourné. C'est que, quand enfin il provient de la prostate ou de la continuité de l'urèthre, sa coloration est rouge vif, et ses caillots volumineux, de forme allongée, reproduisent plus ou moins exactement le calibre de ce canal sur lequel ils se sont moulés.

Ces caractères appartiennent surtout aux hématuries peu abondantes ; quand le sang est versé en plus grande quantité dans les cavités urinaires, il peut s'épancher au dehors avec toutes ses apparences et former même caillot à l'air, comme celui provenant d'une saignée.

L'hématurie est rarement assez copieuse pour constituer par elle-même un danger ; elle n'a en général, d'autres significations morbides que celles des affections urinaires dont elle est le symptôme; elle peut même avoir lieu dans un état de parfaite intégrité des organes.

C'est ainsi que, dans certains cas, elle supplée chez la femme aux insuffisances de la menstruation, qu'elle est, chez certains hémorrhoïdaires, une addition à leur flux sanguin ou plus souvent leur continuation, quand ils ont cessé de s'effectuer par l'anus. C'est ainsi que des sujets forts et sanguins pissent inopinément du sang en abondance, à la suite de violents exercices ou de marches forcées, par simple congestion momentanée des reins ou du bas-fond vésical.

Les concrétions urinaires, stationnaires dans les reins ou sur quelques autres points de l'appareil et, bien plus souvent encore, celles qui se meuvent vers le dehors, produisent des déchirures de tissus au contact de leurs aspérités, et provoquent des écoulements sanguins généralement peu abondants. Ceci est fréquent surtout quand elles sont de nature oxalique.

L'introduction de la sonde dans la vessie, dans un but d'exploration ou d'évacuation des urines, celle d'une simple bougie dans le canal de l'urèthre rétréci, sont fréquemment suivies, quelque habileté et quelques soins qu'on y ait portés, de l'écoulement de quelques gouttes de sang. Cette hémorrhagie est minime et passagère et l'effet de la simple pression de l'instrument sur des tissus congestionnés ; mais, quand ils sont engorgés, ramollis, ulcéreux, ou bien quand une main inexpérimentée a manié l'instrument avec rudesse, l'a même fourvoyé dans une fausse route, l'écoulement sanguin peut être beaucoup plus abondant et réclame une plus sérieuse attention.

Les affections chroniques des reins donnent souvent lieu à des hématuries peu copieuses, mais persistantes. Outre le sang, les urines contiennent du sucre, de l'albumine, des sédiments phosphatiques, des débris d'épithélium détachés de la membrane muqueuse qui tapisse les canalicules du rein. Ces émissions s'accompagnent de symptômes généralement graves. L'urinement sanguin peut avoir lieu aussi, mais avec une moindre altération des urines, dans des cas simples de congestion des reins, d'irritations et d'inflammations superficielles de ces organes; il offre alors beaucoup moins de gravité et n'est que temporaire.

L'hématurie vésicale dépend le plus souvent de la présence de quelque pierre ou de quelque corps étranger, elle peut aussi se rattacher à des altérations plus ou moins profondes des tissus mêmes de l'organe, indurations, ramollissements, fongosités.

Elle est sans danger, parfois même salutaire, quand elle se substitue à des règles insuffisantes, à des hémorrhoïdes qui ont cessé de fluer. En 1869 j'ai soigné à Contrexéville une Italienne, grande, bien constituée, âgée de 35 ans, qui, ayant vu ses règles disparaître accidentellement depuis une dizaine d'années, avait commencé et avait continué à rendre à des intervalles irréguliers des quantités notables de sang dans ses urines. Cette hématurie, modérée d'abord, finit par être très abondante; elle pouvait devenir nuisible, de salutaire qu'elle était à l'origine. Je constatai à premier examen, en même temps qu'elle, une diminution de volume de l'utérus, analogue à celle qui a lieu après l'époque critique. Je le répète, cette hématurie avait d'abord joué un rôle très utile dans la santé de cette femme, mais elle commençait à dépasser la mesure, comme le font souvent les règles elles-mêmes et elle recueillit pour bénéfice de sa cure une notable diminution de ses pertes sanguines.

Pour les mêmes causes morbides que la muqueuse de la vessie, mais avec de bien moindres complications, la muqueuse de l'urèthre, les tissus de la prostate et ceux de la verge peuvent être le siége de l'hémorrhagie. Les rétrécissements du conduit uréthral, l'inflammation chronique de sa membrane muqueuse et des tissus sous-jacents, leur irritation aiguë elle-même, dans les cas de blennorrhagie violente, en sont les causes ordinaires, auxquelles il faut ajouter celles qui résultent d'éraillements produits par

le passage d'un calcul anguleux ou par l'introduction des instruments.

4° *Matières catarrhales. dans l'urine* (*mucus,
épithélium, pus*). — La membrane muqueuse qui
tapisse toutes les cavités, tous les conduits de l'appareil urinaire, depuis le gland jusqu'à leurs rami-
fications les plus déliées, mêle, comme nous l'avons
dit antérieurement, au liquide urinaire une certaine
proportion de matière glutineuse tellement transpa-
rente, tellement ténue, qu'elle passe inaperçue. Cette
matière n'est autre que le mucus. Toute excitation,
toute irritation, toute inflammation de la membrane
en question a pour résultat immédiat d'augmenter
la quantité, la densité et la cohérence du mucus
dans des proportions croissantes, qui s'étendent du
léger nuage floconneux nageant dans le liquide
urinaire, jusqu'aux agglomérats glaireux, opaques,
vitreux, qui tombent lourdement au fond du vase
et y adhèrent à ce point qu'on peut le renverser
sans qu'ils s'en détachent.

Sous ces formes et à ces degrés divers, le mucus
n'a donc pas d'autre signification que celle des divers états inflammatoires aigus, mais surtout chroniques de la membrane qui le produit. Quand il a
des caractères tranchés d'opacité et de cohérence,
il est le signe distinct du catarrhe de cette membrane, surtout dans sa portion vésicale.

Mais il est rare qu'il reste ainsi la seule matière

morbide contenue dans l'urine au cours des diverses complications qui surviennent dans les affections catarrhales. Il est accompagné par des sédiments phosphatiques, par de l'albumine, par des
globules de sang ou de pus et même par des quantités plus abondantes de ces derniers. Il s'y mêle
enfin, pour extrême complication, des débris ulcéreux faciles à reconnaître.

En même temps que ces divers mucus, la membrane mêle à l'urine les débris de son épithélium,
de même que la peau, à l'occasion de la plupart de
ses irritations, se dépouille de son épiderme, lequel
se reproduit plus ou moins irrégulièrement à mesure qu'il se détache. Ces débris épithéliaux n'ap-
paraissent à l'œil nu que comme des matières
blanchâtres amorphes, farineuses, plus ou moins volumineuses et aplaties en membranes ; mais séparés
par la filtration et examinés au microscope, ils fournissent par leurs formes variées, tubulaires ou membraneuses, de précieuses notions sur l'état morbide
des points d'où ils proviennent.

Le mucus compacte du catarrhe vésical contribue
beaucoup à la fermentation ammoniacale, cause
principale de la formation ou de l'accroissement des
pierres phosphatiques, auxquelles il fournit en outre un ciment agglutinatif. Il rend plus difficultueuse l'expulsion des urines et peut même l'empêcher, au moins momentanément. Il prend le nom

de *muco-pus* quand il s'y mêle des proportions notables de matières purulentes.

Si on agite ce mélange dans l'urine qui le contient ou dans de l'eau, il se sépare en deux couches distinctes : la partie purulente, globuleuse, plus lourde, se dépose la première, la partie muqueuse, d'aspect filamenteux, surnage d'abord et ne gagne le fond qu'à la suite.

Le pus en nature et sans mélange de mucus, fourni aux urines par quelque ulcération ou par quelque rupture d'abcès dans l'épaisseur des reins ou dans leur voisinage, au bas-fond de la vessie, dans la région prostatique ou dans les tissus de l'urèthre et de la verge, se reconnaît de même par sa forme globuleuse, par son état diffluent et par la manière dont il fait dépôt dans le liquide. Il s'observe plus souvent chez la femme que chez l'homme, en raison de la fréquence des collections purulentes qui ont lieu chez elle dans les parties profondes du bassin, au voisinage des organes génitaux internes.

5° *Matières biliaires dans l'urine.* — Entre les reins chargés d'extraire de notre économie les principes urinaires et le foie chargé d'y puiser les principes de la bile, il existe non-seulement des similitudes de destination, mais encore une étroite solidarité d'action ; seulement l'intervention du premier de ces appareils organiques dans les désordres du second est bien plus fréquente, bien

plus caractérisée que l'intervention en sens opposé :

Ainsi le foie ne se mêle ou ne se substitue que
rarement aux affections calculeuses des reins, tandis qu'il n'est guère de gravelle urinaire qui ne
s'accompagne d'un certain degré de gravelle biliaire.

Ainsi il n'est personne qui n'ait remarqué, qui
n'ait rapporté à leur véritable cause, les colorations
jaunâtres, verdâtres, les mucosités floconneuses
de même teinte, les dépôts onctueux et gras du liquide urinaire coïncident avec les désordres même
passagers des premières voies digestives.

Quand enfin les principes de la bile, cessant
d'être éliminés par leur voie normale, s'accumulent
dans l'économie et communiquent à tous les tissus
leur coloration caractéristique, dans la jaunisse en
un mot, ils cherchent une issue au dehors par les
voies auxiliaires de l'urine, et celle-ci en charrie de
telles quantités qu'elle en reproduit tous les caractères physiques et chimiques.

Dans ces cas, on le comprend, les organes urinaires font plutôt acte de conservation que de maladie individuelle. Toutefois, ce travail exceptionnel ne tarderait guère à provoquer leur irritation
s'il se prolongeait outre mesure.

Deuxième Groupe. — *Désordres fonctionnels de la miction.*

La miction, c'est-à-dire l'expulsion par le canal uréthral de l'urine contenue dans la vessie, est la seule phase de cette fonction qui soit soumise à notre volonté, la seule en outre dont il soit facile au malade d'apprécier les désordres ; ces désordres sont :

1° La fréquence,
2° La rétention,
5° L'incontinence.

1° Fréquence.

Dans l'état normal, le besoin d'uriner ne se fait guère sentir plus de 4 fois ou même moins dans les 24 heures. Il peut être rendu accidentellement plus fréquent par l'ingestion de boissons très abondantes ou de nature stimulante, par l'impression du froid humide, par une alimentation très aqueuse, mais ce ne sont là que des variations hygiéniques.

La fréquence ne prend le caractère morbide que quand elle devient habituelle et se produit spontanément sans le concours des causes extérieures, que je viens d'indiquer.

Le besoin d'uriner commence là où finit la tolérance de la vessie au contact excitant de l'urine amassée dans sa cavité ; or cette tolérance est loin de rester la même pour tous à toutes les époques de la vie et dans les divers états morbides de l'organe.

Dans l'enfance, la vessie étant moins spacieuse est en outre moins tolérante, l'urinement est plus fréquent, plus urgent ; dans quelques cas même il se produit la nuit, sans que l'enfant en ait conscience, ou par paresse, ou sans qu'il ait le temps de se précautionner.

Dans l'âge avancé, la vessie perd progressivement sa tolérance de l'âge moyen, et il est rare que l'homme qui a franchi la soixantaine ne soit pas contraint de recourir au vase une ou deux fois pendant la nuit.

Quant à la fréquence de nature morbide, ses causes sont aussi nombreuses que les affections dont sont passibles les organes urinaires.

Ces causes peuvent avoir leur siége dans la vessie elle-même ou en dehors d'elle.

1° *Dans la vessie.* — La nervosité de cet organe peut prendre des proportions exagérées en dehors de toute affection morbide sous l'influence de la goutte, du rhumatisme, des affections dartreuses, spasmodiques, névralgiques ou bien par l'abus des actes vénériens, des boissons fortes, des aliments excitants ou même, comme j'en ai observé de nombreux exemples, chez certains sujets tourmentés sans relâche par les préoccupations de leur fonctionnement urinaire.

Ensuite de cette fréquence, la vessie, habituée à ne plus opérer que sur de petites quantités de liquide, perd graduellement sa capacité normale et devient de ce fait d'autant plus intolérante. J'ai exploré avec la sonde, de nombreuses vessies suspectes de diverses affections et qui ne m'offraient que cette diminution de contenance portée au tiers et même au quart des dimensions habituelles. Une dame âgée de 45 ans, à qui j'ai donné des soins l'an dernier, avait commencé à uriner fréquemment dix ans auparavant sous l'influence d'une affection ulcéreuse du col de l'utérus. Ce désordre, simple gêne d'abord, en était venu au point d'assombrir toute l'existence de la patiente, qui ne pouvait plus retenir ses urines au delà d'une petite heure. Sa vessie, que j'explorai, égalait à peine la contenance d'un œuf vide et n'accusait d'ailleurs aucune autre altération morbide, comme le démontra du reste le résultat du traitement. Il me suffit en effet de dilater mécaniquement l'organe par des injections successivement plus volumineuses, pour obtenir une guérison complète.

Plus communément, la fréquence de provenance vésicale est l'un des symptômes de la cystite aiguë

8.

(inflammation de la membrane vésicale), de la cystite chronique (catarrhe vésical), de la pierre enfin, qui n'est pas seulement une cause permanente d'irritation, mais qui usurpe encore une plus ou moins grande part de l'espace réservé aux urines.

Les cantharides ont une action irritante toute spéciale sur la membrane vésicale, soit qu'elles aient été ingérées, soit qu'elles aient été seulement appliquées à la surface de la peau comme matières vésicantes. La fréquence des urines qui résulte de cette action est passagère à condition que sa cause ne se renouvelle pas.

2° *Hors de la vessie.* — Les irritations des reins ne restent que bien rarement limitées à ces organes et ne manquent guère en outre de provoquer dans la vessie des excitations sympathiques. Les affections calculeuses exercent surtout cette double action, excitation sympathique du fait de l'irritation rénale, excitation directe et en quelque sorte mécanique du fait des matières dures, sédimenteuses ou calculeuses envoyées au contact de la membrane vésicale.

Il en est de même des états inflammatoires aigus ou chroniques de la prostate et de l'urèthre, elles ont une grande tendance à se propager au col et à la continuité même de la vessie ; elles y produisent tout au moins une vicieuse excitabilité dont la fréquence urinaire est le symptôme direct. Les augmentations de volume de la prostate ne font encore qu'ajouter de nouveaux éléments à cette fréquence, par cela même qu'ils empêchent plus ou moins, que l'évacuation entraîne en une seule fois la totalité de l'urine contenue.

Les irritations hémorrhoïdaires, celles de la partie inférieure du gros intestin, qu'elles s'accompagnent de constipation ou de dévoiement, les rhumatismes et les névralgies du bassin, surtout dans ses régions sciatiques, sont aussi des causes de fréquence.

La plupart des femmes atteintes d'affections utérines en sont plus ou moins tourmentées. L'utérus malade ne se borne pas à provoquer par irradiation des excitations nerveuses de la vessie, il agit encore mécaniquement sur cet organe, grâce à leur situation réciproquement contiguë : ses augmentations de volume, ses fréquents déplacements qui lui permettent de repousser le bas-fond de la vessie vers le haut, de comprimer son col contre l'arcade du pubis, sont tout autant de causes de fréquence et plus rarement de rétention des urines.

2° *Rétention.*

Il y a rétention quand l'évacuation urinaire n'allège la vessie que d'une partie du liquide qu'elle contient : rétention incomplète, si les choses se passent comme je viens de le dire ; rétention complète, si, malgré l'effort, l'évacuation est nulle.

De même que la fréquence, elle n'est que le symptôme de l'une des nombreuses affections de l'appareil urinaire, mais symptôme plus grave et qui réclame une plus prompte intervention de l'art médical, heureusement très efficace contre elle.

Elle reconnaît pour causes :

1° Le désordre des fonctions musculaires de la vessie ;

2° Des obstacles placés dans sa cavité ;

3° Des obstacles placés dans son conduit excréteur.

1° Désordres des fonctions musculaires de la vessie.

Le mécanisme de la miction se compose de deux actions musculaires inverses : la contraction concentrique des fibres qui enveloppent la poche vésicale, et la contraction dilatante des fibres annulaires qui entourent son orifice uréthral.

La première de ces actions est insuffisante ou même totalement impuissante dans les paralysies résultant des affections graves de la moelle et du cerveau ; dans les débilités qui succèdent aux longues maladies ou qui accompagnent la sénilité ; quand enfin la membrane musculaire de la vessie est gênée dans ses fonctions par l'inflammation, par le rhumatisme, par la névralgie de cet organe lui-même ou des parois musculaires du bas-ventre qui lui servent d'auxiliaire.

La seconde de ces actions, c'est-à-dire la dilatation de l'orifice de sortie, peut être aussi empêchée par ces mêmes causes, auxquelles il faut ajouter chez l'homme l'influence des irritations hémorrhoïdaires, prostatiques et uréthrales, chez la femme celles des irritations utérines.

Un calcul même peu volumineux, mais dur et anguleux, des graviers acuminés peuvent, au moins momentanément, provoquer la rétention en excitant le col vésical à des contractions spasmodiques.

On cite enfin d'assez nombreux exemples de sujets, bien portants d'ailleurs, qui, ayant volontairement ou par contrainte, résisté pendant un temps assez long à de pressantes envies d'uriner, ont été pris de rétentions le plus souvent transitoires, mais parfois aussi sujettes à se renouveler.

2° *Obstacles dans la cavité vésicale.*

Ce sont des corps étrangers, des pierres, des agrégats phosphatiques, des mucus compactes, des

caillots de sang, des tumeurs diverses, des polypes (1)
ou des kystes. Ils interrompent le cours de l'urine,
non-seulement d'une façon mécanique, par leur volume, leur forme et leur situation, mais encore par
les désordres de contractilité qu'ils provoquent, soit
dans le corps, soit surtout dans le col de l'organe.

3ª *Obstacles dans le conduit excréteur de la vessie.*

La prostate ne peut pas augmenter de volume,
surtout dans sa partie médiane, qu'il n'en résulte
une oblitération proportionnée de l'orifice vésical ;
cette oblitération n'est que temporaire dans les affections prostatiques aiguës, mais le plus souvent
elle devient permanente parce que ces affections
ont une tendance spéciale à prendre la forme chronique.

Le spasme et le gonflement dont s'accompagnent les affections (blennorrhagiques surtout) de
la muqueuse uréthrale, suffisent à produire pendant toute la durée de leur plus grande acuité, une
rétention plus ou moins complète; mais dans la
majorité des cas, c'est par ses affections chroniques et par les rétrécissements que ne manquent
guère de laisser à leur suite les blennorrhagies

(1) Polypes : tumeur charnue.

longtemps négligées ou mal traitées, que ce canal contribue à provoquer et entretenir des rétentions, moins urgentes, moins douloureuses peut-être, mais plus insidieuses et plus tenaces.

Il n'est pas rare enfin, surtout quand il existe quelques-uns de ces rétrécissements, qu'un calcul, après avoir franchi le détroit vésical, s'arrête dans ce canal et forme une barrière plus ou moins complète qu'il devient urgent de faire cesser.

5° *Incontinence.*

Elle consiste dans l'écoulement involontaire des urines, écoulement qui n'est ni précédé ni accompagné d'aucunes sensations d'envie ou de besoin.

Tantôt elle est continue, tantôt elle ne se produit que partiellement, soit le jour, soit la nuit, soit dans certaines situations ou de repos ou de mouvement.

Elle a lieu chez certains enfants débiles, qui, en sens inverse de ceux dont j'ai parlé au sujet de la fréquence, mouillent nuitamment leur coucher par relâchement du col vésical insuffisamment contracté.

Elle est le triste apanage de la vieillesse normale ou de la sénilité antidatée ; elle est du nombre des paralysies que produisent les affections profondes de la moelle et du cerveau ; elle se rattache en outre à la période chronique des affections de la vessie, période où, sous l'influence prolongée du désordre morbide, les fibres contractiles de son corps et surtout de son col ont perdu leur ressort, ont cessé d'obéir à la volonté du sujet.

En un mot, elle est la complication par atonie des maladies vésicales qui, à leur époque tonique, provoquaient la rétention.

Son mécanisme est le suivant : la poche vésicale non-seulement a perdu son énergie fonctionnelle, mais encore sa conformation normale ; elle s'est élargie, son bas-fond s'est déprimé au-dessous du niveau de son orifice, formant ainsi un réservoir inférieur d'autant plus profond que généralement la prostate volumineuse forme en avant de lui une sorte de digue. L'anneau musculaire du col relâché, induré, immobilisé par l'engorgement prostatique, a cessé de se resserrer orbiculairement autour de l'orifice qui reste béant et élargi.

L'urine s'accumule successivement sans provoquer le besoin d'exonération, et finit par atteindre le niveau de l'orifice de sortie ; et tout ce qui dépasse ce niveau s'écoule passivement, laissant persister un trop-plein dont la stagnation comporte plus de périls que l'incontinence prise en elle-même.

Ce n'est pourtant pas toujours sans de sérieux inconvénients que la portion de ce liquide, âcre, alcalin, ammoniacal, qui sort par regorgements, baigne en permanence les téguments délicats des bourses, des aines, du périnée. Si le patient ne prenait les soins les plus minutieux de propreté, il ne manquerait guère de se produire sur tous ces points des inflammations érysipélateuses plus ou moins compliquées.

TROISIÈME GROUPE. — *Maladies proprement dites des organes de l'appareil urinaire.*

Nous venons d'étudier analytiquement dans les deux paragraphes qui précèdent, les symptômes les plus saillants de ces diverses maladies, symptômes fournis par les désordres de l'émission urinaire. Il ne nous reste donc plus qu'à compléter cette étude pour chacune d'elles par un court tableau d'ensemble :

1° Maladies des reins ;
2° Maladies de la vessie ;
3° Maladies de la prostate ;
4° Maladies de l'urèthre.

1° *Maladies des reins.*

On comprend sous le nom de *néphrite* les inflammations diverses des tissus propres des reins.

C'est le plus souvent sous l'une des formes suivantes que se montre cette affection :

1° NÉPHRITE SIMPLE AIGUE

Elle a pour origine toute cause capable de provoquer directement l'irritation des reins. Ainsi les violents exercices qui ont d'autant plus d'action sur ces organes que, relativement très pesants, ils ne sont que faiblement soutenus dans la situation qu'ils occupent et obéissent facilement aux secousses qui leur sont imprimées ; ainsi les brusques refroidissements, surtout quand ils suppriment une abondante transpiration, les reins ayant avec la peau une étroite connexité d'action qui rend suffisamment compte de ce fait ; ainsi enfin l'abus des boissons, leurs propriétés excitantes. On désigne sous le nom de diurétiques certaines d'entre elles qui ont précisément pour effet de stimuler l'activité rénale ; employées sagement par un homme de l'art, elles reçoivent fréquemment d'utiles applications, mais elles peuvent par cela même devenir nuisibles en d'autres circonstances. Ici se rangent les vins blancs, les boissons-glacées, les eaux gazeuses, etc.

Les symptômes de cette néphrite sont peu intenses et se bornent à une sensation de gêne plutôt que de douleur dans la région des reins. Cette sensation s'étend vers les flancs et s'irradie jusqu'au col vésical où elle provoque quelques épreintes et une certaine fréquence du besoin d'uriner. Les urines qui étaient d'abord abondantes et crues, deviennent plus concentrées, plus foncées en couleur et sédimenteuses.

2° NÉPHRIITE CALCULEUSE

Cette forme est de toutes la plus fréquente. Elle est entièrement subordonnée aux phases diverses de l'évolution calculeuse dont elle n'est que le symptôme.

En faisant l'historique des différentes sortes de gravelle, nous en avons dit tout ce qu'il importe de connaître. Je me bornerai à insister sur ce fait que les douleurs et les autres symptômes dont s'accompagnent la formation et l'expulsion des calculs rénaux sont bien plus en rapport de proportion avec le degré d'irritation néphrétique qu'avec la forme et le volume de la concrétion elle-même.

3° NÉPHRITES NÉVRALGIQUE, RHUMATISMALE, GOUTTEUSE

Abondamment pourvus de filets nerveux, émanés d'une part du centre cérébro-spinal, d'autre part du réseau du grand sympathique, les reins peuvent être le siége de névralgies très douloureuses et qu'il serait facile à premier examen de prendre pour des crises calculeuses. Leur principal caractère distinctif, c'est que, généralement, elles procèdent par accès plus ou moins réguliers, dans les heures de leurs manifestations, et dans la forme de leurs symptômes ; accès séparés par des intervalles de calme plus ou moins prolongé. On a en outre pour éclairer leur diagnostic les antécédents du sujet, l'existence d'autres névralgies, et l'examen des urines qui ne présentent que des signes négatifs.

Les néphrites goutteuse et rhumatismale. offrent une complète analogie avec la néphrite névralgique au point de vue de la prédominance des symptômes douloureux, de leur allure discontinue, de leur alternance ou de leur coïncidence avec d'autres manifestations goutteuses ou rhumatismales, et des caractères négatifs de l'urine qui les accompagne.

Celle-ci toutefois présente, à un certain moment, des sédiments rouge jaunâtre dans les cas goutteux ;

et rouge rosé dans les cas rhumatismaux ; souvent en outre elle tient en suspension des nuages pelotonnés, surnageant des sables de ces diverses nuances et tapissant les parois du vase d'une couche uniforme de petits cristaux de même nature.

La néphrite rhumatismale a beaucoup plus de tendances que la néphrite goutteuse à renouveler ses attaques et même à devenir permanente. Dans ce dernier cas, il n'est pas rare qu'elle se transforme en néphrite calculeuse.

4º NÉPHRITE CHRONIQUE

Elle succède à l'une des néphrites aiguës que nous venons d'énumérer quand des erreurs de régime, des négligences de traitement et, il faut le dire aussi, de mauvaises dispositions constitutionnelles ont empêché la résolution complète de l'état aigu.

Cette seconde époque de l'affection comporte toujours des conséquences plus graves que la première : aux simples états de congestion, d'irritation superficielle, d'éréthismes nerveux, tous symptômes mobiles de leur nature et susceptibles de disparaître sans laisser de trace, succèdent des altérations morbides profondes des tissus mêmes de l'organe ; indurations, ramollissements, suppurations, ulcérations, dégénérescences. Les désordres de la santé générale viennent compliquer ceux de la maladie locale. Ce n'est pas trop des puissantes ressources de l'hygiène, de la médecine et surtout de l'action puissante des eaux minérales, pour conjurer les périls d'un avenir très reculé parfois, mais menaçant. C'est surtout à cette forme de la néphrite que se rapportent les urines sanguinolentes, catarrhales, albumineuses, purulentes, dont nous avons déjà tracé l'historique.

5° KYSTES HYDATIQUES DES REINS

On nomme ainsi des poches membraneuses, de volume variable, hermétiquement closes, dont la cavité est remplie par un liquide filant, albumineux, trouble ou plus souvent transparent, où nagent dans quelques cas un certain nombre de vésicules plus petites, sphériques ou ovalaires, munies d'organes rudimentaires qui les font regarder comme des parasites, animaux capables de se nourrir et de se reproduire et que l'on nomme hydatides.

Cette affection, généralement plus étrange que grave, s'est plusieurs fois présentée à mon observation aux sources de Contrexéville. Dans un de ces cas relatés dans mon précédent ouvrage, deux de

ces kystes se sont rompus spontanément au cours
de la cure et leurs débris membraneux ont été expulsés sans accident notable avec les urines. Plus
récemment, deux malades m'ont, à diverses reprises,
montré de petits kystes sphéroïdaux, ayant toutes les
apparences de grains de raisin bien mûrs, qu'ils
avaient recueillis dans leur vase de nuit. Enfin, pendant la saison de 1875, une dame des environs de
Moulins, de très forte corpulence, m'a communiqué
un mémoire à consulter, rédigé par son médecin,
où il était fait mention pour fait principal d'un
volumineux kyste perçu dans la région du rein
gauche, qui s'était rompu spontanément à plusieurs
reprises et dont les débris membraneux, mêlés d'hydatides, s'étaient trouvés mêlés aux urines. Quand
j'examinai cette dame, à la place du kyste, je ne
trouvai plus qu'une certaine induration formée sans
doute par sa cicatrisation.

2° *Maladies de la vessie.*

On désigne sous le nom de *cystite*, l'inflammation du réservoir de l'urine ; nous allons décrire cette
inflammation sous ses deux formes essentielles : la
forme aiguë et la forme chronique.

1° Inflammation aiguë de la vessie (cystite aiguë).

La membrane muqueuse qui tapisse dans toute son étendue la cavité de cet organe, membrane douée d'une grandé sensibilité, et, du fait de sa situation, beaucoup plus exposée que les deux autres, au contact des matières irritantes, sert toujours de point de départ et de siége principal à l'affection dont il s'agit.

Ses causes sont nombreuses et se multiplient pour ainsi dire à mesure que l'homme avance en âge.

Toutes les substances solubles, ou qui peuvent le devenir dans notre économie, faisant partie de nos boissons, de nós aliments, de certains de nos médicaments, prennent la voie de l'excrétion urinaire et ne sont expulsées avec les autres matériaux de l'urine, qu'après être restées un certain temps au contact de la muqueuse vésicale. Sur le nombre, il en est qui, pendant ce contact avec la muqueuse, agissent comme des irritants directs, tels sont entre autres, les cantharides, employées à l'intérieur ou même simplement absorbées par la peau. Certains sels dits diurétiques, c'est-à-dire capables de rendre plus abondantes la sécrétion et l'excrétion de l'urine; les nitrates de potasse et de soude, vulgairement nommés salpêtres, exercent aussi une action irritante sur la membrane vésicale, soit qu'ils aient été pris comme médicaments, soient qu'ils fassent partie de l'assaisonnement habituel de la plupart des charcuteries. Les bicarbonates de soude partagent ces propriétés irritantes, quoique à un moindre degré ; il en est de même du sel marin, quand il a été ajouté en forte proportion aux aliments, en vue de leur conservation. Les asperges, enfin, sont aussi des excitants de même ordre et pourraient pousser leur action jusqu'à l'irritation, s'il en était fait un usage abusif.

Chez les sujets prédisposés, l'usage des vins trop jeunes, des vins blancs mousseux, de certaines bières mal fabriquées, d'eaux fortement gazeuses, de boissons glacées, que nous avons rangées parmi les causes de la néphrite, peuvent aussi produire la cystite aiguë.

Elle survient parfois sans d'autre cause déterminante que le retard plus ou moins prolongé de la miction, quand un besoin réel s'est fait sentir.

L'équitation prolongée, le cahotement des voitures mal suspendues, les trépidations continues des chemins de fer, sont aussi des causes d'irritations de la membrane vésicale.

Il existe de très intimes relations de proximité et de communications nerveuses entre la partie inférieure du gros intestin et le col de la vessie ;

Il en résulte que les affections du premier de ces organes, rétention fécale, crise hémorrhoïdaire, fissures, abcès, fistules, se compliquent souvent de cystite du col et même de la généralité de l'organe.

Chez les femmes, c'est l'utérus qui joue surtout ce rôle de provocateur de l'irritation vésicale et, dans ses déplacements si fréquents, c'est souvent cette irritation qui est le symptôme le plus apparent. Toutes les affections mobiles de leur nature, névralgie, goutte, rhumatisme, dartre, peuvent prendre la forme de cystite aiguë, reliée à d'autres accidents de même nature en diverses parties du corps, et qui peut même rester isolée, au moins pendant un certain temps.

N'oublions pas ce que nous savons déjà, que la membrane vésicale ne tolère pas toujours sans en être plus ou moins irritée, le contact trop habituel d'urines copieusement sédimenteuses ou fortement acides. Ajoutons enfin que le canal de l'urèthre et sa glande prostatique, à qui leur rôle d'organes génitaux crée des risques fréquents d'inflammation, la transmettent à la muqueuse vésicale avec une déplorable facilité.

Symptômes. — La cystite aiguë, issue de ces diverses causes, n'offre, surtout chez le sujet jeune et valide, que peu de gravité; ses symptômes se développent rarement au point de troubler la santé générale et provoquent à peine une légère fièvre de réaction. Ils se bornent à un sentiment de chaleur sourdement douloureux, perçue par le malade dans la profondeur du bassin, derrière les os pubis, au périnée, dans la région anale, à la racine de la verge, et parfois à la partie interne des cuisses. A un degré plus aigu, le col vésical, le canal uréthral sont le siége d'épreintes pénibles qui se manifestent surtout sous l'influence des envies d'uriner et des efforts de la miction presque toujours beaucoup plus fréquemment renouvelés. Les urines sont d'abord crues, aqueuses, peu abondantes ; plus tard, elles sont plus colorées, plus concentrées, et finissent par charrier des mucosités floconneuses et des matières sédimenteuses.

Un traitement rationnel et, toutes les fois que faire se peut, la suppression des causes productrices suffisent à amener une prompte résolution de la cystite que nous venons de décrire ; seulement, dans celle qui a pour origine le rhumatisme, les choses ne se passent pas toujours aussi simplement, les récidives sont fréquentes et imprévues, l'affection même a une certaine tendance à s'immobiliser dans les membranes musculaire et fribeuse, dont elle compromet notablement les fonctions contractiles.

En 1870, je fus appelé auprès d'un cultivateur âgé, mais encore assez valide. Depuis trois jours, il était en proie aux tortures d'une rétention d'urine presque absolue. Toutes les réponses qu'il fit, assez

vaguement du reste, à mes questions, me firent
soupçonner l'existence d'une pierre ; je résolus de
m'en assurer au moyen de la sonde, mais mon premier soin devait être d'évacuer l'urine accumulée
dans la vessie. J'eus beaucoup de peine à franchir
avec une sonde en caoutchouc filiforme le col vésical, obstrué par un volumineux gonflement de la
prostate, je parvins néanmoins à évacuer l'urine et
pendant quatre jours consécutifs, je procédai de la
même manière sans gagner beaucoup de. terrain.
Le cinquième jour, quand je revins, bien décidé à
faire une exploration définitive, tout avait brusquement changé de face ; le malade urinait librement,
à plein canal, et ne se plaignait plus de sa vessie.
Mais en échange, il était repris d'une crise aiguë
de rhumatisme sciatique du membre droit, je dis
repris, car il me raconta seulement alors, que ses
accidents vésicaux avaient été précédés, comme ils
se terminaient maintenant, par une attaque du
même genre, mais sur le membre opposé.

CYSTITE CHRONIQUE (*Catarrhe vésical*).

L'inflammation chronique de la vessie, désignée
sous le nom de catarrhe, n'est que rarement la suite
de l'inflammation aiguë que nous venons de décrire. Dans la grande majorité des cas, elle se produit d'emblée sous sa forme spéciale.

Ces causes prédisposantes sont :

1° La vieillesse normale ou précoce. Chez l'homme civilisé, c'est plus spécialement par la déchéance des fonctions vésicales, que se traduit l'amoindrissement des forces vitales ; ce sont elles, en outre, qui, dans tout le cours de l'existence, ont subi la plus grosse part des désordres infligés par une vicieuse hygiène, par une alimentation excessive ou insuffisante, par des boissons excitantes, par des excès passionnels, par la négligence, par l'oubli des besoins urinaires, au gré des entraînements passionnels, ou des servitudes professionnelles. La vessie est d'ailleurs solidaire d'autres organes, très exposés eux-mêmes aux agressions morbides, canal uréthral, glande prostate, région hémorrhoïdaire de l'intestin, agressions qui, pour ces deux premiers organes, se compliquent de tous les résultats compromettants des abus vénériens, engorgements, irritations chroniques, rétrécissements. Dans tous ces cas, on comprend, sans qu'il soit besoin de plus amples explications, d'une part, la propagation de l'inflammation chronique des parties voisines à la muqueuse vésicale ; d'autre part, les obstacles opposés au libre accomplissement des actes urinaires.

2° L'hérédité, le lymphathisme, les climats humides, les longues débilitations de cause hygiénique ou morbide.

L'hérédité se retrouve souvent dans les causes du catarrhe vésical. Elle s'explique par ce fait, qu'issu d'un père ou d'un grand-père affectés de cette maladie, on en a hérité les dispositions constitutionnelles et souvent aussi les habitudes professionnelles, en même temps que le mode de vivre.

Par celà même qu'il se produit. surtout dans des conditions d'indigence organique, le catarrhe vésical est plus spécialement l'apanage du tempérament lymphatique. Sur dix malades de ce genre, on en trouve à peine deux offrant les caractères du tempérament énergique sanguin pour huit, dont la peau décolorée, les chairs flasques, l'attitude apathique font foi des dispositions constitutionnelles inverses. Les mêmes considérations s'appliquent au cas où la maladie reconnaît pour antécédents, une période plus ou moins longue de déperdition des forces vitales en suite de quelque maladie de longue durée, ou d'un régime insuffisant, ou de travaux excessifs, ou d'excès de divers genres.

Quant aux influences des climats froids et humides, elles figurent au premier rang des causes productrices du catarrhe en général : catarrhe des voies urinaires, aussi bien que des voies respiratoires. La ville de Lyon, dont les conditions climatériques sont des plus accentuées dans ce sens, fournit tous les ans à Contrexéville un certain nombre de cas de l'affection qui nous occupe.

3° Certaines professions prédisposent à cette maladie: ainsi les magistrats, les officiers de cavalerie,
les ecclésiastiques lui payent un large tribut: les
premiers en raison des longues servitudes du fau-
teuil judiciaire, les seconds par suite des agressions
périnéales de l'équitation forcée, les troisièmes
comme conséquences complexes du confessionnal
compliquées des habituelles débilitations du jeûne.

4° Les affections catarrhales des bronches déjà
citées, les dartres et les rhumatismes chroniques
figurent fréquemment dans les antécédents du catarrhe vésical et marchent simultanément ou par
succession alternée avec lui.

5° Toute lésion morbide, ayant pour siége la
poche vésicale ou ses dépendances, quand elle est
de nature à provoquer et à prolonger l'irritation de
la muqueuse de cet organe ou à compromettre ses
fonctions expultrices, aboutit, à un moment donné,
au catarrhe. Cette série comprend la pierre, et tout
particulièrement la pierre phosphatique, les tumeurs prostatiques, les rétrécissements uréthraux,
les abcès, les fistules des régions périnéale et anale ;
et chez la femme les affections chroniques de l'utérus
et de ses annexes.

SYMPTOMES DU CATARRHE VÉSICAL

Ces symptômes se traduisent :

1° Par les altérations du liquide urinaire ;

2° Par les désordres fonctionnels de l'organe affecté ;

3° Par les sensations du malade.

1° *Altérations du liquide urinaire*. — Le caractère essentiel et à proprement parler typique de cette maladie est le mélange aux urines d'un mucus abondant, opaque, vitreux, visqueux, d'une densité telle, qu'il gagne immédiatement le fond du vase de réception où il forme une couche gélatineuse, assez adhérente pour qu'on ne l'en puisse détacher qu'avec certaines difficultés.

Les malades désignent par le nom de glaires, ces mucosités compactes, quand ils les expulsent avec plus ou moins d'efforts sous forme de pelotons ou plus souvent de corps allongés, moulés en quelque sorte sur le calibre du canal de l'urèthre.

Autre caractère typique, ces urines sont toujours alcalines et même alcalines ammoniacales.

Dans le cours des aggravations du mal, il se mêle au mucus des débris membraneux d'épithélium, du pus, du sang, divers infusoires perceptibles seulement au microscope, des agrégats phosphatiques, et aussi des débris ulcéreux des tissus vésicaux.

2° *Désordres fonctionnels de l'organe affecté.* — Quand la maladie prend tous ses développements et parcourt plus ou moins lentement ses périodes successives, le malade passe généralement par les trois formes du désordre fonctionnel de la vessie. Il éprouve à la première époque, qui ne se prolonge guère au delà de quelques mois, la fréquence des besoins d'uriner ; la rétention vient à la suite, incomplète le plus souvent, ou ne devenant complète qu'à l'occasion de certaines recrudescences de la maladie ; l'incontinence s'établit enfin et reste permanente jusqu'au terme de celle-ci.

3° *Sensations du malade.* — Le catarrhe vésical, sauf dans ses périodes de crises aiguës, s'accompagne de plus de tristesse et d'absorption morale, que de douleurs bien violentes. Celles-ci sont sourdes, contusives, et se font spécialement sentir dans la profondeur du bassin, derrière le pubis, au périnée, à l'anus, au bas de la colonne, dans la continuité et à l'extrémité de la verge, dans les bourses et à la partie supérieure des cuisses.

Des irritations cutanées de toutes ces régions, résultant de complications dartreuses ou du contact des urines altérées, des hernies produites par les efforts que nécessite l'exonération urinaire, des engorgements testiculaires de même provenance, ajoutent aux ennuis du malade, plus encore que la maladie. Il en est de même du prolapsus de l'anus et

de la défécation involontoire qui viennent en surcroît dans les mêmes circonstances.

Il n'est pas rare que le malade se plaigne d'in-
somnies causées par la fréquence des urinements
partiels et aussi par un certain degré de fièvre
symptomatique.

La soif habituelle, la sécheresse de la bouche, la
diminution de l'appétit, la lenteur des digestions,
les ballonnements gazeux, font généralement partie
des symptômes de la maladie.

MARCHE DU CATARRHE VÉSICAL

Dans les conditions ordinaires, le catarrhe vésical
ne parcourt ses phases progressives qu'avec une extrême lenteur ; il peut même, avec une sage direction, plus hygiénique encore que médicale, diminuer peu ou point les chances de la longévité.

Cette immunité relative serait bien mieux assurée
si la maladie n'offrait une fâcheuse tendance aux
recrudescences inflammatoires. Celles-ci non-seulement ajoutent, pendant leur durée, aux souffrances
et aux désordres habituels de l'affection chronique,
mais la poussent encore dans la voie des aggravations. Elles ont, il faut le dire, pour causes ordinaires, des provocations éventuelles mises en jeu par des
influences climatériques, par des erreurs de régime,

par des négligences d'hygiène, qui auraient pu être évitées; mais c'est surtout dans l'oubli des moyens propres à empêcher le séjour trop prolongé des urines dans la cavité vésicale que ces aggravations trouvent le plus souvent leur raison d'être.

Nous avons indiqué ailleurs les graves inconvénients qui résultent de ce croupissement du liquide, alors surtout qu'il est mêlé des éléments essentiellement fermentescibles du mucus compacte, du pus, du sang; nous avons surtout insisté sur les périls de sa fermentation ammoniacale, périls d'irritation des membranes au contact, périls de concrétionnements des phosphates, périls enfin de l'absorption infectieuse qui porte dans toute l'économie les germes d'une fièvre urineuse à tendance pernicieuse; nous n'y reviendrons pas, mais nous en tirerons autorité pour recommander par-dessus tout aux catarrheux l'emploi régulier des manœuvres propres à vider leur vessie impuissante, en même temps qu'à y opérer des lotions salutaires.

Avec ce soin, toujours facile à prendre, les risques d'aggravation sont notablement amoindris; et l'affection principale, quand elle ne guérit pas, peut au moins, pendant de longues années, conserver ses caractères de chronicité stationnaire.

Quand la maladie a pour origine, ou du moins pour complication, des désordres organiques de la prostate ou de l'urèthre, ces moyens artificiels d'évacuation et de lavage de la vessie acquièrent encore plus d'opportunité, et offrent même de grandes ressources de guérison définitive, parce qu'ils ont en même temps pour résultat le rétablissement du calibre perdu par le canal d'évacuation.

CHAPITRE X

MALADIES DE LA PROSTATE

Enfouie au centre des tissus du périnée, ne vivant que d'une vie en quelque sorte latente, n'exerçant que des fonctions intermittentes et pour ainsi dire passives, cette glande a peu de tendances à s'enflammer spontanément, à moins de lésions mécaniques directes ou de propagation des irritations vésicales, uréthrales et testiculaires.

Cette inflammation de première époque a nom *prostatite aiguë;* elle est dite *chronique*, quand elle se continue au delà des délais ordinaires d'une terminaison franche et complète.

1º *Prostatite aiguë.*

Une chute sur le périnée, les percussions répétées d'un cheval de brusque allure ou mal monté, le contact prolongé d'un bol fécal volumineux et dur arrêté au-dessus de l'anus, les abus vénériens solitaires ou autres ; le froissement au passage par un calcul volumineux, les lésions d'une sonde intempestive ou mal dirigée, la propagation d'une inflammation blennorrhagique du canal et surtout l'influence de médicaments internes ou d'injections médicamenteuses de nature irritante, employées trop généralement contre les écoulements blennorrhagiques, sont les causes les plus ordinaires de cette affection.

Elle a pour symptômes habituels le ténesme (1) vésical, l'urinement fréquemment répété d'un liquide rare et cuisant, une sensation permanente de pesanteur et de chaleur au périnée, à l'anus, dans les bourses, à l'extrémité de la verge, une sensibilité vive à la pression, quand le doigt explorateur du médecin, introduit par l'anus, appuie sur la face rectale de l'organe irrité. Des érections pénibles, des excitations vénériennes inopportunes viennent souvent en addition à cet ensemble de symptômes.

La prostatite aiguë ne se manifeste guère avec cette intensité que chez les sujets jeunes et vigoureux. Convenablement traitée, elle ne se prolonge pas au delà de six ou huit jours. Elle se termine alors le plus souvent par la résolution. Plus rarement

---

(1) Ténesme : excitation lo cale énervante.

et seulement dans les cas d'acuité exceptionnelle, elle a pour résultat la formation d'un abcès qui s'ouvre dans la cavité du canal, dans celle de la vessie, dans la partie inférieure du rectum ou même au périnée, donnant lieu parfois à de fâcheuses infiltrations urinaires des tissus voisins. A l'ouverture simple ou multiple de l'abcès succèdent aussi fréquemment des fistules urinaires de difficile cicatrisation.

2° *Prostatite chronique (engorgements prostatiques)*.

Cette seconde forme est beaucoup plus fréquente que la précédente et se fait généralement observer à un âge plus avancé.

Cette date de la vie en est par elle-même la principale prédisposition. Il faut savoir en effet que, procédant en sens inverse de la pluralité des autres organes, la glande prostate acquiert successivement un plus grand volume au cours de la vieillesse. Ce surcroît de nutrition, loin d'indiquer un accroissement d'activité, résulte au contraire d'un amoindrissement vital; il a lieu au détriment du tissu utile de l'organe, du tissu glandulaire, proprement dit, qui disparaît graduellement pour faire place à une matière fibreuse, inerte, torpide, dure et résistante.

Il est facile de comprendre, en de telles conditions, les tendances de la prostate aux engorgements
persistants, aux indurations et à la rigidité des
tissus, à l'altération des formes, et partant, aux
désordres mécaniques, soit au détriment du col vésical, dont cette glande limite circulairement l'orifice,
soit au détriment du canal de l'urèthre, auquel elle
forme gouttière dans sa partie profonde.

Les causes de la prostatite aiguë sont aussi celles
de la prostatite chronique; seulement, elles ont
agi avec plus de lenteur et de continuité, elles ont
déterminé des lésions obscures et successives au lieu
d'accidents aigus temporaires. Leurs échéances morbides reportées à l'époque de la sénilité sont em-
preintes de ses caractères essentiels de torpeur
vitale. De toutes ces causes à effets latents continus,
il n'en est pas de plus fréquentes que les lésions
de tissus que laissent à leur suite, dans les profondeurs du canal de l'urèthre, les inflammations blennorrhagiques, les écoulements blennorrhéiques longtemps négligés ou brusquement supprimés par des
abortifs violents. Entre cette cause et ses effets : engorgement prostatique, catarrhe vésical, il peut s'é-
couler un temps plus ou moins long, dix, quinze
et vingt années même, sans que le doute soit permis sur la filiation du mal. Pour mon compte, je puis
affirmer que, dans ma longue pratique, quand un
sujet, valide encore, n'offrant aucun caractère de la

sénilité normale ou prématurée, m'a consulté pour l'affection prostatique que je viens de décrire, j'ai eu, quatre-vingt-dix fois sur cent, l'occasion de constater cette relation de causes à effets.

Par elle-même la prostatite chronique ne se révèle par aucun symptôme apparent ni bien vivement senti. Tout au plus existe-t-il une certaine sensation de pesanteur au périnée et à l'anus ; sensation qui s'augmente par la marche et surtout par l'usage du cheval et de la voiture. Le sens vénérien est plutôt amoindri et même éteint que surexcité. Pour peu qu'il y ait constipation, la défécation est difficultueuse, elle donne lieu souvent à l'écoulement d'une matière visqueuse, blanchâtre, qui vient mouiller l'extrémité du gland après le passage des urines et qui n'est autre que le liquide particulier que sécrète la prostate. Les écarts de régime, les imprudences de l'hygiène, les influences de la température peuvent momentanément donner plus d'acuité à ces symptômes, mais généralement ces aggravations ne sont que passagères et cèdent facilement aux moyens simples que l'on emploie pour les calmer.

C'est en dehors du siége même de la maladie, c'est dans la poche vésicale, dans les désordres déjà décrits de ses fonctions d'exonération, c'est dans les conséquences morbides du séjour prolongé et de l'altération des urines, que se trouvent les complications les plus importantes de l'engorgement

prostatique parvenu à son sommum de développement.

5° *Tubercules prostatiques (abcès froids).*

Chez certains sujets, jeunes encore, de tempérament lymphatique ou de constitution débile,
la prostate est quelquefois le siége de petites tumeurs isolées, généralement multiples, plutôt
molles que dures, qui finissent par s'abcéder sans
beaucoup d'inflammation, et par laisser couler, soit
au périnée, soit en arrière des bourses, soit dans le canal de l'urèthre, soit même dans le rectum, tantôt
des matières grumelées, blanchâtres, analogues à
du fromage blanc ; tantôt un liquide sanguinolent
crémeux ensuite, et purulent par la suite.

Ces tumeurs sont des collections tuberculeuses
ou purulentes froides. Après s'être ainsi vidées,
elles ont beaucoup de tendances à se reproduire sur
d'autres points de la glande, ou dans le voisinage ;
fréquemment aussi, leurs trajets d'évacuations restent longtemps fluents et deviennent fistuleux. Il
existe en même temps des productions morbides du
même ordre sur d'autres glandes ou même dans
d'autres organes, spécialement dans les poumons.
Ce ne sont le plus souvent, en un mot, que des
épisodes de l'affection tuberculeuse à laquelle ils

sont subordonnés, et à laquelle doit s'adresser la médication ; mais à laquelle il importe cependant d'appliquer un traitement local convenable.

4° *Calculs prostatiques.*

Dans des cas assez nombreux on a trouvé, adhérents à la face uréthrale de la prostate ou même engagés dans la profondeur de son tissu, des concrétions calculeuses de même nature que celles que nous avons précédemment décrites.

Les unes, de nature urique ou oxalique, provenaient des reins et s'étaient arrêtées, petites encore, dans quelque anfractuosité de la muqueuse prostatique où elles avaient continué à grossir lentement. Les autres, de composition phosphatique, avaient dû prendre naissance, se concréter et s'accroître plus ou moins rapidement, dans les cavités glandulaires elles-mêmes.

CHAPITRE XI

MALADIES DU CANAL DE-L'URÉTHRE

L'inflammation qui a pour siége, primitivement, la muqueuse de ce canal, et consécutivement les tissus placés au-dessous d'elle, a reçu la dénomination générale d'*uréthrite*.

Comme toutes les inflammations que nous venons d'étudier, elle est de forme aiguë, ou de forme chronique.

1° *Uréthrite aiguë*.

Connue sous les noms de blennorrhagie, de gonorrhée, de chaudepisse, elle sort de notre programme d'étude et ne doit être mentionnée ici qu'en raison des amorces qu'elle pose dans les voies urinaires pour le développement ultérieur d'états maladifs bien plus importants qu'elle-même. Ce m'est d'ailleurs une occasion de dire, avec toute l'autorité de ma longue pratique, que ces compromissions de l'avenir résultent bien moins de la nature même de l'uréthrite aiguë, affection dont la cure est toujours certaine et définitive quand elle est sagement dirigée ; que de l'ingérence, malheureusement trop fréquente, des ignorants et des cupides dans cette partie, bien importante pourtant, du domaine médical. Une grande part de cette responsabilité incombe d'ailleurs aux malades eux-mêmes, impatients des prompts avortements d'une maladie désagréable à une foule de titres, et tout disposés à accepter les traitements abortifs les plus irrationnels, en tête desquels je placerai les injections caustiques, celui de tous ces moyens qui compromet le plus l'avenir des organes urinaires.

2° *Uréthrite chronique (Rétrécissements uréthraux).*

Elle a toujours pour antécédents, comme nous l'avons déjà dit, une ou plusieurs uréthrites aiguës. Dans certains cas, elle n'est que leur continuation, mais réduite à des proportions tellement anodines que le sujet a depuis longtemps cessé d'y prêter attention, sauf à regretter sa négligence dans un temps plus ou moins rapproché. Dans la majorité des cas, l'uréthrite aiguë a cessé depuis des mois et même depuis des années de se manifester au malade par des symptômes apparents, quand le travail organique latent, qui s'est opéré sans discontinuité pendant tout ce temps, se révèle sous la forme caractéristique du rétrécissement, que nous allons étudier avec un soin tout particulier, parce qu'il résume en lui tout ce que l'inflammation chronique de l'urèthre comporte de périls pour le présent et dans l'avenir.

3° *Rétrécissements du canal de l'urèthre.*

1° *Symptômes perçus par le malade.*

Quand en s'éveillant le sujet veut satisfaire au premier besoin d'uriner, l'orifice de son gland, dont les lèvres sont collées ensemble par du mucus desséché, ne livre passage au liquide qu'après un certain effort. Quelques écailles luisantes, formées par ce même mucus, adhèrent souvent à la surface du gland, au voisinage du méat.

Pendant la nuit, et plus souvent encore par suite de la marche, sa chemise est maculée par des taches de matière visqueuse, qui, en se desséchant, laissent des plaques jaune verdâtre, d'aspect amidonné. Ses urines, limpides d'ailleurs ou à peine nébuleuses, tiennent en suspension de petits filaments vermicellés ou pelotonnés de mucus.

Le méat urinaire est habituellement rouge violet, et ses lèvres boursouflées font saillie au dehors.

L'émission de l'urine réclame un surcroît d'efforts, dont le sujet n'a pas toujours conscience, surtout au début. Son jet est plus ou moins amoindri et déformé : il ne décrit plus une arcade régulière directement projetée en avant; il est dévié vers un des deux côtés ou vers le bas. Il est interrompu, un plus ou moins grand nombre de fois, avant l'exonération complète; souvent même, après que le sujet croit avoir terminé, il s'écoule encore quelques gouttes d'urine dans ses vêtements. Le filet urinaire enfin se bifurque, se trifurque, se contourne en hélice, se vrillonne, selon l'expression vulgaire.

Le passage de l'urine, sur les points affectés du canal, peut déterminer une sensation particulière, provoquer de la cuisson, du prurit, et même des douleurs assez vives. Certains sujets accusent une sensation pénible sur ces mêmes points au moment de l'éjaculation spermatique. Les érections nocturnes ne sont pas rares, des excitations vénériennes se font sentir, mais sont généralement plutôt redoutées que bien accueillies par le patient.

Tous ces symptômes, tels que nous venons de les décrire, appartiennent à la première époque des rétrécissements, mais ne manquent guère de prendre une plus grande intensité s'ils ne sont pas arrêtés dans leur marche progressive. L'écoulement peut cesser complétement ou ne se reproduire qu'accidentellement, ou prendre la forme purulente continue; il peut même s'y mêler des matières sanguinolentes. Les désordres de la miction parviennent successivement au degré de la rétention plus ou moins complète. La vessie entraînée dans ce courant morbide manifeste tous les symptômes du catarrhe. Enfin, complication extrême, les abcès urineux s'ouvrent sur l'un des points les plus compromis du canal ou dans leur voisinage et sont succédé par des trajets fistuleux rebelles. Une terminaison, plus grave encore, est la rupture de ce canal derrière les points fermés par les rétrécissements; il y a d'abord soulagement par l'écoulement du liquide urinaire accumulé dans la vessie; mais il arrive souvent que ce liquide s'infiltrant dans les tissus des bourses et du périnée, détermine en même temps que de graves désordres locaux une fièvre par empoisonnement urinaire toujours très périlleux.

2° Symptômes que constate le médecin.

Outre les manifestations morbides, extérieures en quelque sorte, que je viens de décrire, il en est d'autres que peut seul reconnaître un homme de l'art expérimenté.

La palpation du canal dans tout son trajet externe, depuis le gland jusqu'en arrière des bourses, ne fournit que des notions incomplètes, d'une part, parce que, dans le plus grand nombre des cas, les rétrécissements ont pour siége les parties de ce canal plus profondément enclavées dans l'épaisseur du périnée ; d'autre part, parce que ce n'est que dans les cas d'exceptionnelle complication que les tissus superficiels du canal participent aux engorgements et aux indurations de sa membrane interne.

Cette exploration doit pourtant toujours être faite parce qu'elle permet, en certains cas, de reconnaître sous la pression du doigt les lésions de tissu moins profondément situées que d'habitude.

La bougie est, dans toutes ces éventualités, le moyen explorateur par excellence. Molle, flexible, terminée par une extrémité mousse, de volume approprié au calibre du conduit à parcourir; maniée enfin par une main habile, prudente et patiente, elle arrive toujours au but, c'est-à-dire à la constatation précise des causes et des conditions du mal, sans infliger au patient un surcroît inutile de douleurs et surtout sans aggraver en rien sa situation.

Les lésions diverses qu'elle permet de reconnaître dans la profondeur du canal, sont classées comme suit :

1° Rétrécissements spasmodiques;

2° Rétrécissement par épaississement de la membrane muqueuse;

3° Rétrécissements par saillies variqueuses ou fongueuses;

4° Rétrécissements valvulaires;

5° Rétrécissements fibro-cartilagineux.

1° *Rétrécissements spasmodiques.* —C'est con-

tractures qu'il faudrait dire au lieu de rétrécissements. La bougie exploratrice ne rencontre dans
tout le parcours du conduit aucune saillie anormale;
seulement, en pénétrant dans la portion musculeuse et contractile de ce conduit, elle est plus vivement sentie par le sujet; elle est en outre plus
fortement embrassée par les parois de l'organe qui
se contractent sur elle, comme pour lui fermer le
passage. Il suffit d'attendre un peu, en laissant
l'instrument en place, pour qu'il s'opère bientôt
une détente, un relâchement, qui lui permettent
d'avancer librement.

Cette contracture spasmodique peut être comparée à celle dont les paupières sont souvent prises
à la suite de certaines inflammations longtemps
prolongées des globes oculaires : l'ophthalmie a
cessé d'exister depuis un temps plus ou moins
long, mais la sensibilité visuelle reste exagérée, et
les paupières répondent à cette susceptibilité par
des contractions incessantes.

Ce mode de coarctation se manifeste passagèrement à Contrexéville chez certains sujets nerveux
sous l'influence des excitations fonctionnelles du
commencement de la cure, et ces sujets n'en sont
généralement que mieux préparés à la détente ulté-
rieure.

Ce rétrécissement est essentiellement variable
dans ses manifestations symptomatiques; gênant

ou interrompant même le cours des urines dans certains moments, sous certaines impressions, les laissant complétement libres à peu de temps de là.

Cette contractilité irrégulière, outre qu'elle suffit à produire, comme nous venons de le dire, les effets apparents du rétrécissement, intervient, en outre, toujours plus ou moins dans les désordres de la miction produits par les rétrécissements organiques permanents dont il nous reste à nous occuper.

2° *Rétrécissements par épaississement de la membrane muqueuse.* — Toutes les membranes de cet ordre ont, on le sait, une même tendance à s'épaissir, à s'indurer, à remplacer le poli de leur surface par les rugosités de leurs vaisseaux et de leurs follicules tuméfiés et dépouillés de leur vernis épithélial, quand elles ont longuement subi l'inflammation chronique.

Cet état des choses se rencontre surtout à la face inférieure de la région membraneuse dont il n'embrasse que très rarement toute la circonférence, mais où il offre longitudinalement une certaine étendue qui peut être égale à celle de cette région tout entière.

Ce rétrécissement m'a paru bien moins fréquent que ceux qui vont suivre. Il s'indique surtout par des écoulements continus, de forme purulente, par une prédominance du ténesme vésical, par des envies d'uriner souvent répétées, par des émissions cuisantes, mais il ne donne guère lieu à l'interruption complète de l'évacuation vésicale.

3° *Rétrécissements par saillies variqueuses ou fongueuses de la membrane muqueuse du conduit.* — Ceux-ci ne sont en quelque sorte que des degrés plus avancés du précédent. Des groupes de petits vaisseaux accompagnés du tissu cellulaire dans lequel ils serpentent, se sont développés au point de faire une ou plusieurs saillies à la surface de la membrane et de former même de petites excroissances molles et spongieuses.

L'urine du malade, généralement rendue louche par la matière muco-purulente, est souvent, en outre, teintée de sang, et la bougie ne peut guère être introduite, de quelques précautions que l'on use, sans en faire couler une quantité parfois assez abondante.

4° *Rétrécissements valvulaires.* — Ils sont constitués par un ou plusieurs replis saillants, semi-lunaires, que forme à sa surface la membrane muqueuse, qui semblerait avoir été détachée des tissus sous-jacents par une sorte de pincement. Ils ne sont constitués que très rarement par un anneau circulaire occupant toute la circonférence du conduit; dans presque tous les cas, la valvule qui les constitue forme une bride saillante sur la paroi inférieure de ce conduit, bride transversale qui, dans quelques cas exceptionnels, s'allonge dans le sens de la longueur du canal, au lieu de le croiser en travers. La bougie exploratrice qui a parcouru le canal ainsi rétréci, rapporte généralement à sa surface, à quelques centimètres de sa pointe, un sillon plus ou moins large, plus ou moins profond, qui n'est autre que l'empreinte laissée par la valvule en question.

5° *Rétrécissements fibro-cartilagineux.* — De tous, ils sont les plus rigides, ceux qui offrent le plus de résistance à la pénétration de l'instrument destiné à les explorer ou à les dilater.

Ils sont essentiellement constitués par du tissu cicatriciel, et les plaies auxquelles ont succédé ces cicatrices ont eu pour causes premières, soit des ulcérations syphilitiques du canal, soit, bien plus fréquemment, des plaies, des ulcérations produites par de violentes inflammations blennorrhagiques, ou par des déchirures accidentelles, et plus fréquemment encore des opérations faites à une époque antérieure, par l'instrument tranchant ou par les caustiques, pour détruire des rétrécissements qui n'avaient pas encore subi cette dégénérescence fibro-cartilagineuse.

Quel que soit le mode mis en usage : scarifications, excisions, cautérisations, ces opérations produisent toutes pour premier effet une ou plusieurs plaies sur les points soumis à leur action ; or, la loi est que ces plaies se ferment par la production d'un tissu cicatriciel bien plus dur, bien plus rigide que celui des rétrécissements que l'on prétend guérir ainsi; tissu qui, en outre, a pour propriété essentielle de se rétracter, de se resserrer de ses extrémités à son centre, entraînant dans ce mouvement de retrait, toutes les parties mobiles placées dans sa sphère d'action, c'est-à-dire pour le cas actuel, les parois mêmes du canal. Il résulte forcément de là que, de tous les rétrécissements, il n'en est pas de plus rebelles que ceux qui ont subi, à une première époque, l'une des opérations que je viens de dire.

Etudiés au point de vue général, les rétrécissements siégent presque exclusivement dans la portion membraneuse de l'urèthre, immédiatement en avant de la région prostatique, où il ne s'en forme guère d'autres que ceux résultant des divers engorgements de la glande qui embrasse cette région. Quand ils sont de nature spasmodique, ils occupent la portion la plus profonde de cette partie du canal; quand ils sont de nature organique, ils sont situés plus en avant, à seize ou dix-huit centimètres de l'orifice du gland, à la jonction des deux sections spongieuse et membraneuse de l'urèthre.

Il est rare qu'il en existe plus d'un à la fois; en quelques circonstances j'en ai rencontré un, deux ou trois avant d'atteindre l'obstacle principal; mais toujours ils étaient bien moins étendus, moins saillants et moins résistants que celui-ci.

CHAPITRE XII

LA GOUTTE

Pour tout le monde, ce mot offre la notion d'une maladie singulière, qui, après être restée latente pendant des espaces de temps plus ou moins prolongés, se manifeste brusquement par dés attaques très douloureuses, siégeant d'abord sur les petites articulations des membres inférieurs, puis sur celles des extrémités supérieures, sur les grosses jointures enfin, et même sur la plupart des organes internes, quand l'affection suit une marche progressive ou subit des complications.

Telle est bien, en effet, l'esquisse sommaire de la goutte vue à la surface ; mais quelle est sa raison d'être dans les profondeurs de l'organisme ? De quel trouble vital, de quel désordre organique est-elle l'expression symptomatique ?

La science actuelle cherche encore une solution précise à toutes ces questions. Je ne puis y répondre, pour ma part, que par des déductions raisonnées, tirées de mes propres observations, mais qui demandent à être motivées, comme je vais tenter de le faire.

ORIGINE PREMIÈRE DE LA GOUTTE

Au chapitre de la gravelle rouge, cette sœur jumelle de la maladie qui nous occupe, j'ai étudié avec soin les conditions qui donnent lieu à la production exagérée des principes acides, acide phosphorique et acide urique, matières peccantes de ces deux affections, selon l'expression pittoresque de nos anciens. J'ai suivi dans les profondeurs de notre économie, la formation irrégulière de ces acides, résidus incorrects de nos actes de nutrition et de dénutrition ; de là je les ai accompagnés jusqu'aux reins, ces importants émonctoires chargés d'en débarrasser l'économie ; je les ai enfin poursuivis dans tout leur parcours à travers les organes urinaires, qui font acte de salutaire préservation quand ils les portent au dehors, dissous dans le liquide ; mais qui sont exposés par eux-mêmes à toute une nombreuse série de désordres morbides, à ceux notamment de l'affection calculeuse, quand ils les laissent cristalliser.

Des profondeurs de l'organisme jusques aux reins, les vices du travail d'assimilation et de désassimilation qui produisent cette suracidité humorale sont les mêmes pour la goutte régulière, que pour la gravelle rouge ; mais, aux reins et en outre

au foie, dont je parlerai ultérieurement, commen
cent les différences morbides de ces deux affections.

En effet, pendant que chez le graveleux, les résidus de nos principes azotés, bien ou mal élaborés,
sont emportés au dehors par le courant urinaire,
pendant que les résidus, bien ou mal élaborés aussi
de nos principes gras, s'en vont par le courant biliaire, aux risques trop fréquents de l'une des affections calculeuses correspondantes, chez le goutteux, ces mêmes matières nuisibles sont retenues
dans son sang et circulent dans toute son économie,
parce que ses reins et son foie manquent de l'activité nécessaire pour les extraire de son sang et les
mêler aux autres matières excrémentitielles en voie
d'élimination.

Ces matières, sinon dangereuses par leurs propriétés chimiques, au moins nuisibles par leur nature excrémentitielle, restent mêlées aux principes
utiles de ses humeurs et, à un moment donné,
quand ce désordre a atteint son summum, des crises
ont lieu sur divers points du corps, vers les extrémités dans les cas réguliers; vers les organes cen-
traux dans les cas irréguliers; ces crises ne sont
autres que des mouvements spontanés et énergiques de réhabilitation du désordre que nous venons
de décrire. Mais, par leur fâcheuse répétition, ou
par suite des complications qui s'y surajoutent,
elles finissent par irriter, par engorger, par défor-

mer les articulations entreprises, par y laisser même
des dépôts plus ou moins volumineux, plus ou moins
multipliés des matières en question, dépôts connus
sous le nom de *tophus*.

Telle est l'analyse la plus exacte possible des origines premières de la goutte. Elle a pour justification les faits suivants, que je vais sommairement
exposer, ne pouvant les discuter *in extenso* dans ce
petit traité exclusivement limité à la pratique.

1° On a constaté la surabondance de l'acide urique et des matières grasses de nature biliaire, dans
tous les liquides, dans tous les tissus des goutteux
et spécialement dans les portions spongieuses des
os, dans les ligaments et dans les membranes qui
circonscrivent leur cavité articulaire. On s'est as-
suré que, par un fâcheux contraste, leurs urines ne
contenaient que des proportions relativement minimes de principes uriques, qu'elles s'en montraient
surtout appauvries aux approches des attaques, et
qu'enfin la terminaison franche de celles-ci s'accusait surtout par l'apparition de copieux sédiments
urinaires de cette nature.

2° Dans les concrétions, sédimenteuse ou calculeuse, des graveleux, l'acide urique se trouve le
plus souvent à l'état isolé, tandis que, dans les produits des goutteux, il est toujours combiné avec la
soude ; ce n'est qu'en séjournant dans le sang, où
elle abonde, qu'il a pu trouver et s'adjoindre cette

base. Ainsi combiné, il n'en est devenu que plus soluble et partant plus apte à être porté par la circulation vasculàire sur les points les plus reculés de notre économie.

3° Chez les goutteux, c'est généralement par quelques troubles dans les fonctions urinaires et biliaires que s'annonce l'attaque prochaine : ici, pesanteurs, douleurs même dans la profondeur des lombes, urines rares, décolorées, ou au contraire très chargées, bouche sèche, soif inusitée ; là, disparition de l'appétit, pesanteurs gastriques, digestions pénibles, bouche amère, teinte bilieuse des téguments de la face, ballonnement gazeux du ventre, constipation ou selles liquides biliaires. Ces deux organes, foie et reins, sont en outre ceux qui, à l'autopsie des goutteux morts aux périodes extrêmes de leur âge ou de leur maladie, présentent le plus fréquemment dans leurs tissus des altérations morbides d'ancienne date.

4° J'ajouterai enfin que nombre de goutteux sont, en même temps, graveleux urinaires ou graveleux biliaires, ou les deux en même temps ; et que rien n'est plus commun que la transmission héréditaire des affections biliaires et urinaires à la goutte et réciproquement.

Pour ajouter une dernière justification à cette étude des origines premières de la goútte, qu'on me permette de définir exactement ces trois termes :

Alimentation — *nutrition* — *désassimilation* — et il me deviendra possible enfin de formuler une définition complète, et claire.

L'*alimentation* est l'acte par lequel nous introduisons dans nos organes digestifs des provisions de matières solides et liquides, dont une partie est expulsée par la défécation, comme inutile, ou nuisible, et dont l'autre partie pénètre dans notre sang et de là, dans la trame de tous nos tissus pour en réparer l'usure continue.

La *nutrition* est l'acte qui succède au précédent, il a pour effet de reprendre au sang les principes assimilables que nous venons de voir y pénétrer et de les distribuer selon leur nature sur tous les points de notre organisme.

Avant de prendre ainsi place dans notre trame vivante, ces principes, transportés par le sang, ont dû pénétrer avec lui dans la profondeur des poumons, et y subir l'action oxydante de l'air qui les modifie profondément. Quand cette action, qui a été justement comparée à une combustion, et qui en a reçu le nom, reste imparfaite; quand l'imprégnation de l'oxygène reste insuffisante, la nutrition s'opère sur des matières vicieuses, et la dernière période fonctionnelle qui nous reste à décrire donne des produits plus vicieux encore.

La *désassimilation* est le terme extrême et l'acte compensateur de l'alimentation et de la nutrition.

Leur terme extrême, parce que les substances qu'elles ont introduites dans notre économie, et qui ont momentanément fait partie de notre trame vivante s'en séparent pour être entraînées au dehors à l'état de matières excrémentitielles : les unes par les voies urinaires, les autres par les voies biliaires. Leur acte compensateur, parce que l'équilibre sanitaire résulte d'une proportionnalité exacte entre l'activité de cette élimination et celle de l'importation alimentaire.

Si maintenant nous dressons chez le goutteux le bilan de toutes ces opérations chimico-vitales, nous y trouvons les irrégularités suivantes :

Son *alimentation* est généralement très copieuse et très concentrée, parce qu'il est très richement doué au point de vue des appétits, comme au point de vue des aptitudes digestives ; parce qu'il est par propension naturelle, joyeux convive ; parce qu'il est, le plus souvent, en situation d'ignorer les privations.

Sa *nutrition* est généralement au pair de son alimentation, comme l'attestent la richesse de son sang, la vigueur de ses chairs, et, dans l'intervalle de ses accès, son entrain et sa gaîté, qui ne sont autres que les échos d'une bonne conscience organique.

A la phase de ses combustions commence le désordre. Elles sont incomplètes, parce qu'elles s'o-

pèrent sur des matières trop copieuses ou trop riches; parce que, soit par conformation, soit par
position, soit par impuissance de ses organes moteurs, généralement peu développés, et souvent
aussi endoloris, il n'entretient pas son activité respiratoire par un exercice proportionné, condition
indispensable de l'oxydation et de la combustion
régulières de toutes ces substances.

Ses *désassimilations*, compromises par ce désordre, le continuent et l'aggravent; elles livrent à la
circulation des produits où dominent vicieusement
les principes acides, et ces produits insuffisamment
éliminés, comme nous l'avons dit, par les deux
grands émonctoires de l'organisme, les reins et le
foie, s'accumulent dans le sang dont ils altèrent la
composition et qui ne peut s'en débarrasser qu'aux
risques et périls des tissus articulaires ou de tous
autres organes plus essentiels.

En résumé donc, la goutte a pour origine première un défaut de proportionnalité entre les actes
qui approvisionnent et ceux qui désapprovisionnent
l'économie, une insuffisante oxydation des produits
de la nutrition, et l'incomplète élimination de leurs
résidus par les reins et par le foie.

CAUSES ESSENTIELLES

Hérédité. — Tous les auteurs qui ont écrit sur la goutte ont placé la transmission héréditaire au premier rang de ses causes essentielles, mais tous ne regardent pas cette intervention comme indispensable et ils admettent que la maladie peut naître de toutes pièces chez le sujet, par le fait seul de ses habitudes de vivre, sans qu'il en tienne l'héritage de ses parents.

Telle n'est pas l'opinion que m'ont faite mes persévérantes observations. L'hérédité me paraît être la condition constante des aptitudes goutteuses ; et je relègue au rang de causes secondaires, capables au plus de provoquer les crises de la maladie, toutes celles qui dérivent des habitudes et des actes du sujet. Pour motiver cette opinion, je ne puis mieux faire que de particulariser le sens et la portée du mot *hérédité*.

Prisé dans sa véritable signification, l'hérédité n'est pas seulement un rapport généalogique, elle comporte, pour des séries familiales non interrompues, des aptitudes organiques et fonctionnelles particulières ; aptitudes que créent et développent une répétition continuée des mêmes types constitutionnels et une conformité longuement conservée des mêmes habitudes de vivre, du mêmes régime, des mêmes conditions hygiéniques ; ce n'est qu'ainsi et à la longue que se confirment les types constitutionnels, les aptitudes morbides susceptibles de se transmettre et même de se continuer pendant un certain temps, chez des descendants qui ont pourtant adopté un autre mode de vivre que leurs ascendants.

Il ne dépend donc pas d'un sujet isolé, mais seulement d'une série successive, de créer le mode fonctionnel vicieux auquel nous avons attribué les origines premières de la goutte, la diathèse goutteuse en un mot, qui ne peut être comprise qu'ainsi.

Mais la goutte, proprement dite, n'est pas la seule expression morbide de cette diathèse ; elle peut encore infliger à l'organisme des affections de forme et de noms tout différents, quoique de commune origine, tels que la gravelle, l'asthme essentiel, certaines affections urinaires, quelques manifestations dartreuses, des états névralgiques persistants, et enfin des désordres rebelles des organes digestifs, tous états morbides dont une bonne part ne sont que les symptômes obscurs d'une goutte larvée ou latente.

Il n'est donc pas étonnant qu'à ne s'en tenir qu'aux noms et aux apparences, l'hérédité goutteuse reste souvent méconnue sous ses formes apocryphes.

Constitution, tempérament. — C'est par la

transmission du même type constitutionnel et du même genre de tempérament que se manifeste surtout l'hérédité dont nous venons de définir le rôle. Mais je redis, surtout, et non pas toujours, car j'ai vu, pour ma part, un certain nombre de goutteux dont les titres héréditaires étaient incontestables et qui pourtant offraient une constitution et un tempérament tout autres que ceux que nous allons décrire.

Ce fait est l'exception, comme il en est en toute chose, d'ordre médical surtout, et la règle est la suivante :

Dès la première vue, la conformation du goutteux offre de notables défauts dans ses proportions. Sa tête, sa poitrine, son abdomen sont largement développés et ses membres sont au contraire relativement exigus. En le voyant, on comprend en quelque sorte d'instinct, que les appareils de l'acquisivité substantielle sont bien plus puissants chez lui que ceux de la dépense ; qu'il est, en un mot, bien plus apte aux actes d'assimilation qu'à ceux de désassimilation. Ses bras sont courts, terminés par des mains petites et potelées, ses jambes, plus courtes encore, sont supportées par des pieds aux proportions féminines. Pieds et mains se déforment plus tard, mais tels ils étaient aux approches et aux premières époques de la maladie. A y regarder de plus près, on remarque qu'effilés vers le bout, leurs doigts offrent des renflements fusiformes à leurs jointures médianes; on constate surtout, en examinant leurs pieds avec soin, la disposition suivante, toujours plus ou moins accusée, et qui me paraît être le cachet le plus authentique de l'aptitude morbide que nous étudions.

Aux deux pieds, et surtout au pied droit, le gros orteil, au lieu d'être situé en ligne parallèle, se déjette par sa pointe onguéale sur les orteils voisins qu'il repousse plus ou moins en dehors. Son axe osseux, ainsi dévié, fait levier par son extrémité opposée sur l'articulation qui le rattache au pied et exerce sur les ligaments de cette articulation des pressions, des tiraillements continus, dont les effets, comparables à ceux d'une entorse permanente, finissent par l'engorger et par la déformer. Cette articulation, dont la face libre est constamment pressée par la chaussure ou par le sol, d'autant plus qu'elle fait plus saillie, se double, pour ainsi dire, d'un large plastron d'épiderme épaissi, qui prend l'aspect d'oignons ou de durillons et où souvent en outre se font des dépôts de matière tophacée.

Ce n'est pas tout : pour alléger, autant que possible pendant la marche, cette partie saillante et douloureuse, le goutteux porte instinctivement le pied en dehors et n'appuie que sur le bord externe de sa plante. Celle-ci se déforme à son tour, perd sa voussure, et ne répond plus au sol par une voûte concave, mais par un méplat uniforme. Par une conséquence forcée de cette déviation, la jambe ne porte plus d'aplomb sur le milieu de la voûte du pied, elle se déjette en dehors à son tour et dans ce porte à faux, les ligaments de l'articulation du pied avec la jambe, vicieusement et sans cesse tiraillés, s'irritent, s'engorgent, se tuméfient; il y a empâtement, augmentation de volume, état variqueux de toute cette importante région, centre et rendez-vous de tous les efforts de la marche. J'ai donné à cet état des choses le nom de *bouletage goutteux;* et j'attache beaucoup d'importance aux moyens de l'atténuer ou de le guérir parce qu'il oblige à une immobilité plus complète encore, le goutteux par trop sédentaire déjà.

Le tempérament lymphatico-sanguin paraît être spécialement prédisposé au développement de la goutte. Beaucoup de sujets offrent en outre les traits caractéristiques de la pléthore sanguine; on sent que s'ils n'étaient goutteux, ils pourraient bien être apoplectiques; il arrive même qu'en scrutant leurs antécédents de famille, on trouve un père ou un grand-père mort de cette affection. Il n'en reste toujours pas moins acquis qu'il s'allie toujours plus ou moins de tendances lymphatiques à la prédisposition goutteuse, et que c'est la principale raison du passage fréquent de la maladie, de l'état aigu à l'état chronique, en même temps que le principal motif pour éloigner de son hygiène et de son traitement tout ce qui tendrait à déprimer ses ressources organiques, bien plus actives en apparence qu'en réalité.

Ce sont là les traits généraux du tempérament le plus habituel aux goutteux, mais il peut s'en trouver sous les conditions de tempérament les plus diverses, et il y a toujours lieu de tenir grand compte de ces conditions particulières parce que, de même que les plantes, la goutte subit toujours plus ou moins les influences du sol sur lequel elle se développe.

CAUSES OCCASIONNELLES

Il faut entendre par là les causes qui d'elles-mêmes seraient impuissantes à improviser la goutte sans le concours des prédispositions que nous venons d'étudier, mais qui peuvent provoquer ses attaques, ou les rendre plus intenses et plus prolongées, ou leur imprimer une forme irrégulière chez les goutteux confirmés. Les plus habituelles de ces causes sont :

1° *Les climats, les intempéries atmosphériques.* — La goutte existe dans tous les pays, toutefois il est certain qu'elle est relativement plus fréquente dans les contrées froides et humides, que sous les climats chauds.

La pression barométrique paraît exercer sur elle une grande influence, elle augmente dans les contrées basses, elle s'amoindrit dans celles dont l'altitude est plus élevée, elle tend même à disparaître complétement à une certaine altitude au-dessus du niveau des mers.

L'hiver y prédispose bien plus que les autres saisons, soit en raison de sa température, soit parce qu'il est l'époque de la vie sédentaire et des repas succulents ; c'est en effet vers son déclin, aux mois de mars et d'avril, qu'ont lieu généralement ses fortes attaques.

En toutes saisons et sous tous les climats, la suppression habituelle ou instantanée des fonctions sudorales de la peau est une cause provocatrice, en même temps qu'une menace de complication de la goutte par le rhumatisme.

2° *Le régime alimentaire.* — La composition des aliments et des boissons a plus d'influence sur la production de la goutte que leur quantité, la gloutonnerie en un mot est moins compromettante que la gourmandise. Celle-ci recherche de préférence les aliments de haut goût, succulents sous un petit volume, chaudement épicés, en un mot, tout ce que le raffinement culinaire peut fournir d'excitants organiques. Or, c'est surtout dans cette excitation que gît le péril : sous son influence les actes de l'assimilation et de la désassimilation sont désordonnés, l'excitabilité nerveuse s'exagère et la tendance morbide s'accentue simultanément. J'ai connu des goutteux qui étaient contraints de s'abstenir de truffes ou de certains autres aliments de haut goût sous peine d'une attaque immédiate.

L'alimentation trop copieusement animalisée est surtout mal famée. Il est certain qu'elle introduit dans l'économie les principes de la production surabondante des acides urique et phosphorique, dont l'importance n'est pas moindre en matière de goutte qu'en matière de gravelle. Mais en outre, il n'est pas de régime exclusif, quel qu'il soit, qui ne crée un danger, l'alimentation ne peut satisfaire notre organisme qu'à condition d'être variée comme le sont ses éléments constitutifs. L'unité alimentaire est un non-sens en face de la diversité de composition de nos solides et de nos liquides, son uniformité d'ailleurs lasse l'appétit et frappe d'inertie les fonctions digestives.

L'abus des boissons alcooliques est aussi fortement incriminé et on a raison de le faire, car tout abus comporte un danger. Mais il faut le reconnaître, ce n'est pas par la maladie goutteuse qu'arrive l'expiation aux trop nombreux ivrognes que nous avons sous les yeux. Les recherches de la chimie sur les résultats des ingestions alcooliques ont prouvé, qu'ils ralentissent les actes de la combustion, et que partant ils favorisent la production surabondante de l'acide urique ; que d'autre part, ils diminuent l'action des reins et contribuent par là au séjour dans le sang de cet acide surabondant; mais cette part étant faite aux théories scientifiques, nous allons demander la vérité en cela à l'observation pratique, son véritable critérium.

Ce qui dans les boissons alcooliques peut pousser le goutteux aux manifestations et aux aggravations de son mal, c'est l'abus d'abord, nous l'avons dit, mais c'est par-dessus tout l'excitation insolite qu'elles portent dans toute l'économie, l'éréthisme qu'elles provoquent dans tout le système nerveux, la perturbation qu'elles jettent dans les fonctions digestives.

C'est donc ces effets excitants qu'il faut redouter dans ces liquides ; quant à leurs propriétés placidement toniques, elles sont d'autant plus acceptables que nous connaissons les lenteurs fonctionnelles des goutteux ; et que nous redoutons, avant tout, les propensions chroniques et atoniques de leur affection. La conclusion pratique est que, les boissons fermentées de bon choix, bues avec modération, sont plutôt utiles que nuisibles aux goutteux et qu'entre toutes, ils doivent préférer celles qui, selon leur propre remarque, les excitent le moins, les réconfortent le plus et favorisent le mieux leurs actes digestifs.

5° *Vie sédentaire.* — Ses mauvaises influences

ne sauraient être contestées. Elle a pour conséquences directes, l'imperfection des actes respiratoires et partant l'insuffisance des combustions, la
lenteur de la circulation et partant les tendances
congestives, l'inertie des fonctions digestives, la
débilitation nerveuse et l'atonie organique ; toutes
conditions compromettantes surtout au point de
vue de l'affection goutteuse.

Les contentions excessives de l'esprit, les dépressions morales continues, agissent dans le même
sens. C'est pour ces raisons que Sydenham, l'illustre goutteux, se consolait de son mal, en écrivant
que, la goutte affecte plus de sages que de fous,
plus de rois que de mendiants ; c'est pour ces raisons encore, qu'il avouait à un ami, que la plus
forte attaque de sa maladie avait été le prix de son
beau travail sur cette affection.

4° *Les excès vénériens.* — Sont spécialement
nuisibles aux goutteux parce que, de tous les excès
il n'en est pas qui portent plus d'ébranlement, plus
de débilitation dans le système nerveux, plus de désordres dans les fonctions digestives. Gallien remarque qu'au temps où la corruption des mœurs se
généralisa dans la population romaine, la goutte
commença à se multiplier, et se montra même chez
les jeunes gens et chez les femmes, malgré les immunités habituelles de cet âge et de ce sexe.

5° *Certaines affections morbides servent fréquem-*

ment d'avant-coureurs et même d'exordes aux at-
taques de la goutte. — Nous pouvons citer entre
autres, les embarras gastriques, les constipations ou
l'état contraire, la suppression des flux hémorrhoïdaires ; celle des règles chez la femme ; les irritations et les congestions des reins et du foie, la
brusque disparition de manifestations herpétiques,
ou de flux muqueux habituels, et surtout enfin, les
contractations rhumatismales accidentelles.

FORMES DIVERSES DE LA GOUTTE

Il ne peut être question ici, des nombreuses dé-
nominations plus ou moins bizarres imposées à
cette maladie selon les organes, selon les régions
où elle se manifeste. Il est d'autres distinctions
bien plus importantes, parce qu'elles sont motivées par des différences essentielles dans la nature
de l'affection. C'est seulement de ces dernières que
nous allons faire usage.

La goutte se montre sous les formes suivantes :
1° Forme aiguë,
2° Forme chronique,
3° Forme atonique,
4° Forme larvée ou latente,
5° Forme rhumatismale.

1° *Forme aiguë de la goutte.* — Le sujet n'a
perdu encore aucun des attributs de sa verdeur vi-

rile, aucune de ses énergies fonctionnelles; il n'a eu qu'un petit nombre d'attaques très courtes, très distancées, peut-être même est-il pour la première fois surpris par l'attaque complète que je vais décrire.

Averti, quelques jours à l'avance, par quelques-uns des dérangements sanitaires dont j'ai fait mention, ou pris à l'improviste, il est réveillé au milieu de la nuit par une douleur violente, pulsative, de la jointure du gros orteil avec le pied. Le membre correspondant, tout entier, est le siége d'une sensation d'engourdissement et de faiblesse nerveuse. Au premier moment, on ne voit encore qu'une turgescence des veinules accompagnée de chaleur, et de crispations des muscles.

En moins de deux ou trois heures, tout le pourtour de l'articulation attaquée se tuméfie, devient brûlant et offre un aspect luisant de teinte rouge bleuâtre, sillonné et avoisiné par des saillies tortueuses et comme variqueuses que forment les veines de la partie voisine. Simultanément la fièvre se déclare, d'abord par un frisson plus ou moins intense, puis par une forte chaleur généralisée, par de la soif, par de l'agitation, par une certaine exaltation cérébrale.

La langue se couvre d'un enduit pâteux, le ventre se ballonne, les urines fréquentes, concentrées, charrient d'abondants sédiments uriques isolés ou plus souvent tenus en suspension par du mucus léger pelotonné.

Vers le matin, une détente notable se produit, la rougeur, le gonflement, la sécheresse de l'articulation malade sont remplacés par un état œdémateux humide, peu douloureux. Une moiteur générale accompagne la chute de la fièvre.

Pendant la journée suivante, le goutteux reste relativement assez calme, mais à la seconde nuit, et vers la même heure, il est repris des mêmes symptômes que la veille, un peu moins intenses généralement. Cette seconde crise se termine comme la première. Dans les cas heureux, elle met fin à l'attaque ou se répète un certain nombre de fois encore. Il reste ordinairement à sa suite et pendant un certain nombre de jours une faiblesse générale du membre, une sensibilité exagérée de la partie affectée, un peu de bouffissure, d'empâtement des tissus et de plénitude des veines. Au déclin de l'attaque, il survient des démangeaisons sur la région qu'elle a occupée, et l'épiderme s'en détache par écailles.

Les fonctions digestives reprennent alors toute leur activité, celles de l'abdomen se régularisent, les urines sont abondantes et très chargées, le sujet accuse un bien-être inusité.

Je viens de décrire dans sa plus grande simplicité l'attaque régulière de goutte aiguë. Au prix d'une courte période de douleurs, souvent violentes il est vrai, mais dont l'issue prochaine est connue, elle semble être, en effet, une crise salutaire, suivie d'un état sanitaire plus régulier, plus résistant qu'aux époques qui ont précédé son explosion. Il reste à savoir, pour être complétement édifié sur sa portée, quel sera son retentissement dans l'avenir du sujet.

Dans des conditions exceptionnelles de parfait équilibre des fonctions vitales, de sage direction de toutes les habitudes de la vie, d'intelligente observance des lois de l'hygiène, cette attaque peut rester isolée et ne léguer que son souvenir dans la suite d'une carrière même très prolongée. On peut l'espérer, mais il y a beaucoup plus de probabilités que les choses se passeront de l'une des manières suivantes : tous les ans à peu près à la même date, une nouvelle attaque aura lieu et ne différera guère, à moins de provocations incidentes, que par une intensité généralement moindre des symptômes que nous venons de décrire. Ou bien c'est deux fois par an qu'elle se produira, le plus souvent aux approches du printemps et de l'automne; ou bien encore elle n'aura pas d'échéances prévues, mais il dépendra du goutteux de provoquer son apparition par des imprudences de régime et d'hygiène; ou bien enfin elle espacera ses retours par des périodes de deux, de trois ans et même plus.

L'une de ces parts étant faite à son vice originel, le goutteux en sera généralement dédommagé
par une exceptionnelle validité sanitaire. Il pourra
côtoyer, sans y échouer, jusqu'à un âge avancé, les
formes plus compliquées de son affection que nous
allons décrire. Il a même droit d'espérer, qu'après
un certain nombre d'années, ses attaques cesseront
sans retour.

2° *Forme chronique de la goutte.* — Cette
seconde forme a pour caractères distinctifs, des
attaques moins violentes, mais plus fréquentes;
plus souvent de formes multiples, plus irrégulières
dans leur marche, plus lentes et plus incertaines
dans leur terminaison bien moins franche, Les
troubles sanitaires qui annoncent les crises, ceux
qui les accompagnent, sont beaucoup plus accusés,
et consistent surtout en divers états dyspepsiques,
saburraux et biliaires.

Les articulations, subitement ou simultanément
attaquées, en gardent des traces beaucoup plus
longues ; des altérations de tissus, bien plus profondes ; des déformations enfin qui peuvent aller
jusqu'au déplacement des parties articulaires,
jusqu'à leur immobilisation incomplète ou même
complète.

C'est enfin presque exclusivement à cette forme
que se rattache la production des dépôts tophacés
composés d'urates de soude et de sels calcaires,

qui surviennent sur tous les points de l'économie,
sur la conque des oreilles, sur le lobe du nez, sur
les paupières; mais plus abondamment sur les
extrémités articulaires, et spécialement sur celles
des mains auxquelles elles font subir les déformations les plus étranges, en même temps que les
plus compromettantes pour les mouvements de ces
parties.

Les attaques de cette goutte prennent, ai-je dit,
des proportions moins violentes que celles de la
goutte aiguë, et ont une marche beaucoup moins
régulière. Elles ne suivent en effet aucun ordre
dans leur apparition; fréquemment même, elles
semblent n'être provoquées que par des causes
accidentelles, par un refroidissement, par un choc,
par une fausse position, par un mouvement brusque,
par un écart de régime, par une vive émotion.
Le mal débute indifféremment de nuit ou de jour;
au lieu du caractère térébrant de l'accès aigu, il a
plutôt le caractère d'une tension, d'une pesanteur
profonde; la rougeur est moins accusée, moins
luisante, elle se dessine vaguement avec les apparences d'un érysipèle léger; le gonflement est plutôt mou et pâteux que résistant, et sillonné de
nombreuses flexuosités veineuses. Il n'y a, en même
temps, que peu de réaction fébrile, mais la langue
est saburrale, l'appétit est remplacé par une sensation de dégoût et de disposition nauséeuse. Le

ventre est paresseux, plein, tendu, flatulant. Les digestions, très lentes, s'accompagnent de renvois acides, et d'éructations gazeuses. Le patient est sujet à des crampes nocturnes. Ses urines sont assez abondantes, peu colorées et ne donnent que peu ou pas de dépôts.

Quand l'attaque est terminée sur une articulation, ou même avant qu'elle le soit, il s'en manifeste une seconde, une troisième sur d'autres jointures. Cette série d'attaques se prolonge parfois pendant des mois entiers.

Les matières tophacées s'épanchent dans les tissus articulaires en amas d'abord larges et mous, mais qui diminuent ensuite d'étendue et prennent plus de consistance. Pendant que ces tophus se forment, d'autres plus anciens provoquent souvent une inflammation ulcérative et se détachent sous forme de petits agrégats plâtreux. Les tissus profonds des jointures restent engorgés et indurés au voisinage des dépôts tophacés. Ces dépôts, ces nodosités se forment quelquefois aussi sur le trajet, dans la gaîne des muscles et des tendons, dont ils rendent les mouvements douloureux et difficiles. La convalescence de ces attaques est très lente, et la santé générale en reste longtemps ébranlée.

La goutte chronique est tantôt primitive et tantôt consécutive à la goutte aiguë. Elle a toujours pour raison d'être spéciale les attributs constitutionnels du lymphatisme, de la mollesse des chairs, de l'atonie des fonctions générales. Ces conditions sanitaires, quand elles sont natives, peuvent d'emblée imprimer à l'affection cette forme chronique, ou la substituer à sa forme primitivement aiguë quand elles se produisent accidentellement, sous les influences d'une profonde dépression des forces vitales, provoquées par un mauvais régime, par des travaux ardus, par des excès passionnels, par de profonds chagrins, et surtout par l'abus des médications alcalines et des prétendus spécifiques destinés à provoquer l'avortement des manifestations légitimes de la période goutteuse régulière.

Les déchéances sanitaires plus ou moins précoces de la vieillesse sont aussi au nombre de ses causes. Il est en outre incontestable que les héritiers des goutteux chez lesquels a prédominé cette forme de la maladie, ont une tendance plus spéciale à la subir eux-mêmes ; et cette hérédité est surtout à prévoir, quand elle a pour auxiliaire la transmission des conditions constitutionnelles que je viens de spécifier.

3° *Forme atonique. — Goutte remontée. — Goutte viscérale.* — Une excessive irritabilité nerveuse, soit de la totalité de l'organisme, soit de certains appareils fonctionnels, combinée avec les débilités constitutionnelles que nous venons d'attribuer à la goutte chronique, motivent cette autre forme

qui a reçu aussi les noms de *goutte remontée, mé-
tastatique, rétrograde, retenue, interne,* etc.

On pourrait aussi la désigner par l'expression de
goutte désordonnée, tant il y a d'imprévu et d'irrégulier, non-seulement dans l'apparition, mais
encore dans la marche de ses crises.

Elles n'ont pas d'échéances déterminées. Elles
surviennent à l'occasion de causes variables, parfois
insignifiantes, ou même sans causes appréciables.
Elles ne sont précédées d'aucun trouble spécial de
la santé générale, et s'accompagnent rarement de
réaction fébrile. La douleur est très violente, très
profonde, et pourtant peu sensible à la pression.
Elle a le caractère essentiellement névralgique,
d'autant plus que le gonflement et la rougeur
des tissus, à peine esquissés, sont loin d'être en
rapport avec la violence des sensations et ne durent
d'ailleurs qu'un temps très court, au plus une ou
deux heures. Leur brusque disparition n'est qu'un
court répit, parce que toujours elles se reproduisent
un certain nombre de fois, soit sur les mêmes
points, soit sur diverses articulations, soit enfin sur
les organes internes.

La goutte chronique se spécialise, par les incrus-
tations tophacées et par les déformations articulaires : la goutte atonique a pour caractère propre,
les sévices de la maladie sur les viscères.

Sur l'estomac, elle se manifeste par une contraction épigastrique subite et violente, accompagnée de hoquets, de vomissements muqueux sanguinolents, de violentes douleurs abdominales, de borborygmes, de constipation ou de diarrhée. Ses symptômes cessent et reparaissent généralement un certain nombre de fois avant de cesser complétement.

Sur les poumons, elle produit tous les symptômes apparents d'une violente crise d'asthme.

Sur le cœur, elle débute par une douleur constrictive du côté gauche de la poitrine, à laquelle succèdent de violentes angoisses, des palpitations, des étouffements, des défaillances, une toux spasmodique.

Sur les enveloppes externes de la tête, elle prend les apparences d'une violente migraine névralgique, avec accompagnement de vertiges, de troubles des idées et des perceptions, de somnolences enfin et de torpeur, qui peuvent se prolonger pendant plusieurs jours. Quand l'attaque a lieu plus profondément sur le cerveau lui-même, elle simule les effets du coup de sang et de l'apoplexie.

Sur la vessie, elle donne lieu à tous les symptômes de la cystite aiguë : envies fréquentes d'uriner, ténesmes douloureux du col, propagés dans la verge, rétentions généralement incomplètes.

Sur le rein, de tous les organes celui qui est le plus souvent intéressé dans l'affection goutteuse;

elle simule une violente crise néphrétique sans expulsion calculeuse.

Sur le foie enfin, qui n'est guère plus exempt que le rein des sévices de cette maladie, elle provoque, outre la douleur locale plus ou moins violente, tous les signes d'une affection biliaire, simulant de même ceux de la crise hépatique produite par des calculs ds cet ordre.

Dans tous ces cas, l'agression du mal est brusque, violente, douloureuse, accompagnée de manifestations inquiétantes ; mais du fait de leur origine goutteuse, ces accidents jouissent d'une immunité relative. Ils affectent bien plus les fonctions nerveuses des organes, que leur structure intime. Ils sont essentiellement mobiles et peuvent, soit spontanément, soit sous les influences d'une habile médication, rétrograder vers leur siége primitif, vers les extrémités en un mot, sans laisser derrière eux aucun désordre permanent de l'organe momentanément affecté.

La goutte atonique est bien moins une affection spéciale, qu'une complication accidentelle des formes aiguë et chronique. Il faut reconnaître qu'elle peut spontanément survenir, par le fait même des débilitations constitutionnelles, des désordres fonctionnels infligés par ces deux dernières à des sujets spécialement prédisposés aux déréglements nerveux généraux ou partiels; mais, le plus souvent aussi, elle eût pu être évitée avec un régime, avec un mode de vivre plus rationnels. C'est surtout dans ses antécédents que l'on retrouve les influences non équivoques de l'usage .prolongé des spécifiques abortifs, de l'emploi intempestif ou abusif des médicaments ou des eaux fortement alcalinisés, d'un régime et de médications débilitantes, imprudemment employés en vue du traitement curatif de la goutte.

Les attaques viscérales que nous venons de décrire peuvent ne se montrer qu'isolément, ou ne se répéter qu'un nombre de fois très restreint, quand les causes qui leur ont donné naissance viennent à cesser ou ont été sagement écartées. Mais, malheureusement, elles ont, chez certains sujets, une grande tendance à se reproduire par la suite, sous les mêmes formes ou sous des formes analogues.

4° *Forme larvée ou latente.* — Comme son nom l'indique, cette affection ne se rattache à la goutte proprement dite, que par une filiation obscure, qui peut laisser des doutes, au premier examen, mais qui s'affirme avec certitude par une plus complète étude de ses origines, de ses causes et de ses formes particulières.

Sa marque de race est l'hérédité, le sujet est notoirement issu d'une famille atteinte de la goutte, et il en offre d'ailleurs lui-même les attributs constitutionnels.

Dès son enfance ou dès son adolescence, longtemps avant l'époque des manifestations régulières de
la maladie, il subit des désordres morbides de forme
bizarre, de persistance inusitée, dont l'intensité
symptomatique n'est justifiée en rien par l'état des
organes affectés, soumis à un examen attentif. Toutes les cavités viscérales peuvent en être le siége;
ici ce sont des névralgies crâniennes, des migraines,
des états vertigineux, des perturbations sensoriales
ou intellectuelles ; là, des désordres dans les fonctions des poumons et du cœur, étouffements, op-
pressions, crises asthmatiques, palpitations, douleurs précordiales, intermittence du pouls ; ailleurs,
ce sont les organes digestifs qui traduisent le désordre morbide et latent, par des gastralgies, par des
dyspepsies, par des dérangements intestinaux particuliers. Les urines sont sujettes à varier, abondantes, ténues, décolorées, à certaines époques;
rares, concentrées, sédimenteuses, à certaines autres ; les perturbations biliaires sont fréquentes
aussi, et, je le répète, l'état général du sujet, celui
de ses divers organes, n'offrent par eux-mêmes rien
qui puisse motiver ces symptômes, leur acuité et
leur ténacité.

Ils ne trouvent d'explication possible, que dans les
aptitudes goutteuses, latentes encore du sujet, mais
qu'indiquent suffisamment ses antécédents héréditaires, sa constitution et son tempérament. Un

jour vient, presque toujours du reste, où le doute n'est plus possible ; une franche attaque de goutte envahit une articulation, celle du gros orteil en particulier, et aussitôt toutes ces manifestations irrégulières disparaissent ou s'amoindrissent notablement.

Il n'y a pas davantage place au doute, quand l'ordre des choses est renversé, quand, en un mot, les affections singulières, que je viens de décrire, se montrent chez un sujet, qui, à une époque antérieure plus ou moins ancienne, a subi une ou plusieurs attaques de goutte caractérisée, restée, en apparence du moins, sans suites ultérieures.

5° *Forme rhumatismale.* — Il existe entre la goutte et le rhumatisme de telles similitudes que beaucoup d'auteurs, mais bien à tort, selon nous, les regardent comme de nature identique.

Dès l'origine, une différence essentielle s'établit entre elles. La goutte est héréditaire et le rhumatisme est accidentel. Il n'est pas à dire, sans doute, qu'on vivra exempt de toute atteinte rhumatismale parce qu'on a des ascendants qui lui ont payé leur tribut ; mais, si on les subit à son tour, c'est qu'on en a, à son tour, encouru les risques.

Tout ce qu'il est vrai de dire en cette question, c'est que les goutteux paraissent spécialement prédisposés aux contractations rhumatismales. Beaucoup d'entre eux en ont été affectés dans leur jeunesse, avant l'époque de leurs premières attaques goutteuses; chez un plus grand nombre encore, le rhumatisme se joint accidentellement à la goutte et devient sa complication permanente.

Cette survenance est toujours regrettable, elle est une aggravation de souffrances ; elle provoque l'affection principale à multiplier ses attaques; elle leur imprime une marche plus lente ; elle prend une part active aux déformations articulaires; elle rapproche enfin les échéances du passage de la forme aiguë à la forme chronique.

De toutes ces notions il ressort surtout pour le goutteux l'urgence d'éviter dans son habitation, dans ses vêtements, dans tous ses actes en un mot, les causes qui peuvent donner naissance au rhumatisme qui n'existe pas encore, ou provoquer les manifestations de celui qui existe déjà.

CHAPITRE XIII

LA GOUTTE CHEZ LES FEMMES

Au point de vue de cette affection, les femmes jouissent d'un double privilége, non-seulement elles en sont atteintes bien moins fréquemment que les hommes; mais encore ce n'est que par exception, qu'elles en subissent les attaques avant leur époque critique.

Ces dérogations trouvent leur explication naturelle, dans les réhabilitations sanitaires de la fonction mensuelle régulièrement accomplie, dans les puissantes dérivations de la grossesse et de l'allaitement et beaucoup aussi enfin, dans des habitudes de vivre, beaucoup moins compromettantes que celles des hommes.

Cela est si vrai que les exemples peu nombreux de goutte très complète ou très précoce, que l'on a eu l'occasion d'observer, se rapportent tous ou bien à des jeunes femmes ou à des filles majeures irrégulièrement menstruées ou à des femmes qui avaient dépassé l'époque critique.

Les origines héréditaires de cette affection sont plus évidentes encore pour les femmes que pour les hommes; mais, à ce point de vue, soit qu'elles figurent comme ascendantes ou comme descendantes de goutteux, il importe de ne pas perdre de vue ce que nous avons déjà dit de la goutte latente, de celle qui se masque sous d'autres formes morbides que les formes ordinaires, et qui n'en est pas moins une goutte dont on peut hériter et que l'on peut transmettre. C'est en effet presque toujours avec ces caractères d'irrégularité et d'incertitude, que se montre chez la femme la maladie que nous étudions.

Jeune fille, elle a été sujette à des affections douloureuses, à des désordres fonctionnels vers la tête, vers les poumons, vers le cœur, vers les organes digestifs. Sa menstruation a été difficile et irrégulière, et pourtant elle était forte, bien constituée; l'examen attentif de ses organes affectés n'offrait rien qui dût inquiéter. Remplaçant par des mots vagues des notions incertaines, on la disait nerveuse, on la croyait hystérique. En y regardant de plus près, on se serait souvenu, qu'elle était issue de parents goutteux ou graveleux; on aurait découvert un développement exagéré des jointures médianes de ses doigts; une saillie particulière sur le point où le gros orteil s'articule avec le pied, une déviation prononcée de cet orteil sur les autres. On aurait constaté enfin, qu'elle éprouvait souvent de la gêne, du gonflement, de la douleur même, dans la région des reins et dans celle du foie; que ses urines passaient par des alternatives fréquentes, de rareté et d'abondance, de crudité et d'état sédimenteux; que des constipations ou des dévoiements sans cause dénotaient l'imperfection de ses fonctions biliaires.

Devenue femme, elle est restée généralement stérile, comme j'en ai fait l'observation fréquente; ses habitudes névropathiques ont continué sous les mêmes formes, ou sous des formes analogues. À moins d'une grande puissance de volonté, elle n'est pas toujours parvenue à réprimer ses mélancolies et ses inégalités d'humeur.

Quelques années plus tard, sa constitution subit des transformations remarquables, qui toutes se rapportent au type goutteux. Elle tend à la pléthore sanguine; ses cavités pectorales et abdominales prennent de l'ampleur et affectent des apparences viriles. La goutte se manifeste alors par des attaques indiscutables, ou plus souvent encore, par des attaques vagues, plutôt névralgiques qu'inflammatoires, sur les articulations des pieds et des mains; celles-ci restent gonflées, douloureuses, impotentes, avec des alternatives dé mieux et de plus mal; mais ce n'est que par exception qu'il s'y forme de volumineux dépôts tophacés.

L'orage critique survient, ajoutant ses désordres spéciaux à ceux que je viens de décrire; mais il n'est que transitoire, et, quand il est calmé, il arrive souvent que la goutte prend des allures plus franches, plus régulières, moins surchargées de complications nerveuses; que, plus souvent encore, elle entre dans une période d'apaisement, dont la bénignité est d'autant mieux appréciée que la femme, dont je viens de tracer l'odyssée, est généralement douée d'une grande résistance vitale, et fournit un large contingent aux archives de la longévité.

13

CHAPITRE XIV

APPAREIL BILIAIRE

Nous allons, comme nous l'avons déjà fait pour l'appareil urinaire, décrire de ce dernier tout ce qu'il est utile de savoir pour l'intelligence de la gravelle dont il est le siége essentiel.

Il se compose :

1° D'une glande préposée à la formation de la bile ;

2° D'un conduit vecteur ;

3° D'un réservoir collecteur ;

4° D'un conduit excréteur.

1° *Le foie (organe sécréteur de la bile).*

Il est de beaucoup le plus gros des organes glandulaires du corps humain ; il est unique au lieu d'être double comme les reins.

Il occupe l'hypocondre droit, c'est-à-dire le côté droit de la cavité abdominale, dans sa partie la plus élevée ; et de là, il se dirige vers l'hypocondre gauche par un prolongement décroissant de volume, qui recouvre en avant la paroi de l'estomac au niveau de l'épigastre. Limité par en haut et fixé

par quelques ligaments mêlés de vaisseaux au diaphragme, muscle membraneux qui sert de plancher
à la poitrine et de voûte à l'abdomen, il repose
par en bas sur l'estomac et sur le paquet intestinal. Il est protégé, en avant, sur le côté et en
arrière, par les sept à huit dernières côtes du côté
droit.

Dans l'état normal il ne dépasse pas la ligne
courbe formée par celles-ci; mais, sous l'influence
accidentelle de certaines maladies, et chez la
femme, sous l'influence continue de la pression du
corset, il descend plus ou moins bas au-dessous de
cette limite.

En moyenne il mesure de 30 à 36 centimètres
dans le sens de sa longueur et de 15 à 18 centimètres dans le sens de son épaisseur. Son poids
moyen est de 1500 à 2000 grammes; sa densité
est telle que, plongé dans l'eau, il en gagne immédiatement le fond. Sa coloration générale est une
teinte rouge brunâtre. L'idée la plus juste que l'on
puisse se faire de sa conformation, est celle d'un
ovoïde allongé dans le sens transversal, dont la
grosse extrémité remplit l'hypocondre droit, et
dont l'extrémité effilée se prolonge vers l'hypocondre gauche, en se glissant entre l'estomac et la
paroi correspondante du ventre.

Cette grosse extrémité est en rapport direct de
situation avec le rein droit, à l'extrémité supérieure

duquel elle s'adapte par une dépression proportionnée de sa face inférieure.

Quoique maintenu dans la place que nous venons
de dire par plusieurs liens et spécialement par ceux
qui l'unissent au diaphragme, il jouit d'une certaine mobilité et il obéit, dans certaines limites,
au mouvement de totalité du corps.

Sa masse totale se divise en trois lobes réunis
par des membranes qui leur fournissent une enveloppe commune. Cette enveloppe est formée de
deux feuillets distincts; l'un, fibreux, dur, résistant, qui adhère au tissu propre de la glande;
l'autre, plus superficiel, mince, transparent, qui
n'est que la continuité du péritoine, membrane
que l'on retrouve tapissant toutes les cavités du
ventre et revêtant la surface de tous les organes
qui y sont contenus.

Le tissu glandulaire du foie est composé d'une
multitude de petites granulations étroitement ser-
rées les unes contre les autres, et réunies par un
peu de tissu cellulaire. Ces granulations sont creuses à l'intérieur, et de chacune de leur cavité part
une des radicelles du canal biliaire. Dans leur épaisseur se ramifient les artères, les veines, les vaisseaux lymphatiques et les nerfs, qui pénètrent dans
cet organe ou qui en ressortent.

De tous ces vaisseaux, les veines sont les plus volumineuses ; les unes viennent au foie de tous les

organes digestifs placés dans l'abdomen; les autres naissent des granulations hépatiques elles-mêmes, et vont par plusieurs troncs, se mêler au sang veineux de tout le corps dans la veine-cave.

2° *Le canal hépatique (conduit vecteur de la bile).*

Les radicelles, que nous avons vues tirer leurs origines des granulations creuses du foie, se réunissent par groupes d'un certain nombre, et forment des branches plus volumineuses, qui, se joignant elles-mêmes les unes aux autres, finissent par former un conduit unique nommé canal hépatique.

Ce canal a de 3 à 5 centimètres de long et de 12 à 14 millimètres de large. Il sort du foie par un sillon creusé à la face inférieure de cet organe, et se porte obliquement en bas et en dedans; en se terminant, il s'abouche avec le conduit de la vésicule biliaire, nommé conduit *cystique*, et tous deux, ainsi unis, forment le canal *cholédoque*, qui va s'ouvrir dans l'intestin à peu de distance de son orifice de communication avec l'estomac.

3° *La vésicule biliaire (réservoir collecteur de la bile).*

Cette poche membraneuse a, quand elle est pleine, la forme d'une poire, dont la partie renflée est logée par en haut, dans une dépression de la face inférieure du foie, et dont la petite extrémité, effilée en forme de col, remonte un peu vers le haut où elle se continue par le canal cystique.

Elle est située vers la région moyenne du foie, immédiatement en dessous de son bord antérieur, au niveau des dernières côtes. Elle est assez fortement retenue dans cette situation, et jouit néanmoins d'une certaine mobilité.

Dans l'état ordinaire, elle ne dépasse guère le volume d'un petit œuf, mais elle est susceptible de se distendre beaucoup sous l'influence de l'accumulation du liquide biliaire. Elle peut alors acquérir des dimensions telles qu'elle forme, sous les côtes, sur le côté droit de l'épigastre, une volumineuse tumeur fluctuante, facile à constater par le toucher.

Ses parois sont composées de trois feuillets membraneux, étroitement accolés ensemble et n'en formant qu'un seul à la vue; de ces feuillets le plus superficiel est formé par le péritoine; le feuillet moyen, est composé de fibres blanches entrelacées, résistantes et élastiques ; le feuillet profond, celui qui tapisse l'intérieur de la poche, est ure membrane muqueuse analogue à celle des organes urinaires et de tous ceux qui s'ouvrent au dehors pour y porter un produit quelconque de l'économie.

4° *Conduits hépatique, cystique et cholédoque.*

Sous trois noms différents, ce ne sont que les trois branches d'un même canal qui va du foie à la vésicule et de celle-ci à l'intestin.

Nous avons déjà décrit la première branche sous le nom de canal *hépatique*, nous avons dit comment il s'unit à la seconde nommée canal *cystique*.

Celle-ci provient de la vésicule ; de calibre un peu moindre que la précédente, elle a à peu près la même longueur. On remarque dans sa cavité de petites valvules disposées en hélices, destinées à faciliter la progression de la bile qui, descendue du foie par le canal hépatique, est obligée de remonter de bas en haut vers la vésicule par ce canal cystique.

Le canal qui fait suite à ces deux conduits réunis ensemble prend le nom de cholédoque. Celui-ci, long de 6 à 8 centimètres et du volume d'une plume d'oie, chemine obliquement , pendant l'espace de quelques millimètres, dans l'épaisseur des parois de l'intestin avant de s'y ouvrir. Cet orifice de communication est muni d'un petit bourrelet circulaire, contractile, analogue à celui que nous a offert l'orifice de communication de la vessie avec l'urèthre.

CHAPITRE XV

FONCTIONS DE L'APPAREIL BILIAIRE

Il résulte des travaux récents du savant professeur Claude Bernard que le foie a pour fonctions spéciales :

1° La sécrétion et l'excrétion de la bile ;

2° La production d'une certaine proportion de sucre ;

3° L'élaboration de la graisse ;

4° La préparation des matières alimentaires azotées destinées aux actes de l'assimilation.

1° *Production de la bile.*

Tout comme pour l'urine, on trouve dans sa composition un liquide aqueux, des sels divers et des matières spéciales, dont les unes proviennent directement de nos aliments, et indirectement de notre organisme. Mais, pour la bile, ces matières ont pour base les corps gras fixés ou introduits dans notre économie ; tandis que, pour l'urine, nous les avons vu dériver de nos principes azotés.

De même que la combustion et la désassimilation de ces derniers donnent lieu à la formation des acides urique et phosphorique; de même, la combustion et la désassimilation des corps gras ont pour résultat la transformation de ceux-ci en principes acides, qui, de même aussi, se trouvent dans la bile, plus ou moins exactement combinés avec la soude, la potasse, l'ammoniaque.

La *cholestérine*, matière neutre de la bile, est l'équivalent de l'*urée*, matière neutre de l'urine.

La *cholestérine*, matière grasse arrivée à sa dernière transformation vitale, est la substance qui abonde le plus dans le liquide biliaire et qui y joue le rôle le plus important. Elle est fournie surtout par la désassimilation des substances grasses qui forment la base de notre cerveau et de nos nerfs; ainsi formée, elle pénètre dans notre sang, qui l'apporte sans cesse à notre foie, chargé de son extraction. Celui-ci la transmet à l'intestin, et elle est définitivement portée au dehors par les voies excrémentitielles.

Tant sommaire soit-il, cet aperçu suffit à démontrer l'analogie parfaite de fonctions, entre l'appareil biliaire et l'appareil urinaire; et ce n'est pas sans raison que je leur ai donné le titre d'émonctoires concordants de notre économie. Tous deux ils en soutirent sans cesse des substances déclassées, qui ne sauraient y séjourner sans causer

13.

de graves désordres, en tête desquels se placent la gravelle et la goutte dont nous poursuivons l'étude.

Ainsi formé et composé, le liquide biliaire, sorte d'émulsion poisseuse jaune verdâtre, plus ou moins foncé en brun, coule sans interruption des granules creux du foie dans leurs canalicules et de ceux-ci dans le canal hépatique; il le parcourt dans toute sa longueur et, quand il arrive au canal cholédoque, au lieu de continuer sa marche descendante jusqu'à l'intestin, il remonte par le canal cystique à là vésicule où il s'emmagasine pendant l'intervalle des digestions. Au moment où celle-ci commence, la bile redescend de la vésicule par ce même canal cystique, et continue son trajet par le canal cholédoque qui la verse dans l'intestin. Dans le long parcours de ce dernier jusqu'à l'anus, elle subit certaines modifications de peu d'importance et sort définitivement mêlée aux autres matières fécales.

Les trois autres fonctions du foie : élaboration de la graisse, transformation des aliments azotés, production du sucre, n'ayant que des rapports indirects avec le sujet de notre étude, je ne m'y arrêterai pas; et je me bornerai à signaler d'une part, l'influence que cette élaboration des matières azotées ne peut manquer de donner au foie dans la production de l'urée et de l'acide urique; d'autre part, l'étroite connexité des actes de cet organe avec ceux des reins dans la production du diabète sucré.

CHAPITRE XVI

AFFECTION CALCULEUSE DE L'APPAREIL BILIAIRE

Comme l'urine, et bien plus fréquemment qu'elle, la bile laisse concréter certaines de ses matières constituantes.

De même aussi ses concrétions, commençant par des formes sédimenteuses ou graveleuses, passent aux formes plus complexes et aux proportions plus volumineuses de la production calculeuse.

Nous étudierons d'abord en elles-mêmes les origines du concrétionnement biliaire, nous analyserons ensuite ses formes diverses.

ORIGINES, CAUSES DE LA FORMATION DES CONCRÉTIONS BILIAIRES

Les matières qui composent les sédiments, les graviers et les calculs biliaires sont :

1° La cholestérine ;

2° Les matières colorantes de la bile ;

3° Le mucus biliaire ;

4° De petites proportions de matières albumineuses et de sels.

1° *Cholestérine*. — C'est une substance grasse, cristalline, inodore, insipide, blanche quand elle n'est pas teintée par les principes colorants de la bile, insoluble dans l'eau, même avec le concours des acides ou des alcalis.

A l'état normal, on la trouve en quantité variable dans les vaisseaux qui apportent au foie le sang provenant du cerveau et des appareils musculaires, et elle y représente le produit de la désassimilation des substances grasses, qui forment la base de notre cerveau, de notre moelle et de nos nerfs.

Parvenue ainsi dans les cavités glandulaires et canaliculaires du foie, elle se mêle aux autres matières dont se compose la bile, et elle est rejetée, comme nous l'avons dit, au dehors par l'évacuation intestinale.

Au point où nous en sommes déjà venus de cette étude, nous pouvons déjà prévoir que la cholestérine devra se concréter et se séparer de l'émulsion biliaire quand, par suite de quelques désordres dans la nutrition de nos appareils nerveux, elle sera produite en surabondance et d'une manière irrégulière ; en second lieu, quand le foie cessera, pour quelques causes morbides, d'accomplir normalement ses fonctions d'épurateur du sang; en troisième lieu enfin, quand au sortir de cet organe, la bile immobilisée dans la vésicule ou dans les conduits se concentrera et laissera déposer sa matière cristallisable.

Nous allons voir en effet que toutes les causes connues de l'affection calculeuse biliaire agissent de l'une de ces manières, mais nous devons auparavant chercher aussi les origines des autres matières concrètes qui, en outre de la cholestérine, se trouvent dans ces graviers et dans ces calculs.

2° *Matières colorantes.* — La bile contient en grandes proportions des principes colorants divers, provenant sans doute du sang et des substances alimentaires, et qui sont plutôt tenues en suspension que vraiment dissoutes dans le liquide biliaire. Elles s'en séparent facilement sous les formes cristallines ou pulvérulentes, offrant des colorations qui varient du vert foncé au noir brun. Leur composition se rapproche beaucoup de celle des matières résineuses, très voisines de la cholestérine et des corps gras en général.

Il est rare qu'elles n'accompagnent pas la cholestérine dans les concrétions qu'elle forme. On trouve même des calculs et surtout des graviers qui en sont entièrement composés.

Le ralentissement et l'arrêt de la bile dans sa

vésicule ou dans ses conduits sont la condition principale du concrétionnement de ces matières colorantes.

3° *Mucus biliaire*. — Comme dans les concrétions urinaires, le mucus, fourni par la membrane qui tapisse l'appareil, biliaire, intervient toujours comme ciment plus ou moins abondant entre les particules concrètes des matières cristallines ou pulvérulentes, qui forment les graviers que nous étudions. L'irritation et l'inflammation de la membrane productrice rendent ce mucus plus abondant, plus compacte, plus susceptible d'adhérer.

4° *L'albumine et les sels*. — On ne les trouve qu'en petites proportions. Leur présence se rapporte surtout à des conditions d'inflammation chronique des organes biliaires, avec tendance à la suppuration.

CARACTÈRES PHYSIQUES ET CHIMIQUES DE LA CONCRÉTION BILIAIRE

Nous porterons au compte de la gravelle toutes celles de ces concrétions que leur petit volume ou leur moindre cohérence différencie des calculs proprement dits, caractérisés par un plus gros volume et par une plus grande dureté.

Comme dans la gravelle urinaire, nous trouvons

au premier degré, des matières biliaires sédimenteuses, mêlées aux excréments sous forme de petits
grumeaux pulpeux, ou de grains tantôt pulvérulents, tantôt sablonneux et beaucoup plus durs.

Les premiers, presque entièrement formés de
cholestérine et qui s'écrasent sous le doigt à la façon du suif ou de la graisse, sont de couleur blanche, parfois teintés en jaune ou en vert.

Les seconds, fournis par les matières colorantes
biliaires, concrétés et successivement durcis, offrent
des teintes beaucoup plus foncées, poussées jusqu'au
noir.

Ceux-là n'ont pas de formes précises et se sont
moulés plus on moins exactement sur les conduits
qu'ils ont parcourus ; leur volume est en moyenne
celui d'un grain de chènevis ou même d'un noyau
de cerise. On en trouve généralement plusieurs
dans une même évacuation alvine.

Ceux-ci, beaucoup plus nombreux, d'autant
plus nombreux qu'ils sont plus exigus, sont de
moindre volume, beaucoup plus durs et présentent
des formes beaucoup mieux déterminées qui rappellent celles de diverses graines de plantes.

Les calculs ont, nous l'avons dit, pour caractères spéciaux leur plus grande cohésion, qui n'atteint guère, toutefois, celles des concrétions uriques
et oxaliques, en même temps que leur plus gros volume.

Ce volume est d'autant moindre qu'ils se trouvent en plus grand nombre, et varie depuis celui d'une lentille jusqu'à celui d'une noisette ordinaire. Quand ils sont solitaires, ce qui est assez rare, ils peuvent s'accroître en quelque sorte indéfiniment, autant que le permettent les dimensions des cavités qui les renferment. On en a trouvé qui égalaient en grosseur un œuf de poule.

Ils sont le plus habituellement de forme sphéroïdale, ovoïde ou cubique ; mais, quand il en existe plusieurs juxtaposés dans une même cavité, celle de la vésicule le plus souvent, ils prennent des formes particulières, résultant de la pression qu'ils reçoivent des parois de la poche et qu'ils se transmettent les uns aux autres ; ils présentent des facettes aplaties, ils se dépriment en certains sens et font saillies en d'autres ; il en est qui se soudent par deux ou par trois, soit en groupe, soit en chapelet ; ils peuvent même ainsi former des sortes de tubes.

Ils sont presque toujours plus ou moins nombreux, soit sur un même point, soit sur plusieurs points différents. Dans les autopsies de sujets morts à un âge très avancé, pour de tout autres causes, il n'est pas rare de trouver des vésicules biliaires dilatées par des collections souvent très nombreuses de ces concrétions.

Ils ont pour base les matières colorantes de la bile, ou la cholestérine additionnée de faibles proportions de sels et de mucus. Ces deux bases sont tantôt uniques, tantôt unies dans une même concrétion ; ici sous forme confuse, là sous forme de couches concentriques.

Leur coloration est celle de toutes ces matières composantes : blanche avec la cholestérine, jaune verdâtre, brune avec les substances colorantes.

CAUSES DE LA GRAVELLE ET DES CALCULS BILIAIRES

La constitution même du liquide ou plutôt de l'émulsion biliaire, la conformation du réservoir où elle stationne et des conduits qui la charrient, sont telles que, loin de s'étonner de la fréquence de l'affection qui nous occupe, il y aurait bien plutôt lieu de soupçonner qu'elle existe à des degrés divers dans une foule de cas où elle ne se révèle par aucuns symptômes apparents.

Tandis que les matières qui composent les concrétions urinaires doivent, avant de se séparer du liquide, subir un premier travail qui les rende insolubles, celles qui servent de base aux excrétions biliaires, cholestérine et substances colorantes, ne sont jamais dissoutes dans leur menstrue, mais seulement à l'état de suspension sous forme de corpuscules solides perceptibles au microscope.

En second lieu, pour parvenir à la cavité de la

vésicule où elle s'emmagasine, la bile est obligée, après avoir descendu par le conduit hépatique dirigé de haut en bas, de remonter par le conduit cystique dirigé en sens inverse. Cette vésicule est elle-même très défavorablement disposée pour son évacuation, parce que sa portion large se trouve dans une position déclive par rapport à son col et à son orifice de sortie, parce que les valvules que nous avons signalées dans son conduit abducteur, utiles pour l'ascension de la bile vers ce réservoir, sont des impédiments pour son retour vers l'intestin ; enfin, dernier obstacle au facile écoulement de ce liquide compacte et visqueux, le canal cholédoque, son dernier parcours pour arriver aux cavités intestinales, est muni, à son orifice, d'un bourrelet circulaire capable de se contracter spasmodiquement et de le rétrécir ainsi ou même de le fermer, au moins temporairement.

Les femmes sont beaucoup plus sujettes que les hommes à la gravelle biliaire, et c'est en général aux approches de l'âge critique qu'elles en présentent les manifestations. Leur vie sédentaire, leur tendance fréquente à l'obésité, leur nervosité excessive, fournissent à cette prédisposition spéciale des motifs plausibles.

L'hérédité joue, dans la production de cette affection, un double rôle. Il est certain pour tous, que beaucoup de calculeux biliaires sont issus de parents qui l'ont été eux-mêmes, ou qui ont tout au moins subi quelques désordres mal définis de l'organe hépatique. Quant à moi, il m'est surabondamment démontré, que les hérédités graveleuse, goutteuse, urinaire et graveleuse biliaire ont de communes origines, s'associent ou se suppléent dans une même lignée successive, et qu'un sûr instinct les a inspirées, en les groupant aux sources d'une même eau minérale.

Ce que nous avons déjà dit et répété du rôle solidaire des appareils urinaire et biliaire dans l'affection goutteuse, aurait pu faire pressentir cette donnée, que, dans ma longue pratique, j'ai vu maintes fois s'affirmer; au moment même où j'écris ces lignes, j'ai sous les yeux le fait suivant :

Une dame de forte constitution, virilement charpentée en quelque sorte, parvenue à sa date critique, est d'origine goutteuse directe, mais n'a jamais payé à cette succession d'autre tribut qu'un certain degré d'engorgement des articulations digitales médianes, de rares et fugitives rougeurs à peine douloureuses sur les gros orteils et, chose bizarre, un certain nombre d'attaques subites de froid intense, de rigidité des mouvements et d'insensibilisation envahissant la tête, la face, le cou et la partie supérieure de la poitrine, attaques qui cessent spontanément, après un ou deux jours de durée et dont l'avortement paraît souvent coïncider avec la réapparition des rougeurs aux orteils. Or, chez cette même malade, la gravelle biliaire et la gravelle urinaire sont en quelque sorte en permanence, soit simultanément, soit alternativement.

Nous avons déjà dit que les causes déterminantes du concrétionnement biliaire agissaient, soit en produisant une surabondance ou une mauvaise élaboration des principes gras dans l'économie, soit en portant le désordre dans les fonctions du foie, soit en ralentissant l'arrivée de la bile dans le canal intestinal. Il nous reste à étudier, pour chacune de ces causes, les circonstances dans lesquelles elles se produisent.

1° *Surabondance des principes gras.* — Il est des prédispositions constitutionnelles à l'accumulation de la graisse dans tous les tissus. Cette tendance résulte en outre de deux modes particuliers de vivre, dont l'un exagère l'approvisionnement, dont l'autre amoindrit la combustion et l'élimination des matières grasses. Nous trouvons au premier point de vue l'usage habituel d'aliments trop gras, de matières féculentes, de fruits oléagineux (olives, noix, amandes, noisettes); et au second point de vue, toutes les habitudes de vivre qui ralentissent l'activité respiratoire et qui partant rendent imparfaites et insuffisantes la combustion et la désassimilation des graisses de l'économie, telles que la vie sédentaire, l'immobilité musculaire habituelle, le long séjour au lit, le sommeil renouvelé pendant le jour, l'habitation dans des lieux bas, dans des logements mal éclairés où l'air ne se renouvelle qu'imparfaitement, les travaux dans l'immobilité, les passions tristes, les torpeurs incessantes produites par l'abus du tabac à fumer.

2° *Désordres dans les fonctions du foie.* — Dans les conditions goutteuses, alors surtout que leurs manifestations restent incomplètes et irrégulières, cet organe, nous le savons, est toujours affecté d'un certain degré de désordre fonctionnel; en second lieu, ce désordre est la conséquence forcée des maladies hépatiques accidentelles, de telle sorte que la gravelle biliaire complique souvent ces maladies, soit qu'elle en ait été la cause, soit qu'elle leur ait succédé; en troisième lieu, le foie reçoit fidèlement le contre-coup de tous les troubles passagers, de toutes les affections permanentes de l'appareil digestif et y répond tout d'abord par l'incorrection de ses actes fonctionnels, puis à la longue, par un état morbide confirmé. Tel est le rôle que joue par elle-même la glande hépatique dans la production des concrétions biliaires.

3° *Ralentissement du cours de la bile dans sa vésicule et dans ses conduits.* — Chez les sujets, forts mangeurs d'habitude, la sécrétion biliaire est très abondante et il existe généralement une certaine dilatation de la vésicule facile à reconnaître par le toucher. Cette dilatation est une prédisposition au stationnement du liquide et à son concrétionnement ; presque toujours d'ailleurs il existe, dans ce même cas, un notable accroissement du volume de l'estomac, et simultanément, une propension à la plénitude gazeuse qui sont tout autant de causes de gêne mécanique pour le réservoir et les conduits biliaires juxtaposés à l'estomac et à l'intestin. Ces conduits, munis de fibres contractiles, sont susceptibles de se resserrer et de se dilater sous l'influence de diverses stimulations, c'est-à-dire qu'ils sont accessibles à des contractures spasmodiques de causes directes et qu'ils peuvent en outre recevoir le contre-coup des affections de même nature qui siégent sur d'autres points de l'économie.

C'est à ce titre que les personnes douées d'une grande mobilité nerveuse, en proie aux mouvements tumultueux de l'âme, qui recherchent, au lieu de les éviter, les excitations du régime et de tous les actes de la vie, sont sujettes à la gravelle biliaire par contraction irrégulière souvent répétée du réservoir et des conduits de la bile. Chez ces mêmes sujets, généralement doués des attributs du tempérament dit bilioso-nerveux, le liquide biliaire, comme du reste la plupart des autres liquides de l'économie, est pauvre en principes aqueux, concentré et partant spécialement apte au concrétionnement.

SYMPTOMES ET MARCHE DE LA GRAVELLE BILIAIRE

Cette affection, infiniment plus commune qu'on ne le croit généralement comme nous l'avons déjà démontré, reste souvent ignorée, soit parce qu'elle ne donne lieu à aucun symptôme particulier ; soit parce que ses symptômes se confondent avec ceux de diverses affections biliaires, et notamment avec ceux de la gravelle urinaire.

Ces symptômes sont autres, pour la simple gravelle que pour les volumineux calculs ; ils diffèrent en outre, selon que les concrétions se forment dans les canalicules de la profondeur du foie, ou dans la vésicule, ou dans les conduits, hépatique, cystique et cholédoques où elles peuvent produire des dilatations, et s'accroître en certaines proportions ; selon enfin que, parvenues dans la cavité de l'intestin, elles continuent librement leur trajet au dehors, ou s'immobilisent dans quelque anfractuosité de ce long tube et deviennent le noyau et la complication de quelque obstruction fécale.

Dans la majorité des cas, les manifestations de la gravelle biliaire se bornent à des douleurs vagues dans l'hypocondre droit, à quelques élancements passagers qui s'irradient vers l'ombilic, à un endolorissement habituel dans la profondeur de l'épaule droite. Le ventre est sujet à une constriction épigastrique qui se fait surtout ressentir pendant les digestions, à des coliques sourdes, à des ballonnements gazeux, à des alternatives de dévoiement et de constipation, plus souvent encore à une constipation permanente. L'arrêt de la bile dans ses organes producteurs et vecteurs est rarement assez complet pour qu'elle passe par refoulement dans le sang, et donne lieu à une jaunisse généralisée; mais les traits du visage, le blanc des yeux surtout, accusent souvent des jaunisses partielles. Des perturbations nerveuses, sous forme de névroses ou de névralgies viennent, surtout chez les sujets à innervation excessive, se surajouter à cet ensemble morbide; et il n'est pas toujours aisé de reconnaître s'ils appartiennent en propre à la gravelle biliaire, ou à quelque goutte latente.

Soit spontanément, soit sous l'influence de diverses causes, il survient fréquemment des congestions hépatiques, un certain gonflement de l'organe reconnaissable à la palpation; les symptômes décrits prennent alors plus d'intensité, il peut même y avoir un certain degré de réaction fébrile, mais ce n'est qu'à la longue, et après de fréquentes répétitions, que cette complication cesse d'être passagère et facilement curable pour déterminer des affections permanentes de l'organe hépatique.

Enfin, dernier signe caractéristique de la formation et de l'émission des concrétions biliaires, le sujet, pendant la défécation, ressent à l'anus des élancements, des piqûres analogues à celle que produirait un corps étranger dur et pointu. Le papier dont il se sert pour s'essuyer, lui semble rugueux, semé de corps durs, qui ne sont autres que des graviers biliaires restés accolés à la marge de l'anus. Une dernière preuve convainquante lui est fournie par l'examen attentif des matières qu'il a rendues, et qui laissent d'autant mieux reconnaître ces corps étrangers, qu'on a pris le soin de les délayer dans l'eau et de les tamiser.

De même que les calculs urinaires, les calculs biliaires abandonnent, à un moment donné, le lieu de leur formation pour s'acheminer au dehors, ou bien restent pendant de longs espaces de temps et même pendant tout le cours d'une existence prolongée, stationnaires sur le point qu'ils occupent.

J'ai parlé des cas fréquents où on les trouvait accumulés en nombre et en volume dans la vésicule de vieillards qui paraissaient n'en avoir pas ou peu souffert. D'où il faut conclure, que cette affection peut prendre, matériellement et mécaniquement, un grand développement sans produire des symptômes proportionnés.

Malheureusement cette innocuité des calculs stationnaires n'est pas constante; il en est qui produisent autour d'elles, sur les tissus avoisinants, des actions irritantes dont la continuité finit par provoquer des désordres organiques plus ou moins sérieux. Il en est enfin qui, à la faveur de ces provocations inflammatoires, suppuratives, ulcéreuses, peuvent s'échapper ou être extraits par la voie artificielle qu'ils se sont ainsi ouverte, et indemniser le patient de ses souffrances et de ses périls par une guérison définitive.

Quant aux calculs en voie d'élimination, c'est à eux qu'appartient en propre la crise hépatique, douloureux *alter ego* de la crise néphrétique que nous allons décrire.

Crise hépatique. — Elle peut se montrer inopinément, sans avoir été provoquée, ou en suite de quelque imprudence commise. Elle débute le plus souvent après le repas, au moment où la digestion qui commence sollicite l'activité de l'appareil biliaire. Une douleur violente, comparée à la pénétration d'une vrille, d'une lame d'épée, d'un fer rouge, traverse l'hypocondre droit de la base des côtes à l'épaule correspondante. Une constriction poignante contracte la région ombilicale, étreint la poitrine et rend la respiration convulsive; des vomissements ont lieu sans apporter de soulagement et se répètent à de très courts intervalles, mêlés d'abord des matières du dernier repas, puis de mucosités parfois teintées de sang. La bile ne s'y ajoute que vers la fin de la crise ou seulement

quand le calcul en mouvement ne bouche pas complétement les conduits biliaires. Selon ses différentes dispositions nerveuses, le patient est tantôt
plongé dans une torpeur passive, et reste en quelque
sorte pelotonné sur lui-même ; tantôt, au contraire,
il est en proie à une agitation extrême, à des secousses convulsives et se livre à des mouvements
désordonnés, ou cherche à se soulager en prenant
les attitudes de corps les plus bizarres. Le ventre
est convulsé, rétracté ou ballonné, et distendu par
les gaz ; la constipation est absolue et s'accompagne
souvent de rétentions d'urine. La face contractée et
angoissée est plus ou moins teintée en jaune. La
bouche est amère, sèche et brûlante ; la soif est
tantôt vive et tantôt nulle. Le plus souvent il y a
au début un violent frisson, bientôt suivi d'une
forte réaction fébrile.

Cette scène pénible dure en moyenne de deux à
quatre heures ; mais parfois aussi se prolonge ou
bien s'apaise et se renouvelle à intervalles pendant
un temps beaucoup plus long, selon que le calcul
solitaire est plus ou moins en rapport de volume
avec les conduits à parcourir ; ou selon qu'il en
existe plusieurs dont l'expulsion est successive.
Dans les cas de prolongation ou de répétition de
la crise, il est d'observation, qu'après les premières
heures et au cours de ses renouvellements successifs, elle perd beaucoup de son intensité initiale.

La chute du ou des calculs dans la cavité intestinale produit souvent une sensation distincte, perçue par le malade ; en tous cas il éprouve subitement un complet soulagement, et en exprime avec expansion sa joie à tous ceux qui l'entourent.

Il en est malheureusement des crises hépatiques comme des crises néphrétiques, elles sont sujettes à se renouveler pendant un espace de temps indéterminé, et à des intervalles incertains. Il est vrai de dire, des unes comme des autres, qu'elles diminuent successivement de violence en se multipliant, mais il est bon aussi de savoir que le patient peut beaucoup contribuer à cette atténuation, non-seulement par un traitement approprié dont nous nous occuperons dans la seconde partie de ce livre, mais en adaptant aux exigences de sa douloureuse maladie, son régime et toutes ses habitudes de vivre.

DEUXIÈME PARTIE

TRAITEMENT

DES

MALADIES DÉCRITES DANS LA 1re PARTIE

NOTIONS PRÉLIMINAIRES

———

L'eau de Contrexéville fera presque exclusivement par elle seule les frais de cette seconde partie, consacrée au traitement des maladies décrites dans la première : ce n'est là ni une pénurie de ressources médicales, ni un parti pris immuable : sous son unité nominale, cette eau présente une heureuse multiplicité d'actions médicamenteuses, qui s'accroît en outre de ses modes divers d'emploi en boisson, en bains, en injections, en douches, etc. Dans les cas peu nombreux du reste où il peut être indiqué de seconder ou de compléter son efficacité curative, j'indique avec soin les formules thérapeutiques dont ma vieille expérience m'a enseigné l'efficacité.

Mais quelque claires, quelque précises que puissent paraître à mon lecteur les notions que je vais tenter de lui donner sur l'emploi et sur le maniement de cette eau et de ces formules complémentaires, il faut bien qu'il se garde de penser que

mon but est de le rendre plus savant que son curé,
de le pousser en un mot à faire ce que ne fait pas
son médecin quand il est malade, à diriger lui-
même son propre traitement. Nul n'est bon juge
dans sa propre cause, et il n'est pas de procès
plus compliqués, en même temps que plus importants à gagner que ceux que l'on soumet à l'arbi-
trage souverain de la naïade de Contrexéville. La
cure sans direction médicale, la cure fourrée, pour-
rais-je dire, cette double compromission de la réputation de la source et des intérêts sanitaires du dé-
linquant sévit à Contrexéville comme dans la plupart des établissements hydro-minéraux. Cette eau
est si fraîche, si limpide, si appétissante, elle rappelle si peu les fastueuses mises en scène et les obscurs arcanes des compositions pharmaceutiques !
On peut lui confier sans crainte son temps, sa
bourse et sa santé avec la complète certitude
qu'elle n'en abusera pas. Voici d'ailleurs un voisin,
homme d'esprit, buveur chevronné, qui en dit merveille et qui la boit haut le coude : que faire mieux
que l'imiter !

Essayez, cela vous réussira peut-être : on ne se
noie pas toutes les fois qu'on se jette à la rivière ;
mais cela s'est vu. Il est aussi des choses que nous
voyons journellement, nous, médecins, et que vous
ignorez ou que vous interprétez à votre guise : des
buveurs aux prises avec les périls ou tout au moins

avec les angoisses d'une imprudente saturation de
cette eau, qui a pourtant au premier rang de ses
mérites, son exceptionnelle digestibilité; d'autres
encore qui quittent la source dans cet état d'esprit
mi-partie colère, mi-partie remords, de l'homme
qui a méconnu une femme qui avait tout pour le
rendre heureux. Sans compter ceux qui ne prennent dans l'urne qu'un numéro d'insignifiantes
améliorations partielles, à la place du gros lot de la
guérison auquel ils avaient droit. Ceux enfin qui
rapportent à leurs foyers une regrettable surexcitation de leur économie et surtout de leur appareil
urinaire au lieu du parfait équilibre fonctionnel
que Contrexéville réserve à ses élus.

En matière de maladie plus qu'en toute autre
matière, la similitude des noms masque la dissem-
blance des choses : pour trois ou quatre modes particuliers que nous admettons dans la goutte et la
gravelle, il existe une infinie variété d'individualités
goutteuses et graveleuses, qui réclament tout autant
de variétés dans les prescriptions de leur cure, de
leur hygiène, de leur régime alimentaire, de toutes
leurs habitudes de vivre en un mot ; comment
pourraient-ils trouver en eux ou autour d'eux la
notion précise de toutes ces nuances et l'autorité
expérimentale suffisante pour leur adapter les multiples ressources du traitement : je dis multiples et
j'y insiste parce qu'à la source, hors d'elle et loin

d'elle, l'homme compétent trouve pour bases de ses combinaisons variées, les différences de minéralisation des trois sources qui font la richesse de Contrexéville, le *quantum* et le *quomodo* appropriés des doses, l'option entre les bains, les douches, les injections, les applications topiques et celle de leurs diversités de température, de durée, de localisation, de force d'impulsion ; si vous multipliez tous ces coefficients par l'important appoint du choix des aliments et des boissons, de l'exercice et du repos, des influences atmosphériques, de ce que comportent enfin d'utile ou de dangereux les actes intellectuels et passionnels, vous vous demanderez s'il est quelque part une compétence suffisante pour utiliser au mieux de votre cure ces éléments complexes, et vous reconnaîtrez sans doute que ce n'est ni la vôtre, ni celle de votre voisin. Vous ne chercherez surtout aucun motif secret dans cette vive admonestation de ma vieille expérience. Le corps médical de Contrexéville tout entier proteste énergiquement avec moi contre cette compromission solidaire de la réputation des eaux et du salut de leurs hôtes. Or sa parfaite honorabilité est incontestable et incontestée. Les Troyens après tout honorèrent Cassandre, mais ils restèrent jusqu'à l'expiation rebelles à ses sages conseils.

CONTREXÉVILLE   (1)

Un modeste village de 700 à 800 habitants mi-
partie cultivateurs et hôteliers, sert de berceau à
l'hospitalière Naïade des Vosges. Ce berceau est une
étroite vallée débouchant au Nord et au Sud sur
deux grandes routes assez bien plantées et macada-
misées pour fournir aux buveurs peu entreprenants
de faciles promenades. Les deux pentes modérément
abruptes qui, au levant et au couchant, bordent la
vallée, offrent un agréable coup d'œil de maisons,
de jardins et de vergers.

Quoique relativement profonde, cette dépression
du sol n'en domine pas moins de 330 mètres le
niveau des mers, et cette altitude s'élève graduellement à un chiffre de beaucoup supérieur sur les
plateaux qui terminent ces pentes. A ce niveau,
l'horizon s'élargit et s'étend en tout sens jusqu'a
une limite circulaire de vastes forêts, qui donnent

(1) Le Guide, qui est distribué par les soins de l'admi-
nistration de Contrexéville, donne tous les renseignements
désirables sur les voyages d'aller et retour, les installations pendant la saison, sur les faits administratifs, les
moyens de promenades aux environs, etc., etc. Je n'ai à
m'occuper pour ma part que de ce qui est d'utilité médicale.

à ce sol mouvementé de mamelons et de vallées le charme de leurs verdoyantes ondulations.

Grâce à ses pentes douces mais continues, le terrain offre partout un écoulement facile aux eaux, qui ne forment marécage sur aucun point, à de très grandes distances du village.

C'est peut-être peu de tout cet ensemble pour le paysagiste en quête du pittoresque, mais c'est assez pour l'hygiéniste, qui exige avant tout une incessante aération des lieux d'habitation, comme celle de ce village largement ouvert au nord et au sud par ses deux extrémités, une altitude plutôt au-dessus qu'au-dessous des moyennes, des pentes favorables aux mouvements des eaux et par-dessus tout les salutaires émanations oxygénées des grands bois.

En somme, la contrée est très saine, comme j'ai pu m'en assurer par moi-même, par ma famille et par mes clients, pendant les quelques années que j'y ai séjourné. Au plus pourrait-on lui reprocher un certain degré d'humidité sensible aux extrémités du jour, une certaine brusquerie de variations thermométriques survenant au début et au déclin de la belle saison, et dont il faut accuser la nature argileuse du sol, la direction généralement parallèle des vallées et la proximité du puissant massif des Vosges ; mais, au lieu de se livrer à ces impuissantes récriminations, on peut facilement en supprimer les motifs en se pourvoyant de chaussures et de vêtements variés, je dis variés parce que les chaleurs estivales ont aussi leurs exigences, surtout dans les limites restreintes de l'espèce de cirque que forme l'établissement proprement dit au centre du village.

Quant au contingent d'installations hospitalières fourni par la localité en dehors de l'établissement proprement dit, quelques-uns lui reprochent une certaine rusticité. Je ne m'en plains pas, moi médecin naturiste, et peut-être un peu poëte : cette substitution des placides impressions de la campagne aux tumultueuses excitations des villes n'est pas un élément curatif sans valeur ; les odeurs de l'étable, celles même du fumier qu'on en tire sont jugées salutaires, car on les recommande dans la phthisie, la plus grave des maladies ; or on n'en pourrait dire autant des émanations du gaz et des boues de Paris. Cela pèche un peu par le confortable, dites-vous ; mais vous en êtes pour la plupart saturés, de confortable et votre maladie n'en est souvent que l'expiation.

Les tables sont abondamment servies, trop abondamment même au point de vue de vos intérêts sanitaires et des intérêts pécuniaires de vos hôtes, qui n'exigent que des rémunérations très modérées ; vous êtes en surcroît comblés de prévenances quand vous êtes valides, de soins empressés quand vous souffrez, par cette population essentiellement hospi-

talière, je ne saurais souhaiter de meilleurs auxiliaires à nos bienfaisantes eaux, à dater du jour qui
ne peut tarder où il sera pourvu avec plus de soin
et de régularité à l'entretien et à la propreté de la
voie publique. Je ne puis oublier que de 1852,
première année de mon arrivée à Contrexéville
comme inspecteur, jusqu'à ce jour, des progrès
considérables ont été réalisés ; des sommes importantes ont été dépensées par la société propriétaire
des sources pour les installations hospitalières aussi
bien que pour le perfectionnement et l'extension
du matériel spécial du traitement ; que les habitants
de leur côté ont remplacé par de nombreuses con-
structions, où pénètrent enfin l'air et la lumière, les
étables recrépites qui portaient alors l'enseigne
d'hôtels. On est encore à l'œuvre des agrandisse-
ments et des embellissements ; ils n'en viendront
pas, je l'espère, à effacer complétement notre
marque rustique.

L'ÉTABLISSEMENT

Son avoir territorial se compose d'une assez
vaste étendue divisée en trois clos très rapprochés.
Deux d'entre eux, *La Glacière* et *Bellevue*, destinés
à la promenade, conduisent des abords même de

l'établissement au faîte des plateaux par des allées, à pentes adoucies, bordées d'arbres et de massifs. Elles mériteraient d'être plus fréquentées par nos trop sédentaires buveurs, qui y trouveraient avec un salutaire exercice un air avivé par l'élévation des lieux et par les émanations des bois voisins.

Le troisième, le plus important, contient l'ensemble de l'établissement médical. C'est de son sol que jaillissent les trois sources minérales autour desquelles sont disposés tous les emménagements nécessités par le traitement des malades.

Ils se composent :

D'un vaste hôtel dont le confortable et la distinction ne laissent rien à désirer, et qui offre le précieux avantage de conduire ses hôtes à couvert sur tous les points où les appelle leur cure ;

D'un pavillon qui abrite la source de son nom et en laquelle se résument toutes les vertus médicales de l'eau de Contrexéville ;

De deux galeries semi-circulaires, attenant à ce pavillon, qui mettent à couvert les consommateurs de la source, tous plus ou moins tenus de promener leur eau, selon l'expression locale, et agrémentées des étalages de bazars fournis des marchandises les plus variées ;

Des bâtiments occupés par les bains et par les douches d'hommes et de femmes ;

D'ateliers remarquablement outillés pour embouteiller, dans les meilleures conditions possible de conservation, l'eau minérale destinée à être transportée ;

D'un élégant petit théâtre récemment construit, d'un pavillon de musique et de plusieurs salles de réunion.

Tout cet ensemble a pour cadre un gracieux parc, qu'ombragent des arbres variés, d'une végétation exceptionnellement riche, et que parcourt en tous sens une petite rivière, qui ne contribue pas peu au charme du site ; mais qui attend impatiemment que des travaux, en projet, accélèrent son cours un peu trop lent.

LES SOURCES

Placées à peu de distance les unes des autres, et cependant un peu différentes de minéralisation, elles sont au nombre des trois, la source du *Pavillon*, la source du *Quai* et la source du *Prince*.

La première est de beaucoup la plus importante, c'est surtout autour d'elle qu'est née et qu'a grandi l'antique renommée de ces salutaires eaux ; les deux autres ne sont que ses utiles auxiliaires, et c'est surtout à elle que se rapporteront les renseignements chimiques et médicaux qui vont suivre.

Un captage laborieusement fait à une époque ancienne, à 6 mètres de profondeur dans le sol, repris et perfectionné en 1860, sous la direction d'habiles ingénieurs, assure en toutes saisons et contre toutes éventualités l'immuable pureté de ces sources et spécialement de celle du Pavillon.

Celle-ci jaillit au-dessus du niveau du sol par huit larges robinets coulant en permanence, dont le débit total est de 140 litres à la minute, soit 201,600 litres par 24 heures. Les sources du Quai et du Prince débitant ensemble 4,800 litres à l'heure, soit 110,200 litres par 24 heures, on est en possession d'un imposant approvisionnement, qui permet d'alimenter exclusivement d'eau minérale les bains et les douches. Des conduits souterrains reçoivent en effet toute cette eau à l'issue des sources et vont l'emmagasiner dans un vaste réservoir clos, soigneusement cimenté, réservé aux usages balnéaires.

CARACTÈRES APPARENTS DE L'EAU MINÉRALE

Sa température invariable aux robinets d'écoulement est un peu au-dessous de 12 degrés centigrades. Elle fait éprouver, quand on la boit, un sentiment de fraîcheur très apprécié, surtout pendant les chaleurs de la belle saison.

Elle coule avec une limpidité cristalline invariable ; mais, quand elle est restée un certain temps au repos, exposée au contact de l'air, elle se recouvre d'une mince pellicule opaline, à reflets irisés, composée d'une multitude de petits cristaux de sels minéraux, et il s'y forme de légers flocons ocracés de matière ferrugineuse.

Elle mousse légèrement en tombant dans le verre et dégage une odeur sensible de fer et de gaz carbonique. Dans la bouche, son impression est d'abord piquante, puis faiblement amère et enfin atramentaire (ferrugineuse).

Au densimètre, elle dépasse de 0,055 la pesanteur spécifique de l'eau distillée, différence due aux principes minéralisateurs qu'elle tient en dissolution.

La vasque où se déversent les robinets du Pavillon, la tranchée par laquelle leur trop-plein s'écoule à peu de distance dans la rivière, cette rivière elle-même dans un parcours assez étendu, se revêtent à leur fond d'un enduit jaune rougeâtre, pulvérulent, principalement composé de principes ferrugineux qui sont passés de l'état soluble à l'état insoluble sous l'action oxydante de l'air ambiant. En s'unissant à des conferves, à des mousses, à des bulles gazeuses, cette matière ocreuse forme en outre de larges plaques légères, spongieuses, qui nagent à la surface de l'eau.

Dans l'eau du Prince, un peu plus dosée que les deux autres en principes ferrugineux, ces dépôts sont plus abondants et de coloration ocreuse plus foncée ; dans celle du Quai, moins ferrugineuse et plus magnésienne, ils sont plus légers et moins colorés.

A l'émergence des trois sources, l'eau dégage un courant continu de bulles gazeuses très ténues.

Chauffée à évaporation en vase ouvert, elle ne tarde pas à former à sa surface des écailles cristallines, opalines, qui se réunissent successivement en une croûte continue. Il se dépose en même temps sur le fond une matière pulvérulente blanchâtre teintée de jaune.

Conservée pendant un long, espace de temps dans des bouteilles convenablement rincées et bouchées, elle a été retrouvée identiquement la même ; mais, pour peu qu'il s'y soit accidentellement introduit quelque parcelle de matière organique, herbe, mousse ou paille, on la trouve transformée en une eau sulfureuse accidentelle, dans le genre de celle d'Enghien, par la décomposition des sels sulfuriques qui entrent dans sa composition.

ANALYSE CHIMIQUE

Depuis Bagard, président du conseil de santé aux temps déjà anciens du bon roi Stanislas, jusqu'à ce jour, il s'est fait de l'eau de Contrexéville un grand nombre d'analyses signées des noms les plus recommandables dans la science, et qui offrent entre elles une remarquable conformité, irrécusable témoignage de sa constante immutabilité. Je vais donner celle de ces analyses signée par O. Henry, chef du laboratoire de l'Académie de médecine.

Cette eau est sans action sur le papier de tournesol, auquel elle devrait communiquer une teinte rosée, si le gaz acide carbonique qui entre dans sa composition y était en proportions suffisantes pour lui donner une réaction acide.

Elle teinte au contraire légèrement en vert le sirop de violettes, indice d'une réaction alcaline très modérée.

SOURCE DU PAVILLON

			Litres.
Principes volatils {	Acide carbonique libre		0.019
	Azote avec un peu d'oxygène .		indéterminé

			Gram.
		de chaux.	0.675
		de magnésie. . .	0.220
	Bicarbonates. {	de soude anhy-dre	0.197
		de fer et de man-ganèse	0.009
		de strontiane sans doute car-bonaté	indices
		de chaux.	1.150
	Sulfates an-hydres . . . {	de magnésie. . .	0.190
		de soude.	0.130
		de potasse. . . .	indices
Principes fixes	Chlorures. . . {	de sodium } de potassium }	0.140
		de magnésium. .	0.040
	Iodures. . . . { Bromures. . . {	Alcalins ou ter-reux.	indices
	Silicates. . . . {	Silice } Alumine }	0.120
	Azotates.		indices
	Phosphates de chaux ou d'alu-mine		
	Matière organique azotée. . . .		0.070
	Principe arsénical uni au fer sans doute		
	Perte		

		Principes minéralisateurs. .	2.941
		Eau pure.	997.059
			1000.000

15.

			PRINCE	QUAI
			Gram.	Gram.
Bicarbonates	de chaux		0.940	0.080
	de magnésie			
	de soude anhydre . . .		0.160	0.170
Sulfates anhydres	de chaux		1.260	1.250
	de magnésie			
	de soude.		0.340	0.300
Chlorures alcalins et terreux			0.140	0.165
Iodure sans doute			» »	0.005
Fer et manganèse, évalués.			0.005	0.005
Silice.				
Alumine.				
Sel de potasse.			0.310	0.320
Phosphate.				
Matière organique				
Perte.				
			3.155	3.185

Pour compléter cette énumération, il faut y ajouter :

Le *Fluor* et la *Lithine*, reconnus plus récemment dans cette eau, le premier par Niklès et la seconde par Grandeau.

Collard de Martigny, étudiant avec un soin tout particulier les *gaz* contenus dans l'eau de Contrexéville et les matières *ocracées* qu'elle dépose à l'air libre, a constaté :

1° Qu'à zéro de température et, sous une pression

barométrique de $0^{m}77$, elle contient environ les deux tiers de son volume du mélange gazeux suivant :

Oxygène	11
Azote	30
Acide carbonique	29

2° Que son dépôt ocracé étudié sur une quantité de 0 gr. 223 contient :

Peroxyde de fer	0,038
Sable siliceux	0,011
Sous-carbonate de chaux	0,104
— de magnésie	traces
— d'ammoniaque	
Sulfate de chaux	0,071
Matière organique	0,007

MM. **Chevalier** et **Gobley,** chargés par l'Académie de médecine de poursuivre l'étude de l'*arsenic* dans les principales eaux minérales de la France, furent les premiers à reconnaître dans celle qui nous occupe l'existence de cet important agent médicamenteux. M. Chevalier s'exprime comme suit dans son rapport :

« J'ai vu que le résidu de l'évaporation de cette eau contient de l'arsenic, mais des traces seulement. Les eaux de Contrexéville seraient, en raison de cette minime quantité, un médicament homœopathique si l'arsenic ne jouissait pas de propriétés aussi marquées ; mais je crois même que cette petite quantité de matière toxique doit avoir de l'action sur l'économie. »

Plus récemment (6 mai 1867), M. G. Niklès, faisant part à l'Académie de médecine de la découverte qu'il venait de faire d'une nouvelle substance chimique, le *Fluor*, dans un petit nombre d'eaux minérales, disait ce qui suit :

« J'en ai trouvé en quantités sensibles à l'état de *fluorures* dans l'eau de Contrexéville ; elle en contient bien plus que celle de Plombières..... Le fait de la présence des fluorures dans des eaux minérales qui jouissent d'une réputation aussi bien méritée, me semble de nature à appeler l'attention des médecins sur les propriétés de ces combinaisons, propriétés non encore étudiées, bien qu'on sache qu'elles ne sont pas toxiques. »

Quant à la *Lithine*, M. Debray, qui lui a consacré une étude particulière, l'a trouvée à très petites doses non-seulement dans la source de Contrexéville, mais encore dans nombre d'eaux minérales issues des terrains granitiques, qui en offrent toujours certaines proportions dans leur composition.

Je viens de mettre sous les yeux de mes lecteurs le résumé complet des travaux des chimistes sur l'eau de Contrexéville ; mais ce ne sont là pour les auteurs eux-mêmes de ces minutieux travaux, et à plus forte raison pour des malades en quête d'information, qu'une nomenclature confuse, que des noms et des chiffres stériles ; je vais donc, dans le chapitre qui va suivre, m'efforcer d'arracher au sphynx chimique sa signification médicale.

CHAPITRE Ier

ANALYSE RAISONNÉE DE L'EAU DE CONTREXÉVILLE

1° *Sa réaction est très modérément alcaline.* — Ce premier caractère mérite d'être commenté avec une sérieuse attention, parce qu'il constitue tout d'abord une différence essentielle entre l'eau de Contrexéville d'une part, et d'autre part les eaux fortement alcalines de Vichy, de Carlsbad, de Vals, etc. ; il n'y faut pas voir simplement un moindre dosage de matière alcaline dans celle-là que dans celle-ci, mais bien un tout autre mode d'action médicamenteuse. Dans les maladies caractérisées par la prédominance des acides dans l'économie, la goutte et la gravelle entre toutes, le but de toute médication rationnelle est de tempérer cet excès, et le danger à craindre serait de lui substituer l'état contraire, c'est-à-dire l'état alcalin. Or on n'en court jamais le risque avec la première de ces eaux et on ne peut guère l'éviter avec les secondes ; à tel point que leurs adeptes, faisant contre fortune bon cœur, ont tenté de le justifier et même de s'en faire un mérite malgré les protestations de la science et de la pratique éclairées.

2° *L'eau de Contrexéville contient les deux tiers de son volume d'un mélange gazeux oxicarbonique.* — Les eaux minérales plus copieusement dosées en principes gazeux exposent les organes, et tout spécialement ceux de l'appareil urinaire, à des excitations exagérées ; celles où ils font défaut sont de plus difficile digestion. Nous trouvons donc là encore, comme nous trouverons du reste dans tous les détails de sa constitution, ce caractère de pondération des actions médicamenteuses, qui assure à l'eau que nous analysons une sécurité d'effets produits au moins égale à l'excellence des résultats espérés.

3° *De 1000 grammes, soit 1 litre d'eau de Contrexéville, évaporés, on tire un peu moins de trois grammes de principes fixes.* — C'est encore le chiffre pondéral d'une minéralisation tempérée, tempérée en outre par la diversité de ses éléments composants, comme nous allons nous en assurer.

Les trois grammes de principes minéralisateurs se décomposent comme suit :

A. Bicarbonates :

de chaux
de·magnésie
de soude   } 1,101
de fer et de manganèse
de strontiane

Dans ce groupe figure le *bicarbonate de soude*, sel caractéristique des eaux alcalines fortes que j'ai déjà nommées ; mais, d'une part, il est à doses de beaucoup moindres, et d'autre part, ses propriétés débilitantes par appauvrissement du sang sont ici compensées et primées par les propriétés toniques reconstituantes des bicarbonates de chaux, de fer et de manganèse. Quant au bicarbonate de magnésie, il appartient à la série purgative, qui constitue l'un des meilleurs titres de Contrexéville et dont nous allons retrouver d'autres agents dans la série suivante.

B. Sulfates anhydres :

de chaux
de magnésie   } 1,570
de soude
de potasse

Le premier de ces sels a, comme le bicarbonate correspondant, pour base la chaux, élément de restauration organique, que l'on voit figurer dans une foule de .formules antigoutteuses ou anticalculeuses, et entre autres dans le fameux spécifique dont le parlement anglais acheta chèrement le secret à mademoiselle Stephens, comme chose d'utilité publique. Les trois sulfates suivants ajoutent leurs propriétés purgatives à celles du bicarbonàte de magnésie.

C. Chlorures :

de sodium \
de potassium } 0,180 \
de magnésium

A cette faible dose ils sont toniques stimulants; à dose plus forte ils deviendraient laxatifs.

D. Iodures et bromures :

alcalins et terreux. . . traces

Un petit nombre d'eaux, où ces deux principes abondent, sont spécialement utilisés dans la médecine dite dépurative; ils ne figurent ici qu'au titre d'utiles adjuvants.

E. Silice
alumine } 0,120

Dans ces derniers temps, on a attribué aux composés de silice une certaine influence sur la dissolution des concrétions uriques : leur place était donc tout indiquée dans l'eau de Contrexéville.

F. Azotate. — Phosphate de chaux ou d'alumine. — Matière organique azotée de l'humus. — Arsenic uni au fer. — Nickel et cobalt. — Fluor, lithine.

Le fer, *l'arsenic*, *le fluor*, *la lithine*, sont les seuls articles dignes d'attention de cette série.

Le fer, que nous avons déjà trouvé au nombre des bicarbonates en compagnie avec le manganèse, cet autre lui-même, est dans l'eau de Contrexéville comme dans nombre d'autres qui forment la classe spéciale des eaux ferrugineuses, un puissant agent de réhabilitation organique ; mais c'est par un merveilleux privilége qu'il se trouve ici associé à d'autres principes capables d'annihiler ses effets astringents et resserrants. On ne peut, en effet, mieux caractériser l'eau de Contrexéville ni lui trouver un plus beau titre médical, que de dire qu'elle provoque d'abondantes purgations urinaires et biliaires, tout en réhabilitant, au lieu de les déprimer, les forces vives de l'économie.

L'arsenic, puissant modificateur sous ses doses infinitésimales, calmant spécial des excitations nerveuses, en même temps que salutaire restaurateur des fonctions cutanées, ne peut que jouer un rôle utile dans l'ensemble.

Le *fluor*, employé dans les arts comme dissolvant du verre et du cristal et aussi de quelques pierres dures, fit naître de grandes illusions chez celui qui, le premier, en constata l'existence dans cette eau réputée dissoudre les calculs ; mais j'ai à ce sujet des restrictions à faire qui trouveront leur place au chapitre du traitement de la gravelle et de la pierre. Je dois dire toutefois que ce n'est guère qu'à cet agent qu'il soit possible d'imputer le dépolissage et l'usure rapides des verres dont les buveurs font usage à la source du Pavillon.

La *lithine* n'est pas une substance médicamenteuse d'ordre spécial, mais seulement une matière alcaline agissant comme la soude et le bicarbonate de soude, ses similaires chimiques. A ce titre, j'ai des préventions contre elle, que j'ai exprimées dans un travail publié en 1870. Mais, quand elle reste dans les chiffres modérés qu'assigne à l'eau de Contrexéville l'analyse de M. Debray, je lui fais bien meilleur accueil. Après comme avant cette découverte, cette eau conserve son titre précieux d'alcaline modérée et tempérée.

CHAPITRE II

INFLUENCES EXERCÉES SUR NOS DIVERS ORGANES PAR L'USAGE DE L'EAU DU PAVILLON

1° *Influences sur la circulation sanguine.*

L'ingestion des premiers verres bus aux robinets du Pavillon produit tout d'abord un abaissement de la température interne, qui provoque la contraction des vaisseaux sanguins de la périphérie aussi bien que des cavités du corps. Une réaction en sens inverse se traduit par une élévation de la température totale et par une accélération de la circulation. Cette réaction est plus ou moins intense selon l'état thermométrique et barométrique de l'air ambiant, selon le degré d'impressionnabilité du sujet, selon qu'il fait de l'exercice ou reste au repos ; elle atteint rarement les proportions de l'état fébrile que provoquent d'autres eaux minérales ; plus souvent elle reste incomplète et a besoin d'être aidée. Elle exige certains ménagements chez les malades affectés de quelques désordres du cœur ou de la poitrine.

2° *Influences exercées sur le système nerveux.*

Il est des buveurs impassibles, inconscients de leur système nerveux, dont la cure se poursuit dans le calme parfait ; d'autres, plus mobiles, éprouvent, soit au début, soit vers une époque plus avancée de leur traitement, un certain degré d'excitation spasmodique, qui se traduit par un besoin inusité de locomotion, par de la jactitation nocturne, par des incitations érotiques. Pour tous, à peu d'exceptions près, le résultat final est un salutaire exhaussement de la tonicité nerveuse, dont j'ai maintefois entendu des buveurs chevronnés rendre ainsi l'expression : « A la suite de chacune de mes cures, je me sens leste et ingambe comme à vingt ans ; j'éprouve le besoin de faire de grands exercices, de franchir des fossés ; je me sens capable d'autres prouesses encore auxquelles depuis longtemps j'avais renoncé par prudence. »

Ce ravivement de l'activité nerveuse n'est pas le moindre mérite de cette eau dans le traitement d'affections chroniques, qui s'immobilisent le plus souvent parce qu'elle leur fait complétement défaut.

5° *Influences exercées sur l'appareil digestif.*

C'est résumer la meilleure part des mérites de Contrexéville que de faire connaître l'exceptionnelle facilité avec laquelle elle est acceptée à doses élevées par l'estomac, sa prompte digestion et son rapide transport à travers l'économie tout entière.

Ces doses élevées peuvent être en moyenne de trois à cinq litres pour chaque matinée ; cette prompte digestion s'indique par le bien-être et l'aptitude fonctionnelle du buveur. Ce rapide transport s'accuse dès la première heure par le mélange avec l'urine rendue, de l'eau du premier verre. Ces chiffres et ces promptitudes sont spéciaux à Contrexéville et ne se retrouvent à aucune autre station hydrominérale.

Ils sont féconds en résultats utiles : cette eau chimiquement inoffensive au contact des tissus, traverse rapidement les premières voies digestives dont elles ne font que stimuler l'activité : introduite dans le courant sanguin par les mille bouches absorbantes ouvertes à la surface interne du tube intestinal, elle arrive abondante et à peine modifiée aux grands émonctoires du corps et à leurs réservoirs, reins et vessie, foie et vésicule biliaire, sur lesquelles elle agit en quelque sorte comme une abondante injection, entraînant au dehors les matières étrangères immobilisées, dilatant les étroitesses des conduits, réveillant l'activité des sécrétions, atténuant enfin les irritations des membranes qui tapissent toutes ces cavités.

Au point de vue spécial de l'appareil gastrique, le premier effet éprouvé est un notable accroissement de l'appétit et des facultés digestives. Quelques remords qu'ils en éprouvent, quelques reproches que leur en fasse leur médecin, la plupart des hôtes du Pavillon s'abandonnent aux séductions du repas qui suit leurs libations matinales, repas trop copieusement servi, il faut le dire, par la complicité des maîtres d'hôtel, et c'est à peine s'il en reste souvenir au repas du soir. Or, ce qu'on ne pourrait impunément faire nulle part, on le tolère ici bravement pendant la plus grande partie ou même pendant toute la durée de la cure, et on repart emportant, outre les bénéfices de cette restauration organique accomplie, des provisions d'activité digestive et assimilatrices pour l'avenir. Il serait beaucoup plus salutaire encore de mettre en réserve cette activité que de la dépenser sur place au profit des appétits. C'est ce que font les mieux inspirés de nos hôtes, et on les distingue facilement à leur physionomie qui porte l'empreinte d'une bonne conscience gastrique.

4° Influences exercées sur l'appareil biliaire.

L'eau minérale absorbée à la surface de l'intestin est portée par un courant continu, pendant la séance matinale et même pendant un certain temps à la suite, aux reins par les veines-dites caves et au foie par de volumineux vaisseaux de même ordre nommés veines-portes. Nous décrirons sous peu son action sur les reins ; voyons d'abord son action sur l'organe biliaire. Elle le pénètre jusque dans les profondeurs des multiples granulations creuses qui forment son tissu, et elle en ressort, en partie par d'autres veines qui la versent dans le torrent de la circulation générale, en partie par les innombrables canalicules que parcourt la bile pour aller par de plus volumineux conduits se vider dans l'intestin, après avoir séjourné un certain temps dans la vésicule biliaire. Les effets produits dans ce parcours sont : l'excitation de la glande hépatique à soustraire plus abondamment de l'économie les matériaux de la bile, la dilatation de ses étroits conduits, la dilution de son liquide compacte et visqueux, l'entraînement des corps étrangers en voie de formation. Nous retrouverons les conséquences de ces heureux effets au chapitre du traitement de la gravelle et des calculs biliaires, je veux seule-

ment insister ici sur le fait d'incitation de la sécrétion et de l'excrétion de la bile.

Ce fait fournit son explication et donne toute sa
valeur curative à la purgation alvine que produit
l'eau du Pavillon pendant un nombre de jours
parfois égal à la durée totale de la cure.

Cette purgation ne commence généralement que
vers le troisième ou quatrième jour aux doses de
six ou sept verres bus de quart en quart d'heure,
alors que la purgation urinaire est déjà en pleine
activité. Elle provoque pendant le cours de la séance
de deux à quatre selles faciles, et qui ne s'accompagnent guère de coliques. Plus nombreuses encore,
ce qui n'est pas rare, ces déjections alvines ne
fatiguent pas, n'affaiblissent pas le sujet à qui elles
laissent au contraire un sentiment de bien-être, et
qui se trouve généralement au terme de sa cure
d'autant mieux restauré qu'elles se sont plus régulièrement et plus longtemps produites. Les matières
rendues, peu abondantes à chaque fois, à moins
qu'il ne s'y mêle les produits de quelque fausse
digestion des derniers repas, ces matières, dis-je,
sont essentiellement biliaires, cuisantes à l'anus,
odorantes, jaune verdâtre ou colorées en brun par
le fer absorbé avec l'eau. Elles entraînent, le plus
souvent à l'insu du sujet, des graviers et même des
calculs biliaires.

Sauf exception, le calme se fait sous ce rapport

à dater du déjeuner qui suit la séance, à une heure du dernier verre. Quand des selles diarrhéiques ont de nouveau lieu après midi, et plus encore pendant la nuit, on peut avec certitude les rapporter à quelque erreur de régime qu'il importe de faire cesser.

Pour désigner cette action exercée sur l'appareil biliaire, j'ai employé, à défaut d'autre, le mot pur-gation. Son mécanisme, ses effets sont pourtant tout autres, comme je vais le prouver, que ceux de la purgation ordinaire.

Une admirable loi de protection des êtres vivants, veut que les veinules qui exercent l'absorption à la surface des cavités intestinales, de même que les radicellés qui pompent dans le sol les liquides nourriciers des plantes, resserrent et ferment leurs étroits conduits, au lieu de les ouvrir, quand les liquides offerts à leur action d'absorption sont trop denses, ou surchargés de principes insolubles qui ne pourraient être introduits dans la circulation générale qu'à condition d'y porter le désordre. Dans ce cas, il y a exosmose au lieu d'endosmose, en un mot le liquide suspect est repoussé, et comme pour le corriger par une plus abondante dilation, les radicelles de la plante et la membrane de l'intestin exhalent de copieuses sérosités fournies, ici par les sucs propres, là par le sang. Ce sont ces dernières qui font presque exclusivement les frais des déjections alvines provoquées par nos substances purgatives ordinaires, lesquelles sont presque toutes en effet, ou des eaux saturées de substances salines (eaux de Sedlitz, de Pulna, de Birmindorf, etc.) ou des matières insolubles (magnésie, calomel, etc.)ou des corps gras et résineux, immissibles à nos liquides (huile de ricin, scamonée, jalap, etc.).

Il ne serait donc que vrai de dire que toutes les purgations sont des saignées blanches, qui soustraient à l'économie ses principes séreux au lieu de ses principes colorés, ce qui explique suffisamment l'affaiblissement momentané qui suit toujours plus ou moins leur emploi. Tout autre, on le voit, est le mode d'action de l'eau du Pavillon, essentiellement absorbable et missible à nos humeurs, grâce à sa minéralisation quantitativement et qualitativement tempérée; et c'est plus qu'il ne faut, de cette différence, pour motiver ce fait d'observation constante, que la réhabilitation des forces générales de l'économie est en rapport direct, loin d'être, comme nous venons de le dire, en rapport inverse avec la fréquente répétition des déjections alvines.

Les hémorrhoïdaires se plaignent parfois au début d'une certaine excitation locale, accompagnée de congestion; mais la détente ne tarde pas à s'opérer soit directement, soit par suite d'un léger écoulement de sang.

La région abdominale est fréquemment enfin

influencée d'une certaine façon qui est toujours très favorablement accueillie ; sa surcharge graisseuse s'amoindrit notablement ; sa pléthore veineuse s'amende ; ses parois musculaires relâchées reprennent du ressort : les sujets reparaissent l'année suivante radieux de cette restauration qui s'est plus ou moins maintenue.

5° Influences exercées sur les voies urinaires.

C'est sous ce titre que se rencontrent les mérites les plus saillants et les plus spéciaux de l'eau minérale que nous étudions, nous ne saurions donc les analyser avec trop de soin.

Quand on observe à l'heure des séances matinales les abords du Pavillon, on est tout d'abord frappé de l'incessant pèlerinage qui s'opère vers certaines guérites dissimulées derrière les massifs d'arbres et d'arbustes. On y va d'un pas accéléré, on en revient en se prélassant, souvent même, singulière prévoyance ! on n'a reboutonné de son pantalon que juste ce qu'exige la décence.

Les verres d'eau minérale étant bus de quart en quart d'heure, c'est généralement du second au quatrième que commence l'urinement, qui se renouvelle ensuite une ou deux fois par chaque libation, dont il faut savoir que le nombre est porté

jusqu'à 12, ou même davantage par chaque séance ;
il peut encore avoir lieu deux ou trois fois après le
dernier verre et avant le déjeuner, puis, sauf exceptions, il cesse après le repas pour reprendre sa
fréquence le lendemain à la source.

Un premier fait à noter dans cette intempérance
fonctionnelle est, comme heureux appoint de ses
bénéfices à venir, la parfaite innocuité de ses effets
immédiats. A moins d'états morbides aigus des
organes urinaires, qui exigent certaines réserves, les
hôtes du Pavillon n'en éprouvent, et surtout n'en
conservent, après la séance, aucune surexcitation vésicale, au plus une fatigue vaguement ressentie aux
premiers moments dans le bassin et dans les muscles des cuisses.

La quotité du liquide évacué offre aussi d'intéres-
santes déductions. Je l'ai, à diverses reprises, mesu-
rée avec soin et je l'ai trouvée supérieure en quantum
de l'eau qui avait été bue. J'ai reconnu là le caractère spécial de l'action diurétique légitime ; il n'y a
pas seulement entrée et sortie proportionnées de
l'eau minérale, elle fait encore affluer vers les reins
les liquides propres de l'économie, et cette soustraction humorale est d'autant plus salutaire qu'il
y a simultanément soustraction de grandes proportions d'acides urique et phosphorique, comme le
prouve l'analyse ou même le simple examen des
urines évacuées dans la soirée ou dans la nuit.

Du premier au dernier verre de la séance, l'urine est successivement plus abondamment mêlée d'eau minérale : elle finit par en être presque entièrement composée.

La prompte apparition de cette eau dans l'urine, et à un moment donné le peu de changement qu'elle subit, avant d'être évacuée, ne peuvent être compris qu'à condition de se rendre un compte exact de son mode de pénétration dans l'appareil urinaire. Or, des cavités intestinales, elle se dirige vers celles des reins par deux voies très différentes. L'une d'elles, courte et rapide, fournie par des veines spéciales, porte directement sa portion à ces organes, sans que, dans ce court trajet, elle subisse aucun changement ; par l'autre voie, sa seconde portion, avant d'y parvenir, est obligée de parcourir le cercle entier de la grande circulation : partie de l'intestin par les vaisseaux absorbants lymphatiques et veineux, elle arrive au rein par les artères après avoir parcouru l'économie tout entière. L'une fait, en un mot, les frais de l'action exercée par l'eau minérale sur l'ensemble des organes, l'autre concentre exclusivement sur l'appareil urinaire ses effets vitaux, mécaniques et chimiques, effets dont la haute importance nous sera démontrée quand nous ferons l'étude du traitement des affections calculeuses et autres.

6° *Influences exercées sur les téguments.*

Nul n'ignore l'étroite solidarité qui existe entre les fonctions sudorales et les fonctions urinaires : il n'est donc pas sans intérêt de savoir comment la peau est influencée par la cure. Dans les premiers jours, elle éprouve un certain degré de resserrement spasmodique et de tendance au refroidissement. Une réaction en sens inverse ne tarde pas à s'établir en permanence : la caloricité se rétablit, la transpiration est facile et abondante, le sujet en éprouve généralement du bien-être au lieu d'en être affaibli. Les états thermométriques et barométriques de l'atmosphère ambiante peuvent modifier profondément ces résultats. Froide et humide, elle peut retarder de beaucoup cette réaction sudorale toujours nécessaire, et exiger pour certains sujets nerveux ou débiles certaines précautions de réchauffement artificiel ; surchargée de calorique et d'électricité, elle peut l'exagérer au contraire et provoquer une sudation excessive, dont le principal inconvénient est de raréfier d'autant le liquide urinaire. Toutes ces nuances arrivent en compte dans le choix des époques favorables à la cure, dans la prescription du mode d'emploi et du chiffre des doses, dans l'indication enfin des divers moyens propres à corriger cette insuffisance ou cet excès de réaction cutanée.

La goutte, la gravelle, les maladies urinaires sont souvent compliquées d'affections exanthémateuses (1) en différentes parties du corps et spécialement à la face interne des cuisses, aux bourses, au périnée, à l'anus. Ce n'est que par exception qu'elles sont surexcitées au début de la cure et toujours à un bien moindre degré qu'aux eaux minérales spécialement affectées à leur traitement. Dans la grande majorité des cas, j'ai vu ces plaques, plus ou moins larges, d'aspect herpétique pâlir, se dessécher, s'exfolier, marcher en un mot vers la guérison.

EFFETS PRODUITS SUR L'APPAREIL PULMONAIRE

La circulation pulmonaire est activée, la sécrétion bronchique est augmentée, l'expectoration est plus facile et plus abondante.

Ce programme est presque calqué sur celui des eaux spécialement réservées au traitement des affections de poitrine, et semble à première vue peu en rapport avec les propriétés de cette eau froide qui jaillit en abondance des robinets du Pavillon. Aux débuts de ma pratique, je ne l'ai moi-même accepté

(1) Affection exanthémateuse : de nature dartreuse.

qu'avec une certaine défiance ; mais, tirant de mes observations successives une légitime confiance, j'en suis venu à regarder l'eau de Contrexéville comme l'un des meilleurs curatifs de certaines de ces affections.

Il n'est pas rare qu'on arrive au Pavillon avec des angines, avec des bronchites, avec des catarrhes pulmonaires récemment contractés ou de date ancienne et d'allure chronique ; il se fait même que, par quelque imprudence, l'on contracte sur place l'une de ces affections : l'eau froide est des plus mal famées dans tous ces cas, le malade demande conseil avant de commencer ou de continuer ses libations matinales. Je n'hésite jamais, pour mon compte, à l'y encourager, et c'est ainsi que j'ai eu maintes fois la satisfaction de voir avorter des angines et des bronchites récentes, de voir s'amender sensiblement d'anciennes affections catarrhales.

L'asthme de cause organique ne tolère guère les excitations même modérées de notre traitement et exige de prudentes réserves ; celui de nature spasmodique, fréquent dans la lignée goutteuse, est au contraire très heureusement influencé, peut même espérer une complète guérison, à condition d'une suffisante persévérance.

7° *Influences exercées sur le cœur.*

Quand cet organe est dans l'état normal, il prend sans réclamer aucune attention particulière sa part des incitations du début de la cure et des apaisements de la continuité ; quand il est le siége de troubles fonctionnels, le plus souvent imputables à la goutte latente ou irrégulière, cette excitation initiale exige quelques précautions, mais le résultat final est généralement satisfaisant ; quand il y a lésion organique confirmée, il faut se défier de toutes les eaux minérales, y compris de celle que nous étudions, de toutes la moins agressive et la plus modérée dans ses actions médicatrices.

INFLUENCES EXERCÉES SUR LES ORGANES GÉNITAUX

Chez l'homme, l'excitation dynamique de la cure reste sans influence apparente sur ces organes, ou se traduit par des incitations érotiques, par des rêves voluptueux, par une sensibilité plus vive des testicules, par des sécrétions plus abondantes du mucus uréthral et du liquide prostatique. Le résultat final est une réhabilitation plus ou moins accusée des aptitudes fonctionnelles de ces organes, que caractérisait énergiquement un habitué du Pavillon, qui avait cessé d'y venir parce que, disait-il, vieux garçon, il n'était pas assez riche pour payer toutes les prouesses dont il était tenu au retour.

Chez les femmes, les effets tonidynamiques du traitement sur l'organe utérin sont bien plus manifestes encore, surtout quand ils ont été secondés par les douches locales et générales de cette eau, doublement tonifiante par sa température et par sa minéralisation.

Les résultats immédiats de cette médication s'indiquent par la menstruation plus prompte, plus facile des femmes dysménorrhéiques (1) qui y sont soumises. C'est ainsi qu'autrefois la source du Prince, légèrement plus ferrugineuse que le Pavillon, se nommait la *source des demoiselles*. C'est aussi pour ces raisons que nombre de maladies utérines soit isolées, soit associées à la goutte et à la gravelle, trouvent leur guérison à cette station, qui aurait pu se créer une illustration de plus dans le traitement des affections féminines, mais qui a négligé jusqu'à ce jour de le faire.

Quand, ce qui est le plus ordinaire, ces affections s'accompagnent d'états ulcéreux du col utérin, de leucorrhée, de catarrhe vaginal, je ne connais rien

(1) Dysménorrhéiques : irrégulièrement menstruées.

de plus efficace que l'usage interne de cette eau
combiné avec ces douches ; et je crois avoir autorité
suffisante pour le dire, car je suis resté attaché
pendant des années à la pratique et à l'enseigne-
ment de Lisfranc, le célèbre spécialiste des femmes,
et j'ai moi-même publié divers travaux sur ce sujet.

Il est encore un très intéressant résultat de cette
dynamisation utérine, dont j'ai observé un certain
nombre de cas dans ma longue pratique de Contrexéville, je veux parler de la cessation de la stérilité : j'en ai signalé la fréquence chez les femmes
de descendance goutteuse et graveleuse ; ses rapports avec les divers états morbides des organes
génitaux de la femme sont notoires : soit qu'on en
rapporte les bénéfices aux vertus antigoutteuses et
anticalculeuses du Pavillon, soit qu'on les attribue
à cette réhabilitation fonctionnelle et à cette restauration sanitaire de l'appareil génital, il est certain
que j'ai vu revenir, mères ou nourrices, à cette fon-
taine beaucoup de femmes qui y étaient venues
stériles l'année ou les années précédentes.

DIVERS MODES D'EMPLOI DE L'EAU DE CONTREXÉVILLE

1° *Saison sur place.*

Sous le climat tempéré de la région Vosgienne,
la saison hydrominérale n'a de limites que le com-

mencement et la fin des beaux jours, espace de temps généralement compris entre le 15 mai et le 1ᵉʳ octobre. Pour plus d'ordre et de clarté, nous diviserons cette durée totale en trois époques : époque précoce, époque moyenne et époque tardive.

La première commence aux premiers beaux jours de mai et se termine au 14 juin. Incertaine comme la saison printanière, pleine de charmes quand celle-ci est tempérée et régulière, maussade et ennuyeuse quand elle est variable, humide et froide, elle réunit au Pavillon, et groupe selon la température, dans les vertes allées du parc ou sous l'abri des galeries et de la grande salle du Casino, les malades impatients de mettre un terme aux longues souffrances de l'hiver précédent; ceux qui ayant récemment subi des attaques goutteuses, calculeuses, vésicales, savent que le moment est opportun pour hâter leur convalescence et se préparer un meilleur avenir; ceux qui, sagement inspirés, se proposent de prolonger ou de renouveler leur cure; ceux enfin qui veulent éviter les encombrements de la foule, ou, raison péremptoire, qui ne sont libres qu'à cette date.

Je viens d'énumérer, sans avoir besoin d'y insister davantage, les raisons qui peuvent faire préférer cette époque hâtive. Médicalement, elle a pour elle l'autorité de la grande école hypocratique, qui regarde cette période d'active rénovation humorale comme spécialement favorable au traitement des maladies chroniques. Tempérée quand elle est régulière, elle est exempte des brusques commotions de la saison estivale et, fût-elle variable, humide et froide temporairement, on est suffisamment abrité et pourvu de vêtements pour poursuivre utilement sa cure.

La saison moyenne a pour avantages sa température plus chaude, plus régulière, et pour inconvénients l'encombrement des hôtels et de l'établissement. On peut lui reprocher la prédominance sudorale et l'excitation gastrointestinale, que provoquent les chaleurs exagérées et les périodes orageuses du milieu de l'été ; mais il y a tant de ressources de rafraîchissement et d'apaisement à cette eau, toujours fraîche, du Pavillon, à ces bains et à ces douches de température facultative, qu'on renonce à combattre les préférences du plus grand nombre pour cette époque.

L'époque tardive comprend la seconde moitié du mois d'août et la totalité du mois de septembre.

Je ne sais s'il en est de même ailleurs, mais dans nos contrées, cette période est de toutes la plus tempérée, la plus régulière et la moins exposée aux brusques variations atmosphériques. La campagne a tout le charme de sa parure automnale ; le jour, on peut parcourir les bois sans redouter de fortes chaleurs ; la soirée est déjà favorable aux réunions

17

amicales. C'est l'époque du gibier échauffant, mais c'est aussi celle des fruits rafraîchissants. Au point de vue médical, cette date a l'avantage de se rapprocher de l'une de celles où la goutte et la gravelle renouvellent le plus souvent leurs attaques. A condition de faciles précautions contre les fraîcheurs des extrémités du jour, cette saison est en somme très recommandable et convient surtout aux malades qui, désirant gagner deux galons en une campagne, viennent faire une seconde cure distancée d'une première par un intervalle de repos.

La saison réglementaire est de 21 jours : il m'en coûte de propager cette banalité, généralement adoptée pourtant dans les diverses stations hydrominérales. Etrange ultimatum imposé à la source à laquelle on demande sa guérison ; singulier compromis avec des affections morbides qui ne diffèrent pas seulement par leurs noms, mais encore par la forme et l'intensité de leurs symptômes, par l'ancienneté de leur date et par les aptitudes constitutionnelles infiniment variées des sujets qui les portent. Ce peut être trop, c'est presque toujours trop peu que ces 21 jours fatidiques. Ce peut être trop par continuité non interrompue : il vient un moment, sans date précise, où la saturation hydrominérale s'indique d'elle-même par la physionomie du buveur, par ses sensations, par l'intolérance de l'eau succédant à sa parfaite tolérance ; quand elle arrive ou plutôt quand elle débute, il est prudent, il est rationnel, soit de terminer la cure, soit de l'interrompre pour la recommencer après un intervalle de repos plus ou moins prolongé. Cette saturation, qu'il est toujours facile de distinguer de certaines lassitudes passagères par indispositions accidentelles, est le seul guide légitime pour abréger ou pour prolonger la cure, selon qu'elle s'accuse avant ou après le vingt et unième jour.

Mais quelle est donc la puissance mystérieuse d'une telle médication qui, malgré l'absurde préjugé d'une aussi étroite restriction, suffit au long soulagement ou à la cure définitive de maladies héréditaires, pour la plupart de dates anciennes, de nature chronique, et contre lesquelles l'art médical est resté impuissant !

L'on pallie sans doute jusqu'à un certain point les inconvénients de cette dommageable routine en renouvelant sa cure à domicile, en fréquentant le Pavillon pendant plusieurs années consécutives ; mais combien il serait plus rationnel de faire, au moins à une première année de fréquentation, un traitement suivi au lieu d'une cure sommaire !

J'ai pour habitude de prescrire aux malades qui adoptent ce sage parti des quinzaines de traitement suivi, séparées par des repos de six à huit jours. Ce mode de faire est complétement conforme à celui que prescrivent les bons praticiens dans le traitement prolongé des maladies chroniques ; il ménage la tolérance des organes pour la médication mise en usage, et surtout il les empêche de perdre leur impressionnabilité médicamenteuse par la continuité de l'habitude ; il renouvelle en quelque sorte leur virginité impressive.

Banalement, la séance commencée le matin à une heure facultative doit être terminée une heure avant le déjeuner, c'est-à-dire à 9 heures. L'eau puisée au Pavillon, reçue dans des verres qui en mesurent la dose, est bue immédiatement et de quart en quart d'heure. Le nombre de ces doses, modéré au début de la cure, est augmenté progressivement jusqu'à un chiffre moyen de huit à douze. Dans les cinq ou six derniers jours il doit décroître de manière à être ramené au chiffre du début.

Ce que je résume ici en quelques lignes exigerait de longs développements, si je voulais *a priori* nuancer cette esquisse générale selon les convenances individuelles des diverses maladies et des divers malades ; mais je ne parviendrais pas à rendre inutile l'intervention d'un guide éclairé, qui sait s'inspirer de toutes les éventualités, de tous les imprévus.

Il peut être indiqué, selon les occurrences, de boire l'eau avec tout son gaz ou d'attendre qu'elle en ait perdu une partie ; de faire après chaque verrée un exercice actif ou de garder au contraire le repos ;

d'aller boire aux robinets mêmes ou de suppléer à une insuffisante réaction par la chaleur de lá chambre ou même du lit ; de ne remplir son verre que d'eau pure ou d'y mêler certains médicaments, auxiliaires utiles par exception, etc., etc.

Il est rarement indiqué de retourner à la source dans l'après-midi ; il est presque toujours nuisible de le faire le soir avant de se coucher ; on court surtout le risque de mal digérer la nuit l'eau que l'on digère parfaitement pendant l'activité du jour, de fatiguer en outre ses reins et sa vessie par un travail que le sommeil rend toujours plus laborieux.

Les deux sources du *Quai* et du *Prince* ont surtout pour destination d'alimenter les bains et les douches, mais en outre elles servent d'utiles auxiliaires au Pavillon dans certaines éventualités du traitement.

La première, relativement plus dosée en magnésie et moins dosée en fer, est avantageusement substituée au Pavillon pendant un ou deux jours, quand la purgation biliaire est trop tardive ou insuffisante ; certains estomacs spasmodiques la digèrent plus facilement, elle fait même tous les frais de la cure dans quelques cas où la médication ferrugineuse est contre-indiquée, dans ceux surtout où il est nécessaire d'activer spécialement les fonctions de l'appareil biliaire affecté de gravelle ou de tout autre état morbide du même genre.

La source du Prince a eu, elle aussi, sa désignation imagée : les habitants du pays s'en servaient comme d'un collyre dans les maladies des organes de la vue et l'avaient appelée source *des yeux*. Très riche en fer, et en outre rendue très résolutive par les sels solubles de chaux qui y abondent, cette eau a en effet beaucoup d'analogies avec l'eau de *boule de Nancy*, très employée autrefois en topique, non-seulement dans les ophthalmies chroniques, mais encore dans les cas d'ulcères rebelles, de trajets fistuleux, etc. ; il est certain qu'employée en bains locaux et en lotions, elle exerce une salutaire influence sur les irritations chroniques des paupières et du globe oculaire.

2° *Bains.*

De nombreuses baignoires, confortablement sinon luxueusement installées dans autant de cabinets, destinés les uns aux femmes, les autres aux hommes, sont exclusivement alimentées en abondance par l'eau minérale des trois sources collectionnées dans un vaste réservoir.

Cette eau, chauffée dans des appareils spéciaux très ingénieusement disposés, perd, par la caléfaction, la moindre part possible de sa minéralisation native.

Ces bains ont des applications permanentes et des utilités éventuelles.

Par eux-mêmes, ils sont légèrement stimulants et finalement toniques ; il est facile de varier cette action, de l'approprier aux diverses individualités morbides par des additions médicamenteuses, par des différences de température et de durée, par le choix même du moment où ils doivent être pris, soit le matin pendant la séance, soit dans le courant de la journée.

L'expérience m'a appris à leur préférer les douches chez la plupart des goutteux, ceux surtout que menacent ou qui ont déjà subi les formes irrégulières ou chroniques de leur affection.

Composés d'eau minérale pure ou diversement additionnée, ils offrent d'utiles applications dans tous les cas où, surtout chez les femmes nerveuses, les excitations spasmodiques des débuts de la cure s'exagèrent ou se prolongent ; dans tous ceux où les excrétions sédimenteuses abondantes irritent au passage la membrane urinaire; pour calmer l'éréthisme des reins et de la vessie, soumis à des irritations calculeuses, goutteuses ou autres ; pour atténuer les symptômes douloureux et hâter l'expulsion des calculs urinaires et des calculs biliaires. Dans certains de ces cas, le bain de siége est employé de préférence au bain entier. Enfin, il est parfois opportun de combiner les effets excitants des douches avec l'action sédative des bains.

5° *Douches.*

L'établissement des douches de Contrexéville, doté récemment d'importantes améliorations, ne le cède en rien à ceux des stations les mieux famées en ce genre, autant au point de vue de l'outillage qu'à celui de l'abondance et de l'énergique propulsion de l'eau, qu'à celui de l'habileté des employés chargés de les administrer.

Comme les bains, elles sont exclusivement alimentées par l'eau minérale et facultativement chaudes· ou froides. Au sujet de ces dernières, qui fournissent à l'hydrothérapie ordinaire ses plus puissantes ressources, je me contenterai de noter l'efficacité toute spéciale qu'elles empruntent de leur combinaison avec la médication simultanément tonique et évacuante du Pavillon, véritable hydrothérapie interne. Elles sont descendantes à jet unique ou en pluie, latérales avec projection plus ou moins énergique, périnéales, c'est-à-dire disposées de manière à agir spécialement sur le périnée, sur le col de la vessie et sur la prostate chez l'homme, sur l'ensemble des organes du bassin chez la femme. Circulairement projetées dans des bains de siéges spéciaux et disposées en jets ascendants, à colonne unique ou divisée en pluie, elles rendent de nombreux et importants services dans les désordres fonctionnels, dans les engorgements fécaux, hémorrhoïdaires ou autres, du gros intestin et dans les diverses affections des organes génitaux de la femme.

Précieux auxiliaires du traitement interne, les douches prennent à Contrexéville une part de plus en plus large dans les prescriptions médicales et ajoutent le salutaire appoint des efficacités hydrothérapiques à celles toutes spéciales de cette eau bienfaisante.

4° *Cures à domicile.*

Grâce à sa parfaite captation et aux soins particuliers donnés à son embouteillage, l'eau du Pavillon peut, sans s'altérer, porter à de grandes distances les salutaires effets de son emploi médical, renouveler, compléter les bénéfices des cures poursuivies à la source elle-même, ou en mettre une notable part à la portée des malades qui ne peuvent se déplacer.

Elle peut, selon son mode d'emploi et selon ses doses, borner son action à des effets hygiéniques, d'autant plus salutaires qu'ils peuvent être produits avec une certaine continuité, ou bien donner des résultats curatifs, moindres sans doute que ceux obtenus aux robinets de la source, mais qui n'en sont pas moins sans équivalents dans les prescriptions habituelles de la médecine.

Au premier point de vue, bue dans la continuité

17.

des repas, ou le matin au réveil, au moment de la vacuité des organes digestifs, elle stimule l'appétit, elle régularise les digestions, elle active les fonctions urinaires et biliaires ; elle tonifie en somme, sans la surexciter, l'économie tout entière. Or ce sont bien là les actions préventives les plus certaines des troubles sanitaires d'où tirent leurs origines les maladies dont nous poursuivons l'étude.

Au second point de vue, à condition de doses plus élevées et plus rapprochées, elles remplissent mieux qu'aucune autre prescription médicamenteuse, les indications curatives des gravelles urinaire et biliaire, des affections calculeuses de même nature, de la goutte, des maladies de l'appareil urinaire, et en somme dans tous les cas, quel que soit leur titre morbide, où il y a lieu de tonifier par le fer, de réparer par la chaux les débilités fonctionnelles et l'appauvrissement organique de l'économie.

Le mode d'emploi de l'eau, ainsi bue à domicile, varie selon ces diverses occurrences. Tout ce que l'on peut dire de plus général, c'est que les doses de facile digestion, les seules qui doivent être prescrites, sont beaucoup moindres que celles usitées aux robinets mêmes du Pavillon ; c'est que, à moins d'urgence actuelle, les époques les plus favorables pour faire des cures suivies d'une durée de vingt à vingt-cinq jours sont les approches de l'hiver et du printemps ; c'est enfin qu'il faut la boire le matin à jeun à des doses multiples et rapprochées quand on veut obtenir le summum de ses effets médicamenteux, et en user à sa soif, aux repas, ou dans la continuité du jour, quand on l'emploie dans un but de prévention ou de simple hygiène. Là, comme à la source, il n'est pas de guide plus certain pour les quantités à prescrire et pour le temps de leur usage, que la tolérance gastrique, qui varie comme les susceptibilités individuelles et comme les dispositions morbides.

CHAPITRE III

TRAITEMENT PARTICULIER DE CHACUNE DES MALADIES DE NOTRE PROGRAMME

Dans la première partie de cet ouvrage, nous avons étudié avec soin les indications médicales fournies par les causes et par les symptômes de chacune de ces maladies; dans les premiers chapitres de cette seconde partie, nous avons exactement analysé les actions médicamenteuses de l'eau de Contrexéville : il ne nous reste plus qu'à chercher les concordances de ces actions médicatrices avec ces indications morbides, pour que cette œuvre donne tout ce qu'elle comporte d'utilité pratique.

C'est bien peu à premier coup d'œil que l'unité nominale de cette eau pour la multiplicité symptomatique de ces maladies ; mais l'unité tonique du fer ou du quinquina, l'unité sédative de l'opium, l'unité évacuante des purgatifs ne suffisent-elles pas à la médication curative des affections les plus dissemblables en apparence. Or on chercherait en vain dans chacun de ces puissants agents de la médecine ordinaire la riche association de propriétés concordantes dont est dotée cette eau. Il ne faut pas oublier, d'ailleurs, que ces maladies sont pour la plupart des manifestations variées d'un même trouble organique, d'un même désordre fonctionnel, et que ce n'est certes pas un aveugle hasard qui, d'ancienne date, les a conduites et les ramène à une même source minérale.

§ 1ᵉʳ *Traitement de la gravelle rouge (urique).*

Le traitement de cette affection, prise dans son ensemble, depuis les simples sédiments urinaires jusqu'aux volumineux calculs, depuis l'état d'intégrité des organes eux-mêmes jusqu'aux lésions de leurs propres tissus, doit avoir pour but :

1° De régulariser le désordre des actes de digestion, d'assimilation et de désassimilation d'où résulte dans l'économie la production excessive des

matières acides et notamment de l'acide urique, base
essentielle de la maladie ;

2° De ramener les organes chargés de l'élimination de ces matières, organes urinaires et organes
biliaires, à une plus grande activité fonctionnelle ;

3° De provoquer l'expulsion des concrétions stationnaires et d'accélérer celle des concrétions mobiles, soit par un entraînement mécanique direct, soit
par une dilatation des conduits excréteurs, soit par
une diminution de leur volume, ou un changement
de la position vicieuse qui les retient, ou une dilution et un déblayement des productions muqueuses, purulentes, sanguinolentes, qui font obstacle ;

5° Enfin de combattre les irritations et les inflammations de tissus, dont cette affection se complique à ses degrés extrêmes.

Nous n'aurions qu'à répéter ce que nous avons dit
des influences exercées sur les divers organes par
l'eau de Contrexéville pour reconnaître qu'elle remplit par excellence toutes ces indications.

A. — Le premier effet apparent de son usage à
la source est l'augmentation des excrétions sédimenteuses urinaires en même temps que des excrétions biliaires. Ce sont les signes certains de la sur-
activité imprimée aux fonctions éliminatrices des
reins et du foie. Au cours de la cure, ces excrétions
sédimenteuses uriques diminuent après s'être mon-
trées plus abondantes ; sont formées de parcelles suc-

cessivement plus ténues ; se décolorent et finissent par disparaître. Dans les derniers jours, un nuage floconneux, léger, de plus en plus abondant et de moins en moins coloré, indiquant une suractivation des sécrétions de la muqueuse urinaire, surnage ces matières sédimenteuses.

L'augmentation de l'appétit, la facile digestion de repas, souvent trop copieux, déposent en faveur de la régularisation des fonctions de digestion, d'assimilation et de désassimilation. Le bien-être général, le surcroît d'activité que ressentent la plupart des hôtes du Pavillon en sont une preuve indirecte.

Cette eau n'est que très modérément alcaline, mais enfin tel est son titre chimique. Or, nous venons de dire que son premier effet est de provoquer la surabondance des principes acides dans le liquide urinaire ; nous sommes donc bien autorisés à attribuer aux réhabilitations fonctionnelles que nous venons de dire, ce mode d'agir bien plus radical, bien plus efficace que la simple transformation chimique imprimée par les eaux alcalines fortes (Vichy, Carlsbad, etc.) aux matières acides de l'urine, qui n'en valent ni plus ni moins pour devenir d'acide urique urate de soude, d'acide phosphorique phosphate de même sorte ; qui deviennent même plus compromettantes sous cette nouvelle forme parce que, plus solubles, elles sont plus facilement miscibles au sang, qui les porte sur tous les points de l'économie ; parce que, risque plus grave, elles communiquent à l'urine leur réaction alcaline, condition certaine de la précipitation dans les cavités urinaires des principes phosphatiques, matière première de la gravelle blanche et complication fâcheuse de la gravelle rouge.

B. — L'eau du Pavillon se borne-t-elle à ouvrir aux calculs des voies plus larges et à les y pousser avec énergie ? ou bien possède-t-elle en outre la propriété de les dissoudre, qui lui est généralement attribuée ? au point de vue de la gravelle blanche, le fait n'est pas douteux, comme nous allons en faire la preuve au chapitre suivant ; mais, au point de vue de la gravelle rouge, il demande des explications tirées de l'interprétation des effets de la cure. Ces effets sont les suivants :

Les graveleux confirmés expulsent, pour la plupart vers le milieu ou au déclin de leur saison, un certain nombre de concrétions uriques rouges, jaunes, teintées de gris par une légère croûte phosphatique, indice d'un long séjour et d'un certain degré d'inflammation chronique sur le lieu où ils ont stationné. Ces concrétions, moins volumineuses que les calculs proprement dits, offrent des formes fragmentées au lieu de formes régulières ; leur cohésion est évidemment amoindrie, car ils sont friables et avec un faible effort on sépare les uns des autres, les sables agrégés dont ils sont composés. Leur expulsion ne donne lieu qu'à d'insignifiantes douleurs. Ou bien ils ont été surpris dans les cavités rénales en voie de formation et d'accroissement, ou bien ils ont été détachés de concrétions uriques plus volumineuses; dans les deux cas ils portent la preuve évidente que la matière animale qui cimentait entre elles leurs parcelles lithiques a été ramollie, dissoute et que c'est ainsi qu'ils sont devenus friables, spongieux, à la façon de fragments d'os désagrégés par la carie ou par l'action du feu.

Ce remarquable résultat du traitement se fait aussi observer pour les calculs volumineux, mais ceux-ci se comportent à la source de diverses manières qu'il importe de connaître.

Plus ou moins volumineux, uniques ou multiples, de formes plus ou moins irrégulières, mobiles ou enchatonnés et même adhérents, ils sont tous plus ou moins énergiquement sollicités à se déplacer, à parcourir, sous l'action contractile augmentée de l'appareil urinaire, les cavités et leurs conduits dilatés et déblayés. Certains d'entre eux, même très volumineux et très défavorablement conformés, mais dont l'évolution n'est entravée par aucun désordre organique des voies à parcourir, obéissent jusqu'au dénoûment à cette puissante impulsion et sont expulsés au cours du traitement, en un temps moins long, avec des douleurs bien moindres que n'en devraient exiger leur fort volume et leur forme irrégulière. Bien plus fréquemment ils ne sont définitivement expulsés qu'après le traitement terminé, ou immédiatement à sa suite, ou à peu de temps de là. Ces expulsions tardives sont plus souhaitables que les précédentes : bénéficiant des résultats complets de la cure, elles sont encore moins difficultueuses.

Enchatonnés ou adhérents, quand ils ne se compliquent pas de trop graves désordres organiques de l'appareil urinaire, les calculs peuvent encore espérer un résultat décisif de leur traitement. Tous ou à peu près, ils doivent leur surcroît de volume à des additions de couches phosphatiques superposées à leur moyen urique. Or nous savons que les phosphates se prêtent d'une manière toute spéciale aux actions désagrégeantes et dissolvantes de l'eau de Contrexéville. C'est certainement dans cette classe des concrétions immobilisées qu'il faut ranger celles qui, ayant fait un séjour de plusieurs années dans les reins ou dans les urèthres, sont fréquemment expulsées dans le cours du traitement ou à sa suite.

J'ai enfin cité, je pourrais encore citer des cas de gravité extrême où ce traitement a provoqué, ou du moins a puissamment secondé l'issue de ces concrétions par des abcès ouverts, soit à l'extérieur sur quelque point des régions rénales, soit à l'intérieur dans la cavité intestinale. On ne peut pas toujours compter sur de tels imprévus, mais les eaux que nous étudions sont fécondes en surprises.

Je viens d'exposer les données habituelles du traitement de la gravelle rouge aux sources de Contrexéville ; il me reste à mentionner sa continuité à la suite de la saison, et ses diverses éventualités qui peuvent exiger l'emploi de moyens spéciaux.

Pour les calculeux comme pour les goutteux, et d'une manière générale pour toutes les affections constitutionnelles à attaques périodiques, le retour de l'automne et celui du printemps sont des époques critiques, et partant des dates opportunes pour renouveler à domicile la cure faite sur place pendant la saison précédente. Pour donner toute leur efficacité, ces cures doivent être continuées pendant vingt à vingt-cinq jours ; l'eau doit être bue le matin à jeun, aux doses moyennes de quatre à six verres qu'il est rarement indiqué de dépasser. On laisse au moins une heure d'intervalle entre le dernier verre et le déjeuner, et si l'exercice, toujours de beaucoup préférable, n'est pas possible, il faut éviter en la buvant le froid et l'humidité.

En dehors de ces cures prévues, si les urines deviennent accidentellement et restent fortement sédimenteuses, si elles deviennent rares et cuisantes, si des douleurs inaccoutumées se font sentir dans la région des reins, il est indiqué de boire pendant quelques jours l'eau du Pavillon, soit à jeun, soit aux repas.

Surtout chez les graveleux et les calculeux, les douches et les bains sont, à Contrexéville, de très utiles auxiliaires du traitement. Les bains sont spécialement mis en usage dans les cas d'irritations rénales ou vésicales qui peuvent se développer par suite du traitement, ou plus souvent encore sous l'influence du déplacement et de l'expulsion des graviers et des calculs. Quand ce dernier incident ne donne pas lieu à des douleurs trop vives, à des symptômes trop accentués d'irritation des organes, je préfère de beaucoup les douches, soit à jet unique, soit à jets multiples, froides ou chaudes, ou alternées, dirigées sur les reins, sur les flancs et sur le périnée. Elles accélèrent notablement la progression et l'expulsion définitive des concrétions urinaires. Le plus souvent, en outre, elles agissent à la façon du massage et atténuent bien plutôt qu'elles ne l'augmentent, l'état douloureux des régions soumises à leur action.

Les crises néphrétiques sont rares à Contrexéville, mais en raison du nombre des malades, il n'est pas de saison où nous ne soyons appelés à y remédier : les moyens que j'emploie de préférence en pareils cas, sont : les bains entiers et, par exception, les bains de siége, rendus calmants par une addition de tilleul ou de morelle ; les cataplasmes très

chauds, arrosés de laudanum ; et, pour boisson,
l'infusion de spirée (reine des prés) édulcorée avec
le sirop de même nom.

Les ventouses scarifiées, appliquées en nombre
sur la région des reins, sont un puissant moyen
de soulagement et de guérison : elles ne sont
acceptées généralement qu'avec un certain sentiment d'effroi ; mais, grâce aux instruments perfec-
tionnés dont nous disposons, cette impression est
de courte durée.

Je n'emploie qu'avec une extrême réserve les injections sous-cutanées de sels de morphine. Ce
médicament, qui représente à un haut point les
propriétés stupéfiantes de l'opium dont il est extrait, peut, il est vrai, soulager momentanément,
mais en retardant d'autant la progression du calcul,
dont il faut, avant tout, accélérer la sortie. On ne
peut jamais, d'ailleurs, présumer d'avance la tolérance d'un malade pour ce narcotique, qui a déjà
plus d'une fois dépassé le but, quoique manié par
d'habiles praticiens.

J'ai trouvé dans le *zinco-cyanure de potassium*
un précieux agent de sédation : administré en pi-
lules qui contiennent de ce sel un centigramme
chacune, et qui sont prescrites une par quart
d'heure, il fait presque toujours tomber, dès la
seconde ou, au plus tard, dès la troisième pilule,
tous les symptômes de la crise, quelque douloureuse,

quelque violente qu'elle soit, et cet apaisement, loin d'être obtenu au détriment de l'issue finale, résulte précisément de la cessation du spasme nerveux des conduits urinaires, spasme qui avait pour double effet de s'opposer à la marche de la concrétion vers ses voies naturelles et par cela même de provoquer et d'aggraver les symptômes douloureux de la crise.

Quand le calcul est parvenu dans la vessie, le calme se fait pour le malade, mais de nouvelles préoccupations surgissent pour le médecin ; si son expulsion se fait trop attendre pour cause de spasme ou d'étroitesse ou de rétrécissement du canal excréteur de l'urine, il peut devenir nécessaire de recourir à des calmants, à des antispasmodiques employés par la bouche ou en applications topiques, bains de siége, petits quarts de lavements, cataplasmes, pommades à base de camphre, d'opium, de belladone.

Quand le retard prolongé de l'expulsion définitive est le fait d'un canal de l'urèthre coarcté et surtout rétréci, soit dans sa région prostatique, soit sur un point quelconque de son étendue, on obtient de très bons résultats d'injections d'huile tiède, lancées avec une petite seringue et maintenues quelques instants dans ce conduit. Sa dilatation au moyen de bougies graduées, est enfin le moyen qui réussit quand tous les autres ont échoué et qui prépare d'ailleurs la voie à l'introduction du Lithotriteur, si elle devient inévitable.

Et maintenant quel est l'avenir des calculeux améliorés ou guéris par une première fréquentation de la Source du Pavillon? Je pourrais citer un nombre respectable de malades de cette catégorie, qui jouissent depuis longues années d'une immunité complète, après y avoir fait un, deux ou trois pèlerinages. La période de trois saisons consécutives est en effet presque toujours suffisante pour la guérison définitive des sujets accidentellement calculeux, qui ne portent pas dans leur constitution tout entière, les signes d'une prédisposition exceptionnelle ; qui se résignent d'ailleurs à conformer leurs habitudes de vivre aux exigences de leur affection ; mais je ne dois pas me borner à cette notion générale des certitudes presque absolues de guérison que donne dans la gravelle rouge la fréquentation suffisamment prolongée de Contrexéville, je vais, résumant mes observations de vingt années, classer les degrés divers de cette affection, selon les probabilités correspondantes de leur guérison.

Je place sous la désignation de *diathésiques*, les nombreux sujets chez lesquels l'affection calculeuse urique constitue en quelque sorte une fonction supplémentaire, utile en ce qu'elle a de modéré, compromettante seulement en ce qu'elle a d'excessif et d'irrégulier, sujets que caractérisent leur hérédité calculeuse certaine, leur conformation spéciale et pour beaucoup aussi leurs habitudes de vivre, soit spontanées, soit obligées. Chose remarquable ! ceux-ci s'en tiennent généralement aux formes modérées de la maladie, et ne la compliquent que par exception des lésions profondes des tissus de l'appareil urinaire. Pour eux le résultat à attendre du traitement est l'expulsion des concrétions volumineuses qui pourraient exister déjà, la cessation de toute nouvelle production de ce genre et la certitude acquise que leur dette constitutionnelle se liquidera à l'avenir par de simples émissions anodines et inoffensives de sables ou au plus de petits graviers. Cette certitude leur est acquise, mais à la condition expresse d'une persistante fréquentation du Pavillon. Ce serait chimère pour de tels sujets, d'exiger plus ou mieux, d'aucun médicament, d'aucune eau minérale, pas même de celle que nous étudions, de toutes la plus héroïque.

Une seconde classe comprend ceux que nous pouvons appeler des calculeux accidentels. Leur filiation héréditaire est incertaine, et ils n'offrent que des caractères négatifs dans leur constitution et dans leur mode de vivre : une moyenne de deux à quatre ans, selon l'ancienneté et le développement des concrétions actuellement existantes, réunit toutes les probabilités d'une guérison définitive.

Il en est enfin qui portent à Contrexéville une collection fort ancienne de calculs très volumineux, immobilisés dans les calices, dans le bassinet, dans l'urethère même dilatés et déformés. Ceux-ci encore ont droit à une libération complète, mais connût-on le nombre et le volume de leurs calculs en provision, on ne pourrait leur fixer de date précise, on ne pourrait que leur dire : insistez jusqu'à l'épuisement complet de votre provision : nul autre moyen connu ne pourrait vous donner un tel résultat, ni plus promptement, ni plus certainement.

A cette classe se rattache une variété calculeuse plus compromettante encore, d'une guérison bien douteuse ailleurs qu'à Contrexéville, mais que ce champ d'asile fécond en ressources ne laisse pourtant pas sans de légitimes espérances ; je veux parler des volumineuses concrétions uriques enchatonnées, adhérentes dans des reins chroniquement enflammés, engorgés, catarrheux, ulcérés même, ce que démontrent suffisamment des urines muco-purulentes, purulentes, sanguinolentes, albumineuses, parfois en outre sucrées.

Le traitement de l'affection calculeuse urique arrivée, ce qui est fort rare, ai-je dit, à cette extrême complication, se confond, d'une part avec celui des maladies des organes urinaires, d'autre part avec celui des concrétions phosphatiques, bases de la gravelle blanche, qui toujours se surajoutent aux

noyaux uriques dans les cas de cette catégorie :
nous en renvoyons l'étude aux chapitres qui vont
suivre.

CHAPITRE IV

TRAITEMENT DE LA GRAVELLE BLANCHE (PHOSPHATIQUE).

Plus rare, mais plus sujette à complications que
la précédente, cette gravelle est plus spécialement
et plus exclusivement justiciable du traitement de
Contrexéville, qui sur ce terrain ne rencontre ni con-
currents, ni contradicteurs.

On n'a pas oublié sans doute que, dans l'étude
de cette affection, nous lui avons attribué pour
base essentielle l'alcalinité de l'urine substitués à
son acidité normale, et comme conséquence forcée
de cette alcalinité, la transformation des phosphates
solubles de l'urine en phosphates insolubles concrescibles : avec une telle notion, que nul ne son-
gerait à contester, il paraît difficile d'admettre que
l'on puisse rencontrer l'accord d'un médecin et
d'un calculeux de cette sorte, dont l'un conseil-
lerait, dont l'autre accepterait la fréquentation des
eaux de Vichy ou de Carlsbad. Ces eaux et toutes
celles où domine et abonde le bicarbonate de soude,

sont précisément elles-mêmes fortement alcalinisées,
et ne peuvent pas ne pas imposer ce caractère à des
urines dont le tort essentiel est précisément d'en
être plus ou moins entachées par elles-mêmes. Ce
résultat est d'ordre chimico-vital et partant il est
forcé et ne peut varier que par son degré d'intensité, selon que ces eaux sont bues à plus ou moins
fortes doses.

En outre, la gravelle blanche sévit spécialement
sur des sujets débiles, atones, chloro-anémiques ; or
il est de notoriété scientifique, tout aussi incontestable que la précédente, que les alcalins qui
abondent dans chaque verre de ces eaux et plus
encore dans les quantités qu'on en absorbe pendant toute la durée d'une cure, agissent sur l'ensemble de l'organisme, en altérant la plasticité du
sang et partant en faisant naître si elles ne préexis-
taient, des conditions de débilité radicale, ou en les
exagérant si elles existaient déjà, et tel est, nous
le répétons, le cas de la maladie que nous étudions.

A ces deux points de vue d'importance capitale,
l'eau du Pavillon remplit toutes les conditions du
programme médical le plus exigeant.

L'urine où se développent et s'accroissent les
graviers et les calculs blancs, est toujours alcaline ;
mais la propriété la plus remarquable de cette
eau, c'est que très légèrement alcaline elle-même,
elle ramène à leur acidité normale, en l'exagérant

même dans certaines conditions, les urines morbidement neutres ou alcalines.

Les sujets affectés de gravelle blanche sont plus
ou moins débiles et anémiques : mais cette eau doit
aux composés ferrugineux et calciques qui la mi-
néralisent de tonifier à premier effet, de réconforter
ensuite l'économie tout entière.

Sur ce terrain spécial de la gravelle blanche, son
avoir curatif est plus riche encore ; elle peut dissoudre, elle dissout journellement sous nos yeux les
phosphates qui composent les concrétions de cette
sorte ; cette assertion est grosse et demande à être
justifiée : ce que je vais faire.

Les phosphates concrets et le mucus qui relie
entre elles leurs particules, bien plus abondant que
pour les calculs uriques, sont, on le sait, insolubles
dans un liquide alcalin et solubles dans un liquide
acide : or, nous venons de le dire, sous l'influence
du traitement de Contrexéville le liquide urinaire
tend toujours et parvient souvent à récupérer sa
réaction acide. J'ai rapporté dans un ouvrage plus
étendu, et je regrette de ne pouvoir répéter dans celui-ci plus concentré et plus exigu, des observations de concrétions phosphatiques retenues dans
les cavités des reins et de la vessie, dans les profondeurs du conduit uréthral, et que j'avais vues, au
cours de la saison, se fragmenter, se déliter, se ré-
soudre en bouillie et parcourir facilement sous ces

nouvelles formes la dernière étape qui leur était restée jusque-là inaccessible. Ces faits peuvent être négligés, car il n'est pas de saisons où ils ne se renouvellent à la source du Pavillon. J'ai hâte de particulariser ces notions générales.

De même que les calculeux uriques, les calculeux phosphatiques doivent être, au point de vue du traitement et de ses résultats probables, divisés en plusieurs groupes.

Dans le premier groupe se rangent les cas de la forme la moins compliquée. Les urines sont alcalines, mais non ammoniacales ; elles sont abondantes, décolorées ; elles ne charrient ni muco-pus, ni pus, ni sang, ni albumine, au plus un nuage blanchâtre d'épithélium furfuracé (1), qui fait lentement un dépôt spongieux sur le fond du vase de réception. Le sujet offre les caractères du lymphatisme ou de la débilitation organique ou de l'anémie, mais son affection n'exerce aucune influence sur sa santé générale qui est restée à peu près irréprochable. Les phosphates, matières caractéristiques de son affection, se montrent habituellement sous forme de sédiments blancs pulvérulents, plus lourds que le dépôt épithélial, et plus accidentellement sont expulsés à l'état de petits grumeaux peu consistants sans forme précise.

(1) Furfuracé : imitant le son.

A ce degré, la gravelle phosphatique est toujours améliorée d'abord, guérie à la suite par le traitement de Contrexéville, suivi avec une suffisante persistance ; mais sa bénignité apparente ne doit pas motiver une imprudente négligence, parce que, dans l'affection qui nous occupe, la règle est la progression successive des moindres degrés aux degrés plus compliqués.

A la seconde époque, les urines, moins abondantes, mais plus fréquentes, sont denses, troubles, laissent déposer du mucus glaireux et même du muco-pus, parfois sanguinolent aux époques fréquentes où la maladie présente des recrudescences irritatives ou inflammatoires. Ces recrudescences donnent ordinairement lieu à de la fièvre et à d'autres désordres de la santé générale qui ne cessent pas complétement pendant les accalmies. Les phosphates sédimenteux, plus lourds, plus limoneux, sont plus souvent mêlés des concrétions que nous venons de décrire. Les reins, les lombes, la région pubienne, le périnée et la racine de la verge sont le siége d'un état douloureux, habituellement sourd et tolérable, mais sujet à présenter des exacerbations plus ou moins vives. La miction est rarement régulière et fréquemment douloureuse en même temps que difficultueuse ; il y a très certainement une inflammation chronique de la membrane muqueuse qui |tapisse les voies urinaires et probablement un

18.

ou plusieurs calculs rénaux d'espèce phosphatique
en voie de formation. La guérison est probable encore, mais il faut se hâter et persévérer.

De volumineux calculs phosphatiques ont été expulsés à des époques antérieures et il n'est rien
survenu depuis qui ait pu compromettre la perméa-
bilité des conduits urinaires. Le traitement de
Contrexéville agit dans ce cas avec toute la plénitude de son efficacité.

Un dernier groupe de calculeux, parvenus au
summum des complications, portent, sans doute
possible, de volumineuses concrétions phosphatiques immobilisées dans les cavités des reins ou des
urethères, organes plus ou moins profondément
altérés dans leurs tissus et dans leurs formes. La
purulence des urines est permanente, la santé est
profondément altérée. Dût-on me taxer d'opti-
misme, je conserve encore pour ces intéressants
malades des espérances que je suis heureux de leur
faire partager. J'ai cité des exemples heureux de
cas de ce genre arrivés à leur gravité ultième, la
suppuration d'un rein, se faisant jour au dehors
dans la région lombaire ou dans la cavité de l'intestin et entraînant avec elle de volumineuses concrétions phosphatiques. A la saison dernière, j'ai
retrouvé, faisant au Pavillon un pèlerinage de reconnaissance, une dame dont j'ai suivi pendant quatre années consécutives le traitement à l'époque où

j'étais inspecteur de ces eaux, de 1852 à 1856. Elle
offrait alors tous les symptômes d'une néphrite purulente, et portait dans une dilatation du bassinet ou
de l'urethère ou des deux, de volumineux calculs
phosphatiques dont elle s'est libérée successivement
à la suite de ses cures.

Pour cette gravelle bien plus encore que pour la
gravelle rouge, l'emploi de l'eau minérale doit être
suivi de près ; il faut rechercher les effets toniques
et éviter les effets excitants, toujours prompts à se
traduire en recrudescences irritatives.

Il y a deux parts à faire et à pondérer dans le
traitement : la part, mécanique en quelque sorte, destinée à provoquer la descente des concrétions stationnaires dans les reins et dans les urethères, et
la part dynamico-vitale qui a pour mission de réha-
biliter les débilités de l'organisme sans provoquer
des excitations compromettantes, de parer aux
atonies chroniques des organes urinaires et d'a-
paiser leurs irritations spasmodiques ou inflammatoires ; enfin, et surtout, de faire cesser les contractures soit spasmodiques, soit organiques, qui très
souvent créent sur quelque point du conduit uré-
throprostatique des obstacles au passage des concrétions phosphatiques et partant un risque permanent de formation de la pierre vésicale.

Les effets toniques de l'eau du Pavillon s'obtien-
nent surtout par des quantités modérées fréquem-

ment répétées dans la journée ; on la prescrit à doses plus élevées et plus rapprochées quand on veut augmenter ses effets mécaniques. Les bains et les douches peuvent aussi s'adapter à ces indications, les bains selon qu'ils sont plus frais ou plus chauds, plus courts ou plus prolongés, purement minéraux ou diversement additionnés, les douches selon leur température, selon leur force de projection, selon leur localisation.

Les recrudescences irritatives peuvent exiger que les excitations de l'eau soient tempérées par son mélange avec du lait, avec diverses préparations calmantes. Le sirop de spirée, déjà mentionné au traitement de la gravelle rouge, me donne, ainsi employé, de très bons résultats.

La crise d'expulsion des calculs est plus souvent lente et torpide que violente et douloureuse. Les douches dirigées sur la région rénale et sur le trajet de l'urethère correspondant, des massages exécutés de haut en bas dans ces mêmes régions, les secousses imprimées au corps par des exercices gymnastiques, par le cheval, par la voiture, sont des moyens utiles pour hâter la libération.

Si l'alcalinité des urines devient ammoniacale, il faut craindre plus que jamais l'arrêt ou la formation des agrégats phosphatiques dans la vessie : les injections dans cet organe d'eau minérale à température variée sont dans ce cas un excellent moyen.

Diverses tentatives ont été faites pour rendre artificiellement aux urines une réaction acide. Les acides végétaux administrés à l'intérieur sont de nul effet parce que, avant de parvenir à l'appareil urinaire, ils sont brûlés dans l'économie. Les acides minéraux, le chlorhydrique en particulier, se sont montrés trop irritants quand on les a administrés par la bouche, ou mêlés aux liquides des injections vésicales, ou d'un insignifiant effet quand on les a ajoutés à l'eau des bains. L'acide phosphorique, dont j'ai tenté depuis quelque temps l'emploi à l'intérieur sous forme de limonade et dans la vessie sous forme d'injections, paraît devoir me donner de bons résultats.

A dater de cette phase ammoniacale de l'alcalinité urinaire, il importe, si on ne l'a fait déjà, de combattre par la dilatation au moyen de bougies graduellement calibrées, les obstacles que la prostate et la muqueuse uréthrale engorgées ne manquent guère d'opposer, non-seulement à l'expulsion des phosphates concrets, mais encore à l'évacuation des urines.

Dans tous ces cas, dans tous ceux du reste où l'affaiblissement constitutionnel et l'imperfection des actes digestifs sont prédominants, il y a avantage à seconder les effets toniques de la cure. Aux vins de quinquina généralement employés en pareil cas, je préfère un vin préparé avec la gentiane et les baies de genièvre; il est franchement tonique, gastrique et bien moins excitant que celui de quinquina.

CHAPITRE V

TRAITEMENT DE LA GRAVELLE MURALE (OXALIQUE)

Par l'état constitutionnel des sujets qui en sont affectés, par les tendances alcalines de leur liquide urinaire, elle offre les mêmes indications de traitement général que la gravelle phosphatique; elle réclame comme elle les effets toniques de la cure et la réhabilitation acide des urines ; à tous les autres points de vue et surtout au point de vue mécanique, ses concrétions calculeuses se comportent à la façon des calculs uriques.

Ils sont généralement de moindre volume, mais plus irritatifs en raison de leur dureté et dés aspérités de leur écorce. Ils donnent plus fréquemment lieu à des hématuries de peu d'abondance. Ils sont plus lents à se développer, leurs crises d'expulsion très douloureuses sont plus sujettes à rester stériles et à se répéter un certain nombre de fois pour un même calcul. Ils ont enfin plus de tendance à s'arrêter dans la vessie, et à y former amorces de pierres ; mais, en compensation, leur production, purement accidentelle, ne se renouvelle guère plus de deux à trois fois chez le même sujet, et ils comportent des chances spéciales de guérison définitive, après un seul traitement suivi d'expulsion.

Je viens de résumer les données de ce traitement aux eaux de Contrexéville; l'usage de l'eau du Pavillon et l'emploi des douches sont surtout dirigés dans le sens expulsif, sans négliger les effets réconfortants. Les résultats en sont des plus favorables et devancent fréquemment le terme des trois saisons consécutives que je prescris généralement aux calculeux réguliers. Les calculeux de cette sorte, qui figurent en certain nombre dans mes observations, ont tous plus ou moins un bon point au chapitre des résultats du traitement : je dois, il est vrai, dire ici une fois pour toutes, qu'il n'est pas toujours possible de connaître le sort définitif des sujets qui cessent, après un certain temps, de fréquenter une station hydrominérale.

Pour compléter cette étude sommaire du traitement de la gravelle murale, il me resterait à rassurer ceux qui en sont atteints, ou qui craignent de l'être, sur les contes d'ogres dont on assombrit leur esprit au sujet de l'oseille, des tomates, des haricots verts, de tous les aliments, enfin, qu'on leur dit contenir de l'acide oxalique, sans compter ceux plus nombreux encore où il existe sans qu'on le leur dise, mais je les renvoie pour plus amples informations sur ce sujet, au chapitre de l'hygiène alimentaire.

CHAPITRE VI

TRAITEMENT DES GRAVELLES CYSTIQUE, XANTIQUE ET PILEUSE

Ce n'est que pour l'ordre que je mentionne ici ces raretés, purement scientifiques, qui ne diffèrent des concrétions uriques ou phosphatiques, déjà étudiées, qu'au laboratoire du chimiste, et qui ressortent, aux mêmes titres qu'elles, de l'héroïque traitement usité à Contrexéville.

CHAPITRE VII

TRAITEMENT DE LA PIERRE

Dans les limites actuelles de l'art de guérir, le traitement de la pierre vésicale est d'ordre chirurgical et de nature purement instrumentale; mais il est pour cette cause, ainsi jugée en dernier ressort par devant tous les tribunaux de la science, des recours inespérés par devant les salutaires eaux du Pavillon.

Je vais énumérer avec soin ces ressources, sans dissimuler en rien leurs insuffisances.

Et tout d'abord, il peut exister des doutes sur l'existence ou la non-existence de la pierre, doutes inévitables quand on n'a que les symptômes apparents pour se former une opinion et qui peuvent même, en quelques cas exceptionnels, n'être pas complétement éclairés par l'emploi de la sonde exploratrice. Or, dès ses débuts, le traitement de Contrexéville substitue à tous ces doutes des certitudes complètes : sous l'influence des rapides courants qui parcourent la vessie et des énergiques contractions qui sont provoquées dans ses parois musculaires, la concrétion lithique, quelle qu'elle soit, pour peu qu'elle soit restée mobile, est invinciblement poussée dans le col de l'organe, vers son orifice uréthral. Si son volume n'est pas trop disproportionné, il peut se faire qu'il s'y engage et le franchisse ; sinon il indique nettement son existence. Quand, au contraire, les symptômes observés et même une exploration insuffisante ont fait faussement diagnostiquer l'existence d'un calcul vésical, de ce fait seul que la cure a pu être poursuivie sans rien produire de semblable, on peut conclure avec certitude que la pierre n'existe pas.

J'ai vu l'an dernier, faisant au Pavillon son quatrième pèlerinage de prudente reconnaissance, un sujet chez lequel l'un des plus habiles chirurgiens de Paris avait trouvé la pierre et chez lequel cette eau, plus habile encore, n'avait révélé qu'un état variqueux du col vésical, faisant suite à d'anciennes hémorrhoïdes et motivant de fréquentes hématuries ; par contre, je suis souvent contraint de recourir au lithotriteur chez des sujets que jusque-là on avait crus indemnes.

Je n'ignore pas que l'on peut m'objecter que l'on a dû opérer, au retour de Contrexéville, un certain nombre de calculeux qui antérieurement n'avaient jamais donné signe de pierre ; mais ce sont tout autant de faits à l'appui de ma thèse : il ne viendra à l'esprit de personne d'imputer cette improvisation lithique à l'eau dont j'expose les effets ; elle corrode le ciment organique des concrétions uriques et en diminue d'autant le volume et la consistance ; elle fait plus pour les concrétions phosphatiques, elle les désagrége par le même procédé, et peut même en dissoudre la matière composante ; les eaux alcalines sodiques seules font courir le risque de la production ou de l'augmentation des phosphates concrescibles et de leur superposition à des noyaux uriques ou oxaliques tombés des reins dans la vessie et qui hésitaient encore entre le rôle de calcul mobilisable et celui de pierre confirmée. Les faits en question se rapportent de toute évidence à de volumineux calculs chassés par la cure de quelque dilatation du bassinet ou de l'urethère où ils auraient continué à s'accroître, à quelque pierre immobilisée jusque-là par quelque anfractuosité de la paroi vésicale déformée, par les produits compactes d'une sécrétion catarrhale ou par quelque saillie de la prostate engorgée. Il faut dans tous ces cas aller à la rencontre du Pavillon et décréter qu'il a bien mérité de la science et de l'art.

Certaines concrétions uriques, oxaliques ou surtout phosphatiques, médiocrement volumineuses encore, sont contraintes au rôle précoce de pierres par le spasme du détroit vésico-uréthral, par le gonflement subordonné de la muqueuse adjacente, par l'engorgement irritatif et simplement congestif de la prostate, par quelque coarctation spasmodique ou organique du conduit uréthral. On ne peut que bien faire en demandant aux eaux de Contrexéville la cure préalable de toutes ces complications; la concrétion tentera à coup sûr de nouvelles sorties avec des chances beaucoup plus favorables, et si elle échoue, elle pourra être opérée dans de bien meilleures conditions.

Quand elle est phosphatique et peu consistante, fût-elle même volumineuse, on peut tout espérer du traitement, y compris son délitement, sa désagrégation, sa conversion en bouillie plâtreuse ; il faut seulement, pour condition essentielle, que la membrane vésico-prostatique ne soit pas par trop irritée ou irritable et puisse tolérer les excitations du traitement sous leur forme modérée. Il est d'ailleurs en pareille occurrence toujours dirigé dans ce sens. J'ai cité des cas où il a donné les résultats les plus inespérés, j'en pourrais citer d'autres encore.

Il ne peut guère rester de débris lithiques dans la vessie après l'ingénieuse opération récemment innovée par le professeur Dolbeau, mais le cas n'est pas rare à la suite de la lithrotritie. La cure de Contrexéville dont on la fait suivre, est une véritable apuration de compte, que l'on me permette cette expression, et beaucoup d'opérateurs pensent et agissent ainsi. Dans cette manière de faire, il y a toujours d'ailleurs les bénéfices du plus prompt apaisement des irritations vésicales.

La récidive n'est pas impossible à la suite de l'opération des pierres uriques et oxaliques ; elle est fréquente quand cette pierre était de nature phosphatique. Contrexéville est très certainement le meilleur et peut-être le seul préservatif de ce fâcheux avenir. Cette station doit d'importants travaux d'installations et de captage au bienfaisant abbé de Bouville, plus riche de gratitude que de facultés pécuniaires, qui, vers l'année 1775, retrouva enfin à la source du Pavillon la sécurité que lui avaient fait perdre les nombreuses récidives d'une pierre qu'on lui avait taillée quelques années auparavant. Un brave entrepreneur de maçonnerie, opéré il y a 8 ou 9 ans et qui fréquente depuis cette époque Contrexéville, me montrait hier encore des calculs uriques moyennement gros, qu'il expulse à longs intervalles, sans en souffrir beaucoup, et qui tous ont facilement traversé sa vessie suspecte.

J'ai déjà mentionné certaines concrétions phosphatiques formant des mamelons peu volumineux, mais multiples, qui adhèrent sur certains points de la muqueuse vésicale, presque toujours immédiatement derrière son orifice. La symptomatologie de ce mode particulier de concrétionnement phosphatique a le plus grand rapport avec celle de la pierre proprement dite. Il m'a été donné un certain nombre de fois d'en obtenir la guérison en exerçant sur ces mamelons des frictionnements au moyen du bec d'une sonde, pendant que simultanément, le malade poursuivait sa cure à nos sources.

Tels sont, sans plus ni moins, les services que peut rendre le Pavillon dans les cas de pierres douteuses ou même confirmées.

CHAPITRE VIII

TRAITEMENT DES MALADIES DES DIVERS ORGANES URINAIRES

§ Ier. — *Hématurie, sang dans l'urine.*

Le sang descend des reins mêlé à l'urine pour des causes variables, diversement influencées par le traitement de Contrexéville et qui partant demandent à être particularisées.

Chez les sujets vigoureux et pléthoriques, l'hématurie peut se produire d'emblée sans aucuns antécédents morbides à la suite de quelque exercice forcé ; le fait a peu d'importance quand il reste isolé ; mais s'il se reproduit pour diverses causes, et à plus forte raison sans causes, il est prudent, ne fût-ce qu'à titre préventif, de faire usage de l'eau du Pavillon à domicile, et même sur place.

Les hématuries qui résultent du séjour ou de la mobilisation de quelque calcul urique, oxalique surtout, sont un surcroît d'appel à la fréquentation de ces eaux.

Chez celles qui se rattachent à la néphrite chronique simple, ce qui s'indique surtout parce que le sang n'est accompagné dans l'urine, ni de pus ni d'autres produits ulcéreux, le traitement de Contrexéville est de même pleinement indiqué.

Il peut encore être tenté quand le sang est mêlé aux matières que je viens de dire, de manière à faire croire que l'affection rénale s'est maintenue jusquelà dans les limites de l'inflammation catarrhale, purulente et même ulcérée ou abcédée. La cure est dirigée alors avec beaucoup de ménagements et de prudence ; elle réussit surtout à condition d'être plutôt prolongée qu'intensifiée.

Mais elle a bien peu de chances de succès et

fait même courir de grands risques quand la dégénérescence des tissus propres des reins, indiquée par les altérations de l'urine ou par tout autre moyen d'information, ne laisse plus place au doute.

Il serait superflu de répéter de l'hématurie vésicale ce que je viens de dire de l'hématurie rénale ; je me bornerai à mentionner certains faits qui lui sont spéciaux.

Celle que produisent certaines ulcérations, plutôt étendues que profondes, de la muqueuse vésicale, et que l'on désigne vaguement sous le nom de *cancroïdes*, m'ont paru sur le terrain de Contrexéville moins graves qu'il n'est généralement admis : j'ai recueilli des observations de guérison dans plusieurs cas où cette affection avait été reconnue pour cause de l'hématurie.

Celle qui, chez la femme, se substitue aux règles, celle qui, chez l'homme, supplée aux flux hémorrhoïdaires ou s'y ajoute, exigent moins par urgence du présent que par prévision de leurs complications prévues, la fréquentation de Contrexéville.

Celles enfin que fournissent les rétrécissements fongueux et variqueux du canal uréthral, demandent plus impérieusement encore cette fréquentation secondée par l'emploi des divers modes de dilatation.

§ II. — *Diabète*. — *Glucosurie*.

Le traitement de Contrexéville dirigé en vue de ses effets toniques, généralisés à toute la constitution et localisés aux reins, donne de très bons résultats dans le diabète non sucré.

Ces résultats sont très incertains quand la glucosurie se complique d'altérations profondes des tissus du rein, quand les urines, en outre du sucre, contiennent du pus, du sang, de l'albumine, des boues phosphatiques;

Mais quand elle dépend de la diathèse goutteuse; quand elle succède ou quand elle se mêle à quelque affection calculeuse urinaire ou biliaire, concordance et association beaucoup plus fréquentes qu'on ne le croit, le traitement de Contrexéville produit des effets que je puis dire merveilleux, sans craindre d'être taxé d'exagération. Cette affirmation est basée sur un nombre imposant de guérisons, dont une part remonte à des dates anciennes déjà et ne se sont jamais démenties. J'appelle l'attention de mes confrères sur cette vertu trop peu connue de la modeste naïade des Vosges.

§ III. — *Traitement de l'albuminurie.*

Les albuminuriques de date peu ancienne, dont les urines n'indiquent pas encore les altérations profondes de tissus que je viens de mentionner à l'article hématurie, peuvent aborder, avec de légitimes espérances, la source du Pavillon et ses adjuvants hydrothérapiques ; mais je n'y admets qu'avec hésitation ceux qui portent dans leur constitution tout entière, non moins que dans leurs produits urinaires, les stygmates de la cachexie confirmée. L'excellent professeur de botanique Richard, parvenu à cette phase extrême, parut retirer quelques bénéfices d'une cure poursuivie en 1864, avec tous les ménagements convenables ; mais cette amélioration ne fut que transitoire, et ne fit au plus que retarder le résultat final depuis longtemps prévu.

§ IV. — *Maladies des reins.*

En dehors de ses complications par l'hématurie, par le diabète sucré, par l'albuminurie et avant l'échéance de ses extrêmes dégénérescences, la néphrite chronique a sa place tout indiquée aux eaux de Contrexéville.

19.

De même encore et à plus forte raison celle de filiation goutteuse ; celle d'origine rhumatismale y réalise les doubles bénéfices des moyens ordinaires de l'hydrothérapie, combinés avec ceux de la puissante hydrothérapie interne qui constitue la spécialité de ce traitement.

Celle de cause calculeuse y est appelée à double titre.

Il est des néphrites de nature incertaine, celles entre autres que provoquent et entretiennent des kystes développés dans les cavités des reins ou dans leur voisinage. J'ai cité des exemples de guérisons obtenues à Contrexéville, je ne sais si on aurait même tenté de les demander aux ressources de la médecine ordinaire.

§ V. — *Maladies de la vessie. — Catarrhe vésical.*

Bagard et Thouvenel, l'un médecin du roi de Lorraine, l'autre inspecteur général des eaux minérales, médecin de Louis XVIII, qui, les premiers, donnèrent une sanction scientifique à la renommée populaire de Contrexéville, signalèrent tout spécialement les vertus anticatarrhales de l'eau du Pavillon et crurent devoir les attribuer à une matière bitumineuse de la nature du succin, selon leur expression, dont ils constatèrent la présence dans cette eau ; excepté M. Bouquet, dans son travail sur Vichy, les chimistes modernes ont complétement négligé ces principes bitumineux dans leurs analyses et les ont annihilés sous la dénomination vague de *matières organiques*. Il y a là un déficit à combler dans de nouvelles analyses. Quoi qu'il en soit, la guérison du catarrhe vésical est l'une des traditions les plus anciennes de Contrexéville et l'un de ses mérites les moins contestables.

L'inflammation chronique de la membrane muqueuse de la vessie, manifestée surtout par l'immixtion aux urines d'un abondant mucus glutineux, est la forme que prennent primitivement ou consécutivement toutes les irritations de cet organe, quelles que soient leurs origines, pour peu que la cause qui les a produites prolonge ses effets : cette cause peut être rapportée uniquement aux troubles fonctionnels qu'infligent à cet organe les exigences de la vie sociale, secondées par les susceptibilités qu'il contracte dans l'âge avancé, ou à quelque concrétion lithique fixée dans sa cavité, ou aux contraintes mécaniques et aux entraînements morbides que lui imposent avec continuité les affections organiques de la prostate et de l'urèthre, ou bien enfin à la part de solidarité qui lui est faite dans les affections catarrhales herpétiques ou rhumatismales généralisées.

Il résulte de cette sommaire énumération que le

traitement hydrominéral doit être accommodé à ces diverses indications, que ses résultats en sont aussi diversement influencés ; mais il n'en est pas moins que ses influences anticatarrhales restent toujours très puissantes et ne sont limitées que par la dégénérescence confirmée des tissus de l'organe.

Sa cavité est abondamment baignée et lotionnée par cette eau, dont nous connaissons les propriétés salutaires ; sa vitalité est stimulée ; sa contractilité est provoquée ; sa circulation capillaire est activée, et ces actions se produisent aussi sur la prostate, et sur l'urèthre, complices de son état morbide. Elle tolère presque toujours ces excitations sans franchir les limites de l'irritation, en deçà desquelles il est d'ailleurs toujours facile de la maintenir ou de la ramener en graduant l'intensité du traitement. Le plus facile accomplissement de ses actes d'exonération, la dilution, l'expulsion, l'amoindrissement successivement plus complet des matières catarrhales irritantes, mucus glaireux, pus, sang, débris épithéliaux, phosphates concrets donnent d'ailleurs de prompts résultats d'apaisement : de même la suppression de la fermentation ammoniacale qui ne tarde guère.

L'économie tout entière, toujours plus ou moins profondément débilitée du fait de la maladie elle-même et des conditions d'âge qui lui sont habituelles, est heureusement tonifiée et réconfortée.

Les injections vésicales simples ou à double courant, les douches de diverses sortes sur le bas des reins, sur le périnée, dans le rectum, ajoutent leur efficacité à celle de l'usage interne de l'eau du Pavillon.

Les résineux sont d'un emploi général dans l'affection catarrhale que nous étudions ; le goudron ordinaire obtenu à des températures diverses, avec des bois de différente nature, est très variable dans sa composition et souvent même mêlé de goudron de houille ; celui que l'on rend plus soluble par des additions alcalines, qui permettent de le mettre sous forme de liqueurs plus ou moins concentrées, comporte tous les inconvénients que nous avons attribués aux eaux minérales et aux préparations médicamenteuses fortement alcalines, inconvénients qu'il faut surtout écarter du traitement de cette maladie, essentiellement chronique et débilitante, où domine, en outre, spontanément cette fâcheuse alcalinité des liquides. Pour toutes ces raisons et m'appuyant sur l'antique renommée de l'huile de Harlem, qui n'est autre que le produit goudronneux de la distillation du genévrier, j'emploie avec succès, soit sous forme de sirop, soit à l'état de dilution aqueuse, un goudron de composition constante, obtenu à une température invariable de 400 degrés par la caléfaction non du bois, mais des baies de ce même genévrier, bien plus riches en principes résineux aromatiques.

§ VI. — *Engorgements de la prostate.*

Par cela même qu'elle consiste en une hypertrophie glandulaire d'un organe étroitement relié
à tous ceux qui composent l'appareil urinaire, cette
affection est justiciable du traitement de Contrexéville.

Quand le sujet est encore valide, quand son engorgement prostatique n'est pas de très ancienne
date ; quand il a pour principale raison d'être
quelque état morbide du conduit uréthral accompagné de rétrécissement, on peut espérer la guérison ou du moins des améliorations qui s'en rap-
prochent.

Mais, quand le sujet accuse une caducité constitutionnelle confirmée, quand la glande malade n'est
plus seulement congestionnée, engorgée, hyper-
trophiée, mais déjà fibreuse, fibrocartilagineuse, on
ne peut guère attendre que des résultats partiels
du traitement, et lui demander surtout de détruire
ou d'enrayer les complications vésicales qui se sont
presque toujours surajoutées.

Il y a d'ailleurs, il faut le dire, bien des imprévus à cette source du Pavillon : vers la fin de
la saison de l'année 1873, M. L.... âgé au plus de
35 ans, mais profondément débilité, fut envoyé à

Contrexéville pour une affection prostatique des plus compliquées. Les tissus du périnée recouvrant la glande doublée de volume, et ceux du voisinage, de l'anus au scrotum, étaient le siége d'un engorgement profond, traversé par une fistule issue presque unique de l'urine et donnant les signes d'un nouvel abcès qui tarda peu à s'ouvrir ; le canal de l'urèthre déformé, oblitéré par l'épaississement de ses propres tissus et par l'hypertrophie prostatique, refusait le passage aux bougies du plus petit calibre. Les digestions étaient très' difficiles, et la fièvre continue avait des redoublements nocturnes. Il serait trop long de donner ici l'historique détaillé de ce traitement, qui fut poursuivi avec persévérance pendant deux mois et eut un complet succès ; je me bornerai à dire que M. L..., homme de cœur, m'a gardé en même temps qu'au Pavillon, où il a fait l'année suivante un second pèlerinage, une grande reconnaissance, et que, le voyant assez fréquemment, je sais de science certaine, qu'il jouit depuis cette époque d'une brillante santé, et que ses fonctions vésicales sont restées irréprochables. Cet intéressant malade était arrivé à Contrexéville épuisé surtout par une fièvre à redoublements nocturnes, que le sel de quinine, prescrit à Paris par son médecin, n'avait fait qu'exacerber : j'en triomphai dès les premiers jours de la cure, par une médication particulière que, depuis des années,

j'emploie avec beaucoup de succès dans toutes les
fièvres intermittentes, rémittentes ou à redoublements qui surviennent trop fréquemment dans le
cours des maladies des organes urinaires, ou à la
suite des opérations, même les plus simples, auxquelles on les soumet. Cette médication a pour base
l'association sous forme pilulaire du *ferro-cyanure
de potassium*, sel dont j'ai fait connaître les propriétés fébrifuges par diverses publications, avec le
variolaria amara, lichen des vieux chênes, qui
égale, s'il ne les surpasse, les vertus antipériodiques
du quinquina, mais qui offense bien moins que lui
les susceptibilités gastriques.

§ VII. — *Rétrécissements uréthraux.*

Nous savons qu'ils sont la complication, plus fréquente qu'on ne le croit, des affections urinaires
et spécialement du catarrhe vésical ; j'ai motivé les
raisons pour lesquelles je préfère la dilatation gra-
duelle simple aux nombreux moyens opératoires
préconisés contre eux ; j'ai dit enfin que, si j'en
étais atteint, c'est avec le puissant concours de la
source du Pavillon que j'en voudrais opérer la dilatation au moyen de bougies graduées. Pour compléter ces notions, il ne me reste plus qu'à ajouter,

pour l'avoir maintes fois observé, qu'ainsi conduit en partie double, le traitement reste toujours dans les limites d'une complète innocuité, et permet dans le court espace d'une cure de 21 jours, de passer des moindres numéros de la bougie aux numéros les plus élevés.

Il est bon seulement d'être averti au préalable que souvent, aux premiers jours de cette médication, il n'est pas rare que les excitations combinées de l'eau minérale et de l'instrument produisent une augmentation temporaire du spasme urinaire et de l'écoulement uréthral ; il est utile aussi de savoir que ces cas ne sont pas ceux qui se comportent le moins bien au terme de la cure.

§ VIII. — *La goutte.*

Il est difficile de dire de ces deux sœurs jumelles qui ont nom goutte et gravelle, celle qui a conduit l'autre à la source du Pavillon ; mais ce qui est certain, c'est qu'elles s'en sont également bien trouvées, car elles ont continué à s'y donner rendez-vous.

A une époque bien ancienne déjà (1842), quand j'y abordai moi-même comme médecin inspecteur, je fus tout d'abord initié à une grande confiance par les habitués, tous plus ou moins hautement titrés qui, goutteux pour la plupart, venaient avec leurs chaises de postes et leurs valets, à travers des chemins fantaisistes, camper de leur mieux sur le terrain inhospitalier de la source, dont quelques-uns même, et entre autres le prince de Rohan, s'étaient fait construire des habitations particulières, absorbées depuis par l'établissement.

Ils se faisaient gloire du nombre de pèlerinages annuels qu'ils avaient accomplis au sanctuaire de la naïade. L'un des plus chevronnés, le vénérable comte de Breteuil, en comptait vingt-quatre et a atteint la trentaine. Cette aristocratique phalange offrait le dessus du panier de l'affection qui nous occupe, et pourtant ils disaient tous merveille des résultats qu'ils avaient obtenus, et leur persistance en disait plus encore.

A une époque postérieure, c'est encore un groupe de goutteux reconnaissants du passé, confiants dans l'avenir, qui a formé la nouvelle société de Contrexé-ville, dont les membres reçoivent pour principal dividende de leurs importantes mises de fonds, les bénéfices de leurs cures annuelles.

C'est sous les influences de cette longue et signi-ficative tradition, c'est par l'observation permanente de faits identiques que se sont formées mes con-victions. Elles sont telles que j'en suis venu à dire aux goutteux, à ceux surtout qui comptent le plus de complications : Votre place est à Contrexéville et non ailleurs.

On a assez longtemps dirigé sans choix tous ces malades aux eaux alcalines sodiques (Vichy, Carlsbad, Vals, Pougues, etc.), pour savoir désormais :

Que le goutteux excitable ne tolère qu'à ses risques et périls les trop vives incitations de cette minéralisation concentrée ; que les goutteux atoniques y courent les risques de dangereuses déviations de leur mal articulaire ; que les goutteux irréguliers y compromettent la sécurité de leurs organes internes épargnés jusque-là ; que tous enfin se préparent à l'appauvrissement du sang par l'absorption de doses élevées de bicarbonate de soude, cet énergique dissolvant des principes plastiques qui font sa richesse.

Même sous leurs apparences les plus énergiques, tous les goutteux ont plus ou moins de tendance à l'atonie des fonctions, et c'est de cette atonie que naissent les complications chroniques et irrégulières de la maladie, et c'est surtout à ce point de vue que les propriétés organodynamiques de l'eau de Contrexéville assurent par-dessus tout à ces malades des sécurités d'avenir.

C'est parfois, il faut le dire, à la charge du moment présent, que s'opère ce rassurement de l'avenir ; quelques crises articulaires aiguës sont provoquées par le traitement ; généralement peu intenses et de courte durée, elles se terminent franchement, et ce n’est que très rarement que quelques sujets, depuis longtemps habitués à abréger leurs attaques par les abortifs, en réclament l’emploi intempestif. Ce n’est pas comme consolation banale, mais par conviction que je prouve à ces sujets qu’il n’est pas plus malheureux goutteux que celui qui n’a pas la goutte ; mais cette conviction ne s’improvise pas sous le coup de la souffrance ; elle date seulement des résultats qui se produisent plus ou moins tôt à la suite des cures. Si, comme on n’en peut douter, les crises aiguës de la goutte ont la portée que je viens de leur assigner, le mieux serait de les respecter quand elles sont régulières ; mais tous les patients ne se résignent pas à cette expectante ; il se présente d’ailleurs des cas où il est légitime de calmer des douleurs trop violentes, de hâter une terminaison qui se fait trop longtemps attendre. Pour parer à ces éventualités sans encourir les risques des formules classiques ou secrètes, qui ont cours et qui ont toutes plus ou moins le tort de terminer brusquement l’attaque par une fausse crise, le plus souvent infligée au tube digestif, j’ai longtemps cherché, j’ai heureusement réalisé une combinaison médicamenteuse qui remplit, sans rien compromettre, la double indication de ramener la souffrance à des proportions tolérables, et de conduire plus promptement l’attaque à sa crise terminale, qui n'est légitime qu'à condition de se produire par une abondante excrétion de sédiments uriques.

La vératrine possède à un haut degré la propriété de provoquer cette action rénale; son efficacité antigoutteuse et antirhumatismale est connue de tous; mais ses actions perturbatrices du système nerveux la faisaient tenir en suspicion; je suis parvenu à conserver toute son efficacité dans les crises goutteuses et rhumatismales, et à les dépouiller complétement des propriétés perturbatrices que je viens de dire en la combinant avec le zinco-cyanure de potassium, agent sédatif de premier ordre.

Les opinions émises par le docteur anglais Garrot et par son savant commentateur le docteur Charcot, font loi en matière de goutte; il est admis par tous avec eux, que d'une part le goutteux désassimile et brûle mal sa substance organique, que d'autre part ses reins et son foie n'éliminent qu'incomplétement les produits de ses actes vicieux: or il n'est besoin de redire ici une fois de plus que le traitement de Contrexéville a pour principal effet de mettre en jeu les activités fonctionnelles des appareils urinaire et biliaire.

Il est possible avec une certaine attention, avec une certaine expérience des agissements du Pavillon, de dresser pour tel ou tel goutteux, le bilan de ses chances de guérison ; mais il est difficile ou même impossible de généraliser ce pronostic; tout ce que je puis dire à ce point de vue, c'est qu'au sujet soucieux de son avenir et résolûment décidé à tirer de cette eau tout ce qu'elle comporte d'efficacité; je conseille une première fréquentation de trois années consécutives. Après cette épreuve décisive, il renoncera si les résultats restent au-dessous de ses espérances ; il lui restera toujours pour prix de sa persévérante tentative, la tonalité fonctionnelle et les vigueurs organiques qu'il aura très certainement reconquises. Mais ils reviennent tous ou à peu près, ceux surtout qui ayant au préalable fait un usage plus ou moins prolongé des eaux bicarbonatées sodiques, peuvent comparer les effets respectifs des deux cures. Ces recrues de la deuxième heure deviennent les hôtes les plus fervents du Pavillon, ce sont eux qui fournissent ces groupes chevronnés de fidèles, que Contrexéville est heureux de revoir chaque année. Mais, m'ont objecté quelques-uns, Contrexéville, à vous en croire, n'aurait guère hâte de dégager sa signature : l'important est qu'il ne la laisse jamais protester, et que les goutteux n'oublient pas qu'ils contractent avec le Pavillon pour une affection constitutionnelle héréditaire, dont il faut surtout redouter les avortements, et non pour une maladie éventuelle, accidentellement subie.

§ IX. — *Gravelle biliaire.*

Il pourrait nous suffire, pour donner les règles du traitement de cette affection, de répéter celles que nous avons indiquées au chapitre de la gravelle rouge, sans faire d'autres changements, que de substituer les mots *foie, vésicule, conduits hépatique, cystique, cholédoque* aux mots *rein, vessie, conduits urethéral* et *uréthral.* L'analogie est tellement complète en effet, au point de vue des désordres intra-organiques d'où résulte la formation vicieuse des principes concrescibles ; au point de vue des actes morbides salutaires d'abord, périlleux ensuite, que provoquent ces principes dans les deux appareils chargés de leur expulsion ; au point de vue enfin des symptômes eux-mêmes, qui naissent des phases diverses de l'évolution calculeuse, que nous pourrions à bon droit nous étonner que, pour le plus grand nombre des calculeux biliaires, on ait fait choix d'une eau minérale, non d'après la nature essentielle de l'affection, mais d'après le nom seul de l'organe affecté. S'il s'agit d'une hypertrophie, d'une augmentation de volume, d'une induration des tissus, que cet organe soit le foie ou tout autre appareil glandulaire, le sujet peut être fructueusement envoyé aux eaux énergiquement fondantes, fortement dosées en bicarbonate de soude, Carlsbad, Vichy, etc., à moins que, pour ce même sujet, chétif, anémique, névropathique, vous redoutiez leurs incitations trop vives et leurs actions trop débilitantes. Mais si, pléthorique ou adipeux, torpide ou nerveux, il porte dans quelqu'une de ses cavités, soit biliaires, soit urinaires, soit intestinales, quelques matières concrètes d'où viennent le mal et ses complications, sa place est marquée à Contrexéville, à cette eau dont rien n'égale les puissances d'expulsion, et qui donne en surplus la réhabilitation organique au lieu de l'appauvrissement sanguin de toute l'économie.

Ces choses commencent à être connues, et le Pavillon m'a déjà fourni une assez ample récolte d'observations de ce genre. De ce que j'ai vu dans ces dernières années, je crois pouvoir conclure que les concrétions biliaires subissent, avec plus de certitude et de promptitude que les calculs urinaires eux-mêmes, les heureuses influences du traitement dont il s'agit, influences que j'ai signalées avec trop de soin, au chapitre de l'analyse médicale, pour qu'il soit utile d'y revenir ici.

Méconnue ou désignée sous son véritable nom, la gravelle biliaire aborde souvent le Pavillon, sous le couvert de la goutte ou de la gravelle urinaire, de celle surtout qui a son siége équivoque sur le rein droit. Il y a là une double, une triple convenance

de notre traitement et, remarque qui paraîtra para-
doxale au premier abord, mais dont par réflexion,
on reconnaîtra le bien-fondé, les échéances de la
cure n'en sont pas reculées d'autant, mais bien
plutôt avancées dans le sens favorable.

Les crises aiguës de cette affection se font rarement observer à Contrexéville, surtout quand le
calculeux biliaire appartient au type constitutionnel
lymphatique adipeux, au type moral calme placide :
je les traite comme les crises néphrétiques, par le
zinco-cyanure de potassium, dont j'ai déjà indiqué
les propriétés éminemment sédatives ; les résultats
sont les mêmes, c'est-à-dire aussi certains et aussi
prompts.

TROISIÈME PARTIE

HYGIÈNE

DANS LES

AFFECTIONS GOUTTEUSES, CALCULEUSES

URINAIRES, etc.

HYGIÈNE

NOTIONS GÉNÉRALES

Les impulsions spontanées de l'instinct ont dû longtemps suffire chez l'homme primitif, suffisant encore chez les populations sauvages à rechercher ou à éviter dans les habitudes de la vie, au mieux des intérêts de leur santé, les produits naturels employés à la satisfaction de leurs besoins. Il en est tout autrement dans l'état actuel de notre civilisation ; les préoccupations de la vie sociale ont absorbé celles de la vie individuelle ; les appétits surexcités se sont substitués aux légitimes inspirations des besoins, et les moyens de satisfaire aussi bien aux uns qu'aux autres, se sont multipliés, se sont compliqués à l'infini, pour tous et spécialement pour les sujets auxquels cette étude est consacrée. D'où la nécessité d'un code d'hygiène, c'est-à-dire d'une direction rationnelle de tous les actes de la vie, au plus grand profit de la santé.

Je n'extrairai de ce code que ce qui est rigoureusement applicable aux malades de mon programme ; mais je réclame d'eux une sérieuse attention ; le rôle de l'hygiène, limité et temporaire au point de vue des maladies éventuelles, s'impose avec rigueur et continuité dans ces affections presque toujours héréditaires, constitutionnelles et de durée illimitée.

CHAPITRE PREMIER

ALIMENTATION

Sous ce titre se rangent les notions générales sur la direction de nos actes alimentaires, et ces notions se résument en un certain nombre de formules que je vais exposer :

Le choix contraint des aliments, quantité et qualité, n'est de rigueur que transitoirement et temporairement, dans les maladies accidentelles ou dans les crises aiguës des maladies que nous étudions ; mais, dans la continuité latente de ces dernières, le choix doit avoir pour guide l'appétence, je dis l'appétence légitime et non les caprices de la gourmandise. Il est certain que les aliments que l'on subit au lieu de les désirer, que l'on mange surtout avec répugnance, reçoivent un très mauvais accueil des organes digestifs.

Au point de vue des quantités, il faut de même substituer à la *contrainte* la *sobriété*. Celle-ci est relative et nullement synonyme de privation : relative parce que la somme des besoins alimentaires est variable comme les individualités ; autre que la privation parce que toutes les causes de débilitations constitutionnelles, et entre toutes le régime insuffisant, mènent le goutteux de l'état régulier à l'état chronique, mènent le calculeux des phases uriques aux phases oxaliques ou phosphatiques de son affection. Le précepte est donc de prendre pour limites des repas le besoin satisfait et non la satiété encourue.

L'alimentation doit être variée pour des motifs multiples : le premier, c'est que nul aliment ne contient dans son unité la totalité des principes nécessaires à la réparation de nos multiples substances organiques ; cette totalité n'existe que dans l'association de matières alimentaires diverses ; la seconde raison est que l'uniformité annihile l'appétence et l'activité digestive nécessaires ; la dernière enfin est que la prédominance d'une sorte alimentaire, quelle qu'elle soit, dans le régime continu produit après un certain temps, dans l'économie, des tendances excessives et partant vicieuses ; ainsi l'alimentation trop animalisée y provoque la surabondance des principes acides, pendant que l'alimentation trop végétale l'expose, au contraire, à la fâcheuse alcalinisation des liquides, de celui surtout qui parcourt l'appareil urinaire. La conclusion est qu'il faut corriger les viandes par les légumes et réciproquement ; qu'il faut en surplus varier ses aliments en un même repas et dans la succession des repas.

Ceux-ci doivent être plutôt multipliés que raréfiés. Le mieux serait de déjeuner, de dîner et de souper comme le faisaient nos aïeux. Le déjeuner serait léger parce que les fonctions digestives conservent encore quelque chose des torpeurs du sommeil ; le souper plus encore parce qu'il est suivi de près par les mêmes inactivités ; quant au dîner, placé au milieu du jour, c'est-à-dire entre les activités de la matinée et de la soirée, il servirait à rétablir la balance.

A cette question : faut-il se mouvoir ou rester en repos en sortant de table ? il est deux réponses au lieu d'une : le repos est nécessaire pour les sujets débiles ou débilités, dont les actes digestifs réclament, pendant qu'ils s'accomplissent, la libre disposition de toutes les forces vives de l'économie ; le mouvement est au contraire indispensable aux sujets fortement constitués, pléthoriques, en possession de toute leur validité ; il empêche la trop brusque concentration de la vitalité sur le centre gastrique ; il prévient les états congestifs, qui ont beaucoup de tendance à se produire simultanément.

C'est dans la bouche que s'opère le premier et non le moins important des actes de la réfection. La matière alimentaire y est désagrégée et morcelée par la mastication ; diluée et imprégnée de sucs actifs par l'insalivation. Ce n'est qu'après avoir été ainsi suffisamment et doublement préparée qu'elle devient apte à subir l'action régulière des sucs gastriques. Malheureusement l'on ignore ou l'on néglige cette importante notion, et le *tordre et avaler*, aussi trivial que compromettant, est passé en habitude.

La part mécanique de cette fonction, fût-elle suffisamment accomplie par de vigoureuses mâchoires en ce court espace de temps, que cela ne suffirait pas encore : on peut après tout triturer et morceler les viandes par avance dès la cuisine ou sur son assiette ; mais ce qui importe surtout, c'est que l'imprégnation salivaire soit suffisamment prolongée. Au lieu de motiver théoriquement ce précepte, je vais l'étayer de mon propre exemple. Jusqu'à l'âge de 21 ans j'ai eu, comme tout le monde, deux mâchoires garnies de 32 dents : j'étais fort et valide, mais insoucieux et prompt comme on l'est à cet âge; je pratiquais comme les autres le *tordre et avaler* et, sans me douter de leur véritable cause, je subissais très fréquemment des désordres digestifs poussés jusqu'à l'irritation gastrique. Un jour vint où un cruel accident m'obligea à laisser aux

mains du célèbre chirurgien Lisfranc la moitié de
ma mâchoire inférieure et les dents qui la garnis-
saient. A dater de là, ma mastication, devenue mécaniquement très imparfaite, m'obligea à garder
plus longtemps dans la bouche les aliments, à en
compléter· la désagrégation par une insalivation
plus parfaite : or, à cette même date, mes fonctions
gastriques ont acquis une régularité qui ne s'est
plus démentie. Faut-il ajouter que, pour une durée
déterminée du repas, le temps accordé en plus à la
mastication est soustrait à la gourmandise.

En résumé, le régime des goutteux et des graveleux doit avoir pour règle la sobriété et non l'ascétisme. J'y insiste parce que je n'ignore · pas que
généralement on trouble leur conscience par le remords des plus minimes concessions faites à leurs
appétits les plus légitimes. Pour la plupart on les
croirait colosses à première vue, mais ce sont des
colosses à pieds d'argile ; leur poitrine est ample,
mais l'artère qui en sort ne donne au pouls qu'une
impulsion molle et dépressible. On peut momentanément émousser leurs sensations, masquer les manifestations douloureuses de leur maladie par les
débilitations du régime, des alcalins, de toute médication dirigée contre la richesse du sang ; mais ce
sont là de ruineuses lettres de change tirées sur l'a-
venir.

ALIMENTS.

Ce nom est donné à toute substance apte à subir le travail de nos organes digestifs et à fournir aux solides et aux liquides de notre économie des provisions pour leur accroissement ou pour leur entretien.

Pour remplir ces conditions, il faut que cette substance ait au préalable pris part elle-même à la vie d'un être organisé, soit végétal, soit animal. En effet, les plantes seules ont la faculté de transformer en matières vitales les éléments de l'air et du sol, matières qui nous sont transmises, soit directement par l'alimentation végétale, soit indirectement par l'alimentation animale.

Les végétaux contiennent donc rigoureusement dans leur composition tous les éléments nécessaires à notre alimentation ; mais, quand ces éléments ont été une seconde fois élaborés par les animaux, ils subissent des modifications qui les rendent plus conformes à nos propres éléments intégrants ; ils deviennent en un mot plus aisément assimilables et plus promptement réparateurs.

Les substances alimentaires ne diffèrent pas seulement entre elles par leur composition chimique, mais encore par le mode d'agrégation de leurs tissus et aussi par les modifications que leur font subir nos divers modes de préparations culinaires.

Ainsi, les aliments de provenance animale conservent d'autant plus toutes leurs propriétés nutritives et se prêtent d'autant plus facilement aux actes de la digestion et de l'assimilation, qu'une coction trop prolongée ou faite à trop haute température n'a pas volatilisé leurs principes aromatiques, n'a pas transformé leurs principes gras en matières âcres, n'a pas contracté, au point de les rendre rebelles à l'action désagrégeante de la bouche et de l'estomac, leurs principes albumineux et fibrineux. Tel est entre tous l'œuf, de digestion très facile ou très difficile, selon qu'il n'est qu'incomplétement ou énergiquement coagulé par la coction.

Les aliments végétaux, au contraire, et spécialement ceux de nature farineuse ou féculente, ou ceux encore qui ont subi la dessiccation, demandent à être désagrégés, attendris, selon l'expression courante, par une coction prolongée à température modérée.

Il est des aliments légers, il en est de lourds ; mais ces propriétés sont plutôt relatives qu'absolues ; et à ce point de vue, chaque individu doit s'aider des résultats acquis de sa propre expérience ; ainsi certains estomacs très actifs digèrent avec peine les viandes blanches, la volaille, les œufs, le laitage, et avec facilité les viandes fortes, les charcuteries, le jambon : il est évident que pour ceux-ci le mot *léger* doit être démarqué.

Certaines substances alimentaires, dans la composition ou dans la préparation desquelles dominent les principes aqueux, gélatineux, muçilagineux acidules : viandes des jeunes animaux, légumes herbacés, fruits sucrés, gommeux, acidules, sont dits *rafraîchissants*, c'est-à-dire aptes à ne produire nulle excitation gastrique et à diluer les liquides intestinaux, qu'ils rendent en même temps plus abondants. D'autres aliments sont, au contraire, dits échauffants parce que leur usage provoque une certaine incitation des organes digestifs et de toute l'économie; s'accompagne d'un accroissement de calorique; concentre et raréfie les déjections alvines. Il n'y a pas de raison absolue de prescrire ni l'une ni l'autre de ces sortes alimentaires; il est des tempéraments secs, des organes abdominaux resserrés, qui se réclament de la première; il est, par contre, des conditions de mollesse, de relâchement, de prédominance séreuse de tous les tissus pour lesquelles la seconde est préférable.

Les propriétés excitantes de certains aliments sont plus accentuées encore et atteignent, pour ainsi dire, des proportions médicamenteuses, soit du fait des condiments employés dans leur préparation, soit du fait de certains principes aromatiques et sapides dont ils sont naturellement pourvus, tels sont les venaisons très récentes, ou très marinées, ou très faisandées, les gibiers de haut fumet et en outre faisandés, les charcuteries fortement-fumées et épicées, les truffes, les céleris, les raiforts, etc. Ils sont plus souvent nuisibles qu'utiles dans la continuité du régime ; mais ils peuvent rendre par exception des services, dans les cas d'inappétence gustative, de torpeur gastrique et d'apathie constitutionnelle.

Il est bon enfin d'être informé que des circonstances particulières d'alimentation, d'époque vitale, d'état sanitaire pour les animaux, de sol, de culture et d'exposition pour les végétaux, peuvent modifier profondément leurs propriétés alimentaires : les animaux mâles tués à l'époque du rut, les femelles tuées après la fécondation fournissent des viandes désagréables au goût et même indigestes : tels sont entre autres le lièvre, le lapin domestique ; les volailles de basse-cour conservent les arômes des herbes et des grains dont on les a nourries ; le porc affecté de la ladre ou de la trichine est d'un usage dangereux ; parmi les crustacés, les écrevisses, au moment de leur mue, ont une chair molle et légèrement purgative ; à certaines époques, les moules, plus nuisibles encore, provoquent des accidents qui simulent un empoisonnement ; les œufs de brochet agissent à peu près de la même manière ; des blés préparés pour la semence au moyen du sulfate de cuivre ou de l'arsenic, ont contracté des propriétés toxiques; la poudrette employée comme engrais dans les vignes des environs de Paris, se retrouve au goût et à l'odeur dans le fruit et même dans le vin qu'on en tire.

L'alimentation a pour destination finale de fournir à notre organisme les matières premières nécessaires à l'accroissement et à l'entretien de sa substance intégrante, nécessaires aussi à l'accomplissement de certaines de ses fonctions.

Ces matières premières, tirées du sol par les plantes, qui nous les transmettent, soit directement, soit par l'intermédiaire des animaux qui nous servent d'aliments, sont toutes comprises dans les groupes qui vont suivre :

1° *Principes aqueux.* — Ils prennent part à la composition de notre corps dans la proportion des 65 centièmes de son poids total; un certain nombre de nos aliments ne contiennent pas une proportion équivalente de liquides; d'où la nécessité des boissons et du mélange à ces aliments d'autres aliments plus aqueux; cette nécessité s'accroît encore des exigences incessantes de nos fonctions sudorales et urinaires.

2° *Substances azotées.* —A l'état amorphe diffluent (albumine) ou à l'état fibrillaire consistant (fibrine), elles font la base de tous nos tissus et de la plupart de nos liquides, de notre liquide sanguin tout particulièrement. Nos aliments les contiennent en proportions variables, soit sous les formes d'albumine et de fibrine, soit sous d'autres formes similaires, gluten, caséine, protéine. De cette inégale teneur des aliments en substances azotées résulte encore la nécessité de les varier ; mais au point de vue des maladies dont nous poursuivons l'étude, il y a plus souvent lieu à en diminuer qu'à en augmenter la provision alimentaire.

Elles se trouvent, en suivant l'ordre de leur décroissance, dans les viandes noires, dans les viandes blanches, dans les poissons, dans les œufs, dans le lait, dans les champignons, dans les légumes riches (pois, haricots, fèves, lentilles), dans les céréales, du froment où elles abondent le plus et se trouvent sous la forme fibrillaire (gluten), jusqu'au riz, où elles sont rares et en passant par le maïs, par le seigle, par l'avoine, par l'orge, par le sarrasin ; les aliments herbacés viennent à la suite. Quant aux matières féculentes et sucrées, elles sont fournies par des plantes qui en contiennent ; mais, après leur extraction, elles en sont totalement dépourvues. On voit par cette analyse graduée que le régime alimentaire peut être diversement dosé en matières azotées par un choix intelligent.

3° *Principes salins.* — De nombreux sels prennent part à la composition de nos substances vivantes : sels de potasse et surtout de soude dans notre sang, sels de chaux dans nos chairs et nos os, sels de fer, etc. ; ils sont soustraits au sol par les plantes qui en approvisionnent les animaux; ils ne sauraient donc manquer dans nos aliments, à la plupart desquels en outre nous en ajoutons un surplus par l'assaisonnement (sel de cuisine) ; mais entre tous il en est un qui a nom *phosphate de chaux* et qui mérite une attention spéciale.

Négligé ou méconnu jusqu'à une certaine époque, il a récemment repris toute l'importance réelle de son rôle vital, et j'éprouve quelque fierté à dire que je n'y ai pas peu contribué : notre charpente osseuse en est presque intégralement composée ; il abonde dans nos tissus les plus résistants et il fournit le phosphore indispensable à la constitution de notre substance nerveuse. Son rôle dans l'alimentation est donc égal, sinon supérieur à celui des principes azotés ; mais il est moins qu'eux et autrement qu'eux réparti dans les substances alimentaires; rare dans les viandes de boucherie, plus abondant dans les poissons, et plus encore dans les produits farineux des céréales, dans le pain entre tous, dont il justifie le rôle alimentaire important, exclusif même, pour quelques déshérités de la fortune; on peut m'objecter, il est vrai, que ce rôle s'amoindrit beaucoup dans les habitudes des Anglais, des Allemands, etc. ; mais je répondrai que là même il est fait un grand usage de la bière, boisson

très riche en sels phosphatiques. Il faut savoir en
outre que la suracidité urique du goutteux et du
calculeux peut être attribuée à l'abus des substances
azotées, mais que leur suracidité phosphorique n'est
en aucun cas imputable à l'usage ni même à l'abus
des substances riches en phosphates.

4° *Aliments respiratoires.* — Tout ce groupe
est composé de matières qui ne contribuent en rien
à l'approvisionnement de nos substances intégrantes ; mais qui ont pour destination de fournir
à nos fonctions de respiration, de combustion et de
calorification, leurs éléments indispensables. Telles
sont les fécules proprement dites, qu'il ne faut pas
confondre avec les farineux, les substances gom-
meuses et mucilagineuses, les alcools et les graisses,
ces dernières pourtant avec la réserve qu'elles peuvent en partie se fixer dans notre économie. Ces
matières, on le voit, doivent figurer dans le régime
alimentaire à d'autres titres, mais à des titres non
moins importants que les précédentes, et l'on comprend le rôle prédominant qu'elles jouent dans les
habitudes des contrées froides ; pour leurs habitants,
la consommation des graisses, des huiles, des liqueurs alcooliques, est un mode indirect de chauf-
fage ; sous nos climats tempérés, leur utilité alimentaire est beaucoup plus restreinte et nous reprochons
aux fécules, aux gommes et au sucre consommés
sans mesure, d'être échauffants en ce sens qu'ils

raréfient les excrétions intestinales et urinaires ;
aux alcooliques, de joindre à cet échauffement une
excitation le plus souvent intempestive ; aux graisses
de se digérer difficilement, de provoquer ou d'accroître l'exagération de l'embonpoint, de fournir
enfin aux organes biliaires des éléments calculeux.

5° *Matières·réfractaires.* — Nos substances alimentaires contiennent toutes, en proportions variables, des matières qui, en raison de leur composition chimique, de leur insolubilité ou de leur
difficile désagrégation, parcourent toute la filière
du tube digestif, de la bouche à l'anus, sans jamais
pénétrer dans notre sang ni prendre place dans
notre trame vivante. Elles se composent de cellulose et de certaines substances minérales.

La *cellulose* forme dans les végétaux, aussi bien
que dans les animaux, le moule, la gangue qui
donnent à nos organes leur forme et leur résistance, qui agrègent entre elles leurs molécules ou
leurs fibres.

Les aliments de provenance animale, où elle est
peu abondante et partiellement conversible en gé-
latine soluble, fournissent peu d'excréments, d'aú-
tant moins qu'ils contiennent également peu de
substances minérales. Les aliments de provenance
végétale, plus abondamment pourvus en cellulose
et en substances minérales réfractaires, produisent
des excréments plus copieux, dans lesquels certains

d'entre eux se retrouvent même à l'état de fragments, tels, entre autres, que les carottes et diverses racines comestibles.

Ces matières inertes ont donc encore leur utilité, dont il faut tenir compte au profit de certaines organisations robustes, dont les organes digestifs ont plus besoin de poids et de volume que de richesse nutritive ; au profit de certaines constipations causées par l'exiguïté des résidus intestinaux.

Comme corollaire de cette étude sur les principes généraux de l'alimentation, il ne nous reste plus qu'à jeter un rapide coup d'œil sur les diverses sortes d'aliments.

CHAPITRE II

ALIMENTS FOURNIS PAR LES ANIMAUX

1° *Viandes de bouchérie.*

Les chairs du bœuf, de la vache, du mouton, du cheval, abattus dans de bonnes conditions d'âge et de nutrition, sont de facile digestion et ont sous un petit volume, une grande richesse alimentaire ; grillées ou rôties à température ménagée, elles conservent la meilleure part de ces qualités ; quand elles ont servi à la préparation du bouillon, une coction prolongée fait passer dans celui-ci tous leurs principes succulents et ne leur laisse que leur substance fibreuse fade au goût, peu réparatrice et de difficile digestion.

Le veau, l'agneau, le chevreau, le jeune porc fournissent des viandes blanches de facile digestion, d'effets rafraîchissants, mais bien moins nutritives, d'autant moins que l'animal a été tué plus jeune. Les indications de leur usage ressortent de ces propriétés.

2° *Volailles.*

Les chairs de poulet, de dindonneau, du faisan domestique, de la pintade, mangées avant l'âge adulte, sont plus sapides et un peu plus restaurantes que ces dernières ; maugées adultes, à moins d'être coriaces et indigestes par vétusté, elles sont plus réconfortantes encore. Celles de la dinde restent toujours d'assez difficile digestion.

Les volailles à chairs noires, oies, canards, pigeons, sont plus sapides, plus excitantes, et aussi ou même plus nutritives que les viandes noires de boucherie ; mais les deux premières sont fréquemment rendues indigestes par un excès de graisse.

5° *Gibiers.*

Les animaux de cette catégorie, vivant à l'état sauvage dans toute leur spontanéité de locomotion et d'alimentation, fournissent des viandes plus denses, plus aromatiques, plus sapides et de valeur nutritive plus élevée que les animaux domestiques ; chez quelques-uns même ces propriétés sont tellement développées, qu'on est obligé de corriger par divers moyens et entre autres par le marinage, par le faisandage, par l'exposition à la gelée, l'âpreté de leur saveur et la cohésion de leurs chairs ; tels sont le sanglier, le cerf, le chevreuil, le lièvre lui-même parvenu à un certain âge ; telle est, malgré ses plumes, la bécasse.

Ce sont tout autant d'aliments réservés aux estomacs robustes, secondés par une grande activité ; ils sont éminemment excitants de leur propre fait et de celui de leurs préparations culinaires ; ils sont enfin échauffants aux mêmes titres.

Les gibiers à plumes, doués de chairs moins denses et moins réfractaires que les précédents, restent à peu de choses près aussi nutritifs, aussi excitants, aussi échauffants qu'eux, s'ils appartiennent aux espèces à chairs noires, bécasses, bécassines, ramiers, coqs de bruyère, etc., ou sont classés parmi les chairs blanches, mais avec un surcroît de principes sapides et de valeur nutritive ; tels sont le faisan sauvage, la perdrix, la gelinotte, la caille, etc. Quand leur mode de préparation ne les compromet pas, ceux-ci très modérément excitants, très réparateurs et de facile digestion, peuvent utilement rompre la monotonie des viandes de boucherie.

4° *Poissons*.

A un point de vue général, leurs chairs, mollement agrégées, riches en principes azotés et surtout phosphorés, fournissent une alimentation légère en même temps que réparatrice ; mais il est néanmoins parmi eux des distinctions à faire.

Les poissons de nos rivières, que spécialisent des chairs fermes mais friables, plutôt sèches que grasses, modérément et agréablement parfumées, réunissent toutes les qualités que je viens de dire : la truite, l'ombre, le goujon, la carpe, le brochet, le barbeau (ces deux derniers sans leurs œufs) peuvent figurer légitimement sur toutes les tables ; le saumon frais et plus encore celui qui a subi la fumure et la salure, n'est pas permis à tous les estomacs, en raison de sa chair très aromatique et fibreuse ; l'alose, parfois trop pénétrée de graisse huileuse, et l'anguille qui l'est toujours, sont très indigestes, surtont quand on n'a pas paré à ce grave défaut par un mode particulier de préparation culinaire.

La mer nous fournit aussi des poissons à chairs pulpeuses friables, peu chargées de sucs gras, qui se mangent avec plaisir, se digèrent sans peine et substantent suffisamment : je citerai entre autres le merlan, l'éperlan, la limande, la sole, le carrelet, la barbue, etc. ; d'autres au contraire, à chairs plus fibreuses, plus résistantes, sont plus réfractaires à la digestion ; entre eux figurent la raie, à laquelle il faut laisser perdre ou enlever sa verdeur en la conservant ou en la malaxant pour la rendre plus digestible, la morue adulte modifiée par la salure, puis par la désalure, l'esturgeon, compacte et huileux, qui trouve surtout sa place sur la table des robustes septentrionaux, le thon qui, malgré sa ressemblance avec le veau, a la chair grossière et grasse, mais qui, presque toujours salé ou mariné ou macéré dans l'huile, est plutôt un hors-d'œuvre qu'un aliment.

5° *Mollusques.*

Le plus renommé entre eux, l'huître, est un aliment aussi léger qu'agréable et qui, en outre, bien plus abondamment pourvu de principes liquides que de principes solides, se prête à merveille aux prouesses hautement chiffrées de ses fervents adeptes. L'eau salée qui l'accompagne, le vinaigre, le citron qu'on y ajoute, stimulent l'appétit au profit du repas auquel elle sert de préface. Marinée, elle devient coriace et de digestion difficile ; mais elle n'est plus employée alors qu'à titre de hors-d'œuvre ; l'huître fraîche est le premier aliment qui peut être recommandé aux convalescents, dont il stimule l'appétence et qui le digèrent sans peine.

Les moules, rendues plus cohérentes par la coction, n'en restent pas moins un mets délicat, dont doivent toutefois s'abstenir certaines personnes, chez lesquelles elles déterminent des indigestions souvent très violentes, accompagnées d'éruptions urticaires.

Les escargots sont de digestion difficile et doivent être défendus aux estomacs délicats.

6° *Crustacés.*

La chair de la crevette, compacte et fibreuse, doit en limiter l'usage aux proportions des simples hors-d'œuvre.

L'écrevisse est dans le même cas, d'autant plus qu'elle est généralement bourrée d'épices.

Le homard, plus indigeste encore, doit être tenu,

lui et ses œufs, en grande suspicion par mes lecteurs.

7° *Charcuterie*.

Le porc fait presque à lui seul tous les frais de
ce groupe nombreux ; mais c'est moins à ce titre
qu'à celui de leurs modes spéciaux de préparation
par la fumure, par la saumure, par les fortes épices
que ces aliments doivent leur mauvaise réputation. Plusieurs d'entre eux, en compagnie des sardi-
nes, des anchois, du thon et des huîtres marinées,
ne doivent être acceptés par les sujets continents
qu'à très petites doses et à titre d'incitants de l'appétit. Le pied de cochon grillé est un aliment léger
et délicat ; le jambon modérément fumé et salé, suffisamment rendu friable par la coction, est pour
beaucoup d'estomacs, même susceptibles, un mets
de digestion facile, très apte à stimuler l'inappétence.

8° *Divers produits animaux*.

Le beurre, employé en nature ou servant à la préparation des mets, est le plus sain des corps gras ;
son usage ne doit être limité que dans les cas excep-

tionnels d'affections biliaires ou de tendance à l'embonpoint exagéré.

Le lait est l'aliment léger et placidement réparateur que tout le monde connaît et que repoussent seuls certains estomacs exceptionnels ; mais, hors des conditions de la première enfance, il ne peut à lui seul constituer un régime suffisamment réparateur. Du plus au moins riche en principes alibiles, les différents laits se classent ainsi : lait de vache, de chèvre, de brebis, d'ânesse, de jument, de femme.

Les fromages frais, relevés par du sucre ou par quelques condiments modérés, sont rafraîchissants et de digestion facile. Les fromages fermentés, ceux surtout à pâte molle et onctueuse, restent assez digestibles, mais deviennent plus excitants. Ceux à pâte sèche et compacte, fortement épicée, sont encore plus excitants et peuvent à ce titre jouer un rôle utile à la fin d'un copieux repas.

L'œuf est chez les oiseaux, ce qu'est le lait chez les mammifères, mais avec un degré de plus de richesse alimentaire. De facile digestion par lui-même, il est plus ou moins compromis à ce point de vue, par la cohésion plus ou moins forte qu'il a contractée à la cuisson, et surtout par les nombreuses combinaisons culinaires, auxquelles il se prête. Celui de la poule, du paon et du faisan, sont les plus estimés, après ceux du vanneau toutefois, au dire des gourmets ; ceux de l'oie, de la cane.

de la dinde, plus lourds, plus gras, moins délicats,
sont peu usités.

9° *Champignons.*

Par leur mode de développement, ils se rap-
prochent des plantes; par la nature de leur substance, ils avoisinent les animaux, et par l'étroite
cohésion de leurs tissus, ils se placent en tête des
matières alimentaires les plus réfractaires à l'action
désagrégeante et dissolvante des organes digestifs.
Beaucoup sont vénéneux et deviennent, dit-on, inof-
fensifs, quand ils sont mangés crus au vinaigre,
ou cuits dans beaucoup de graisse. Les sortes comestibles ne deviennent pas vénéneuses en vieil-
lissant, comme on est disposé à le croire, mais
simplement plus coriaces et plus indigestes. Le
champignon de couche, la morille, le cep, l'oronge,
ne passent en aucun cas dans le camp des empoi-
sonneurs et peuvent être mangés avec confiance,
sous la réserve de leur difficile digestion, qui s'accroît encore par la dessiccation et par la conservation
dans l'huile.

La truffe tient, en outre, de son arôme spécial des
propriétés très excitantes. Elle est le gros péché
des goutteux et des calculeux; quelques-uns savent
qu'en la mangeant, ils jouent avec l'épée de Da-
moclès; mais elle est si irrésistible pour le gourmet!

CHAPITRE III

MATIÈRES ALIMENTAIRES D'ORIGINE VÉGÉTALE

Pour plus de précision et de clarté, nous les diviserons en plusieurs groupes naturels.

1° *Aliments farineux.*

Ils sont tirés des graines céréales : froment, seigle, maïs, millet, riz, orge, avoine, sarrasin ; ils contiennent tous, en proportions peu variables, de la fécule ou de l'amidon, de la dextrine (sorte de gomme), de petites proportions de sucre glucosique, des substances azotées sous forme fibrineuse, glutineuse ou albumineuse, des matières grasses aromatiques, et des sels dont les plus remarquables sont les phosphates. Ce sont là les similaires de la composition du lait et de l'œuf, plus étroitement agrégés seulement, moins aqueux, et pouvant fournir une alimentation plus solide.

Le riz, le millet, l'orge, l'avoine, peuvent être simplement décortiqués et mangés en nature ; mais pour la plus grande part, tous ces grains sont préparés par la mouture, qui réduit leur amande en farines, en semoules, en gruaux, et en retire l'écorce sous forme de son.

Le froment est le plus usité dans l'alimentation et mérite de l'être à un point de vue général ; non-seulement il est le plus riche en matières azotées et phosphatiques, mais encore ces matières azotées, spécialement agrégées sous forme de gluten fibreux, élastique, le rendent seul apte à fournir une parfaite panification. Le pain de froment est en effet de tous le plus léger, en même temps que le plus nourrissant ; il le serait plus encore et deviendrait de plus facile digestion, il cesserait surtout d'être échauffant, si, sacrifiant toute autre préoccupation à celle de l'obtenir le plus blanc possible, on ne rejetait pas dans les sons, les parties superficielles de l'amande, les plus riches en gluten, en céréaline et en principes gras aromatiques.

Le maïs (blé de Turquie) a des qualités particulières qui ont fixé mon attention et que j'ai fait connaître dans diverses publications. Il est à beaucoup près de tous les grains, le plus riche en principes gras et de facile digestion ; son gluten, à peu de choses près aussi azoté, mais bien moins cohérent, rapproche ses qualités digestives de celles du lait et de l'œuf ; il a surtout une précieuse propriété qui lui a valu mon attention : il exerce une influence très favorable sur les organes urinaires ; ses farines et ses semoules ont l'inconvénient de s'altérer assez

promptement en raison de leur richesse en principes gras ; il est donc nécessaire de ne les employer
que fraîchement préparées. Cette précaution est
préférable à la torréfaction qu'on leur fait subir
dans certains pays, où elles sont connues sous le
nom de *gaudes*.

Le riz, le millet cuits au lait et au bouillon,
pendant assez de temps pour devenir mous et friables et que, d'ailleurs, on fait par avance tremper
dans ce même but, fournissent un aliment léger,
de facile digestion.

L'avoine, plus aromatique, donne des bouillies
et des potages très convenables dans certains cas
d'inappétence digestive.

L'orge, le seigle, dont les substances azotées sont
sous forme glutineuse et où abonde la dextrine
(fécule soluble analogue aux gommes) méritent leur
réputation d'aliments rafraîchissants. Cette propriété se retrouve dans le pain de seigle avec ses
avantages et ses inconvénients. Celui d'orge est
grossier et peu nourrissant.

Le sarrasin (blé noir) est l'aliment insuffisant de
quelques contrées pauvres. Il entre dans sa composition une matière résineuse, dont le goût et l'arôme
désagréables se retrouvent dans les volailles qui en
ont été nourries.

Les gâteaux secs, composés surtout de farines de
froment, de lait et d'œufs, sont de digestion assez

facile; mais il n'en est pas ainsi des pâtés proprement dits où dominent les substances grasses.

Les farines et les semoules des blés durs provenant du midi, les pâtes alimentaires qui en sont faites (vermicelle, macaroni, etc.) sont plus riches en substances azotées et en principes aromatiques, en un mot plus nourrissantes et plus provoquantes pour l'appétit que les mêmes produits des blés tendres du nord.

L'usage abusif des farineux passe, non sans raison, pour être engraissant et échauffant ; mais le pain, qui motive surtout cette opinion, reste toujours à l'état d'aliment accessoire, incapable de tels effets, sur les tables de la classe aisée.

2° *Aliments tirés des féculents.*

Il n'est pas de produit naturel du sol qui contienne la fécule pure, sans mélange d'autres substances ; seulement on l'extrait de certains d'entre eux où elle abonde et surtout et presque exclusivement de la pomme de terre, qui ne renferme en plus de la fécule, qu'une grande proportion d'eau et seulement des traces de cellulose, de principes gras, azotés et phosphatiques.

Au chapitre de l'alimentation étudiée à un point

de vue général, nous avons déjà défini le rôle purement calorifique des fécules ; nous avons dit qu'elles
n'importaient dans l'économie aucun élément plas-
tique, et qu'au plus pouvaient-elles y être transformées en graisses dans des circonstances particulières. Ces notions s'appliquent aux aliments dits
féculents, aux principaux d'entre eux, pommes de
terre, riz, châtaignes ; mais avec cette restriction
que dans ces mêmes aliments il existe toujours une
certaine proportion de matières plus nutritives que
la fécule elle-même.

Les principales fécules usitées sont : celle de la
pomme de terre, soit en nature, soit transformée en
gomme fécule par une torréfaction ménagée avec
addition de faibles proportions d'acides et connue
sous le nom de *tapioca* ; le *salep* extrait des bulbes de
certains orchis qui se récoltent surtout en Perse ;
l'*arrow-root* fourni par les racines de plantes qui
croissent aux Antilles ; le *sagou* qui se tire de la
moelle de certains palmiers. Sous ces noms pom-
peux, surfaits par la réclame, on trouve en définitive la fécule, le plus souvent même celle de notre
humble parmentière ; et sans leur demander plus
on en fait des bouillies ou des potages destinés aux
estomacs délicats des convalescents.

3° *Aliments tirés des légumineux.*

Les pois, les haricots, les fèves, les lentilles ont
pour composition une base féculente, enrichie par
une forte proportion d'une substance azotée particulière qui porte le nom de *légumine.*

Ils se placent de ce fait au-dessus des féculents
et même au-dessus des farineux au point de vue de la
richesse nutritive. Mangés frais, avec ou sans leur
jeune gousse, ils sont tendres, savoureux et d'assez
facile digestion ; en grains et secs, ils mériteraient le
reproche d'être lourds et venteux, si on n'avait pris
au préalable la précaution de les décortiquer, de
les tremper un certain temps dans l'eau, de les
palper sous forme de purées.

4° *Aliments herbacés.*

Leur nombre est grand, mais on peut les rapporter à la classification suivante, fondée sur leurs propriétés alimentaires :

Les plus usuels sont caractérisés par leur consistance pulpeuse, molle, quand ils ont été récol-
tés jeunes, avant l'époque de leur incrustation li-
gneuse ; la fécule, la gomme, le mucilage, le sucre
dominent dans leur composition ; leur arôme peu

développé est très agréable ; tels sont les petits pois, les haricots et les fèves de marais tirés de leur cosse verte, la betterave, la bette, le cardon, l'artichaut, la laitue, la chicorée, les épinards, la carotte, etc. ; mangés seuls ou mêlés aux viandes, ils se digèrent facilement et ont des propriétés rafraîchissantes, mais peu nutritives.

Dans une seconde classe se rangent des légumes de tissu plus dense, plus ligneux, et qui sont plus réfractaires à l'action digestive, artichauts mangés crus, salsifis, scorsonères, carottes tardivement récoltées.

Une troisième classe comprend les légumes spécialisés par la présence du soufre dans leur organisation, qui nourrissent peu et donnent lieu à des productions gazeuses dans les cavités digestives : le chou ordinaire, le chou de Bruxelles et moins qu'eux le chou-fleur offrent ces inconvénients ; de même le navet, la rave, le raifort, le cresson mangé cru avec ses tiges semi-ligneuses.

Quelques-uns enfin, fortement aromatisés, produisent une excitation gastrique, sans inconvénients dans la pluralité des cas, mais qui provoque les susceptibilités et même la répulsion de certains sujets : l'oignon, le poireau, le panais, le céleri en branches ou en racine, mangé cuit ou surtout cru en salade, sont dans ce cas.

Certains légumes enfin de diverses sortes, mal

famés devant l'opinion publique, demandent d'être confessés à part : c'est des salades vinaigrées, de l'oseille, des épinards, des tomates et des haricots verts, des asperges enfin qu'il est question.

Les salades rendues acides par le vinaigre, leur condiment spécial, et en leur compagnie tous les fruits, tous les mets acides par eux-mêmes ou acidifiés par le cuisinier, doivent être sévèrement interdits aux goutteux, aux graveleux, aux calculeux, qui pèchent justement par excès d'acidité humorale : tel est l'arrêt de proscription formulé par le fanatisme alcalin d'une certaine école de Vichy, heureusement remplacée par une école plus rationnelle et moins exclusive.

Mais, tout d'abord, il faut ne pas oublier que si les goutteux, les graveleux et les calculeux de l'époque urique, dénotent un surcroît d'acidité humorale ; les goutteux, les graveleux, les calculeux, bien plus compromis, de l'époque phosphatique, doivent au contraire les complications de leur état morbide à la substitution de l'état alcalin à l'état acide dans leur économie. Pour ceux-ci tout au moins faudrait-il révoquer la proscription des acides alimentaires.

En second lieu, une loi, toute de salutaire prévoyance, refuse à l'homme la faculté de modifier à son gré sa chimie vivante par ses actes alimentaires. Avant de pénétrer des cavités digestives dans le

courant sanguin, ses aliments et ses boissons subissent un rigoureux contrôle, qui les modifie et
les adapte aux convenances de son milieu vivant :
ainsi, en l'espèce, le vinaigre, et avec lui tous les
acides végétaux, sont brûlés par l'oxygène respiratoire et convertis en acide carbonique, comme ils
le seraient si on les projetait dans un foyer en
activité. Cet acide carbonique, qui trouve toujours
dans le sang de la soude libre, se combine avec elle
et forme du carbonate de soude, autrement dit du
sel de Vichy, de Carlsbad, de Wals, lequel est aussitôt soutiré par les reins et mêlé aux urines auxquelles il importe ses propriétés alcalines. Et telle
est la raison pour laquelle l'alimentation trop exclusivement végétale, figure au premier rang des
causes de la gravelle blanche et de la goutte chronique ; la raison enfin pour laquelle les animaux de
nos étables, qui se nourrissent d'herbes plus ou
moins acides, rendent normalement des urines
jumenteuses, c'est-à-dire louches, blanchâtres, tenant en suspension des carbonates et des phosphates de chaux. Pour moi, s'il m'était donné
d'exercer la dictature médicale, aux eaux minérales
que je viens de nommer, je permettrais, je recom-
manderais l'usage alimentaire des fruits et des légumes acidulés à mes malades, ne fût-ce que pour
neutraliser l'excès de soude introduit dans leur
économie par le traitement, et je n'en détournerais

que ceux dont l'estomac débile tolère mal les crudités, que ceux qui, en proie aux dyspepsies asces-
santes, transforment immédiatement en acidités
gastriques, les aliments acidules ou sucrés ou mu-
cilagineux ou féculents. Tels sont aussi les conseils
que je donne aux hôtes du Pavillon. Je suis heureux
quand à mes questions ils répondent, ce qui est le
plus ordinaire, que leur estomac s'accommode des
crudités, aussi bien que des acidules; je puis sans
contrainte leur attribuer les bénéfices de l'usage
essentiellement rafraîchissant de ces herbes et de
ces fruits.

L'oseille, les épinards, les tomates, les pacifiques
haricots verts eux-mêmes sont plus gravement in-
criminés, parce que quelque indiscret chimiste,
fouillant leur dossier, y a trouvé de l'*acide oxalique*, à l'état d'oxalate de chaux ou de potasse, et
s'est empressé d'en effrayer l'opinion publique. Je
suis obligé de répéter à ce chimiste, ce que j'ai déjà
dit au chapitre de la gravelle oxalique, que ce
terrible acide se trouve, sans que personne ait eu
jamais à s'en plaindre, dans toutes nos boissons
fermentées, y compris le vin, dans un grand nombre
de nos aliments, y compris le pain; qu'introduit
dans nos organes digestifs, il est traité comme les
autres acides végétaux ou expulsé avec les matières
fécales à l'état de sel insoluble; qu'il n'a rien de
commun que le nom avec la matière des concrétions

murales, qui provient de notre propre substance, comme la matière de la gravelle rouge, comme celle de la gravelle blanche; et je lui concéderais tout simplement qu'il pourrait bien y avoir quelque inconvénient à servir sur sa table l'un de ces mets oxaliques, à tous les repas de la journée, et pendant les 365 jours de l'an.

Les asperges méritent un peu plus de sévérité, non pas en raison de l'odeur désagréable qu'elles communiquent à l'urine, simple délit, qui ne réclame que des précautions de propreté ; mais bien parce que, ayant un pied dans le camp des aliments, elles en réclament un second dans celui des médicaments ; parce qu'elles sont diurétiques, en un mot, c'est-à-dire excitantes pour l'appareil urinaire. A moins d'un usage immodéré de ce légume, irréprochable à tous les autres points de vue, cette excitation n'est en rien nuisible chez les sujets qui sont en possession du calme fonctionnel de la vessie, mais pourrait, si elle se répétait souvent, aggraver la situation de ceux qui subissent des irritations rénales ou vésicales.

5° *Les fruits.*

Ils se divisent tout d'abord en fruits frais et fruits secs, auxquels il faut joindre les fruits conservés ou transformés en gelées et en confitures.

Dans un premier groupe se rangent les fruits aqueux, acidules, sucrés : raisins, cerises, groseilles diverses, fraises, framboises, airelles, oranges, grenades. Ils font tous partie du régime rafraîchissant avec ses opportunités et ses inopportunités ; la cure de raisins et de fraises, c'est-à-dire l'usage abondant de ces fruits, continué pendant un certain nombre de jours, a été recommandée aux sujets affectés de goutte, de gravelle urinaire ou biliaire, d'affections rénales et vésicales. Cette recommandation a du bon et ne rentre guère dans la logique des proscripteurs de substances végétales acidulées. Les gelées, les confitures, les conserves en bouteilles de tous ces fruits jouissent des mêmes propriétés qu'eux, avec cette réserve qu'ils sont moins rafraîchissants parce qu'ils sont plus sucrés et moins acidules.

Dans un second groupe se rangent les fruits pulpeux, à noyaux : prunes, pêches, abricots, brugnons, auxquels il faut joindre certaines cerises à chairs fermes, les figues et les bananes. Ils sont de digestion facile, moins cependant que les premiers, et ne conservent pas dans leur parfaite maturité l'acidité de leur verdeur. Quelques-uns, les pêches entre autres, sont froids et lourds pour certains estomacs, qui les tolèrent bien mieux saupoudrés de sucre ou trempés dans un vin généreux.

Les poires et les pommes, dont la pulpe commence par être très ferme, très âpre, très acide, très astringente, perdent successivement tous ces défauts et deviennent très digestibles en même temps que très agréables, rafraîchissants, mais non laxatifs, quand on attend qu'ils deviennent fondants.

Ne sachant s'il est fruit ou légume dans la nomenclature du parfait cuisinier, je place ici le melon pour confesser son goût exquis, mais pour mettre en garde contre lui certains estomacs frigides, que leur propre expérience a dû d'ailleurs informer mieux que moi. Le palliatif dans ce cas est le même que pour la pêche ; le poivre lui-même y trouve une certaine utilité.

La plupart des fruits que nous venons d'énumérer sont susceptibles d'être confits, c'est-à-dire d'être partiellement privés de leur eau de composition. Ils deviennent en même temps plus sucrés, mais aussi plus compactes, plus cohérents et partant plus réfractaires à la digestion. Il faut en accuser surtout la pellicule qui entoure leur pulpe et l'en isoler le plus possible. On sait que certains pruneaux ainsi confits sont laxatifs jusqu'à la purgation.

Un dernier groupe se compose de fruits à amandes : amandes proprement dites, noix, noisettes, qui ne conviennent guère dans leur verdeur qu'aux estomacs robustes ; qui, en se desséchant, contractent une prédominance oléagineuse plus compromettante encore pour l'estomac ; qu'il faut enfin rejeter d'une manière absolue quand, par vétusté ou mauvaise conservation, ils sont devenus rancides.

6° *Assaisonnements.*

J'ai plaidé la cause du vinaigre employé comme condiment, sous toutes réserves qu'il doit provenir du vin acidifié et non d'ailleurs ; les cornichons, le concombre, dont il constitue toute la valeur sapide, ont droit aux mêmes immunités que lui.

Le sucre, le miel, son remplaçant économique, sont irréprochables, à moins qu'on n'en pousse l'abus jusqu'à les rendre échauffants.

Le sel de cuisine a partout droit de cité et n'est nuisible que dans les mets où sa saveur elle-même trahit sa surabondance.

Les assaisonnements aromatiques : poivre, muscade, girofle, thym, laurier, sont des stimulants, parfois utiles, mais toujours prêts à mettre en jeu leurs propriétés incitantes, chez les sujets spasmodiques et irritables. Ils doivent, en un mot, disparaître du programme de l'hygiène alimentaire calme et tempérée, pour n'être autorisés qu'exceptionnellement, dans les cas où l'appétit fait défaut, où l'estomac est apathique, par monotonie alimentaire ou par atonie constitutionnelle, sans complication aucune d'irritation.

7° *Substances grasses.*

Celles qui servent à l'alimentation sont des graisses extraites des animaux, ou des huiles extraites des plantes.

Leur rôle alimentaire ne peut être bien compris que si l'on se rend un compte exact de la distribution des corps gras dans notre économie.

Ils s'y trouvent à l'état de substances nécessaires, faisant la base de notre pulpe nerveuse, comblant les cavités de nos os, et déposés par notre sang entre les cellules, entre les fibres de tous nos organes moteurs ou mobiles, qu'ils lubréfient.

Ce que l'alimentation a introduit en plus que cette quotité nécessaire dans notre économie est brûlé par nos actes respiratoires et expulsé par notre appareil biliaire, quand cette économie fonctionne régulièrement.

La part excédante de ces corps gras, qui n'est ni utilisée ni brûlée ni excrétée, se dépose et s'accumule dans le tissu cellulaire subjacent à notre enveloppe cutanée, et aussi dans celui qui avoisine nos organes abdominaux.

Plus abondants encore, ou moins complétement brûlés, ils finissent par envahir la trame même de ces organes et par se substituer à leurs tissus propres :

témoins les foies gras des porcs, des oies et des canards, que l'on obtient à volonté en contraignant ces victimes de notre sensualité à une alimentation surchargée de substances grasses ou conversibles en graisses, en même temps que, par une immobilité absolue, on les empêche de les brûler.

Pour tirer de cette notion des corps gras nécessaires et des corps gras surabondants toute son utilité pratique, il faudrait pouvoir, d'une manière absolue, déterminer les limites que doit atteindre, sans jamais les dépasser, la consommation alimentaire des substances grasses ; mais ces limites varient pour chaque sujet, et, en outre, pour le même sujet au cours des variations de son existence ; tout ce qui peut se dire à cet égard se réduit aux propositions suivantes.

Les aliments peuvent impunément ne contenir que des proportions insuffisantes de matière grasse, parce que, dans ce cas, les principes féculents gommeux et sucrés de ces mêmes aliments sont convertis en graisse dans l'économie et comblent le déficit.

Les signes de l'obésité sont assez apparents pour indiquer le moment précis où il est nécessaire d'éviter ou du moins d'amoindrir l'usage des aliments gras, féculents, gommeux et sucrés.

Les organes digestifs doivent, en outre, être consultés dans cette question des graisses alimentaires : ils n'ont généralement, pour elles, qu'une tolérance très limitée, qui ne doit jamais être outrepassée ; d'autant plus que ces graisses surabondantes, en même temps qu'elles provoquent l'obésité, suractivent les actes de combustion et de calorification, ont, en un mot, des propriétés échauffantes.

Nous savons que les organes biliaires sont chargés de l'élimination et de l'excrétion des principes gras de notre économie, et qu'ils sont, par cela même, exposés à les transformer en matière graveleuse et calculeuse dans des circonstances morbides que nous avons spécifiées. La prohibition des substances grasses dans le régime des calculeux biliaires découle tout naturellement de ces notions. Toutefois, là encore, il y a des réserves à faire : je l'ai déjà dit, il est des calculeux et des hépathiques obèses pour qui cette prohibition doit être absolue, il en est au contraire des spasmodiques à fibre sèche, pour qui elle doit être très tempérée, surtout à l'égard du beurre, le plus léger et le moins compromettant des aliments de la sorte que nous étudions.

CHAPITRE IV

BOISSONS

Le besoin de boire s'indique instinctivement par la sensation de la soif, et, rationnellement par la nécessité de réparer les pertes continues de liquides que subit notre économie; un grand nombre de boissons variées peuvent suffire à ce besoin, mais seule, l'eau peut satisfaire à cette nécessité. Elle mérite donc d'être étudiée tout d'abord et avec un soin tout spécial.

1° *L'eau.*

Pour constituer une boisson parfaite, aussi bien au point de vue du goût qu'à celui de la santé, l'eau doit être limpide, fraîche, inodore, sans aucune saveur spéciale; elle doit en outre tenir en dissolution une certaine quantité d'air, avantageusement mêlée de gaz carbonique, et des minimes proportions de sels à base de chaux et de soude. Elle dissout le savon sans le grumeler, cuit les légumes sans les durcir, et, employée dans les usages de la toilette, elle ne contracte ni ne gerce la peau.

L'eau la meilleure est celle des rivières et des fleuves, qui courent sur un lit de sable ou de rochers et ne charrient pas les détritus des centres de population.

Les sources dont l'eau se renouvelle sans interruption et peut subir facilement l'action de l'air, sont très bonnes aussi, souvent même plus agréablement sapides que les précédentes, parce qu'elles contiennent plus de particules salines.

L'eau de pluie, toujours très aérée, est d'un bon usage à condition qu'elle n'entraîne pas avec elle les divers détritus ou les parcelles soit de plomb, soit de zinc, des toitures qui sont employées à la recueillir.

L'eau des puits est de qualités très diverses, selon qu'elle est courante ou dormante, selon qu'elle est plus ou moins exactement enchambrée, et, enfin, selon les terrains où est creusé le puits. Elle est souvent trop séléniteuse, trop chargée de sels de chaux, quand ces terrains sont de nature calcaire.

Les eaux dormantes de citernes, d'étangs, de mares et surtout de marais sont médiocres, mauvaises, ou même dangereuses.

Les eaux provenant de la fonte des neiges sont frigides, crues, pauvres en principes salins, et paraissent jouer un grand rôle dans la production endémique du goitre.

Les eaux artificiellement saturées de gaz carbonique sont agréables et stimulent les fonctions digestives : par cela même il n'en devrait pas être fait un usage permanent, et elles devraient être réservées pour les cas où cette stimulation devient opportune. Elles excitent en outre plus ou moins les organes urinaires et cette excitation doit être évitée dans tous les cas où ces organes sont irritables. J'ajoute enfin que les acides sulfuriques ou chlorhydriques, au moyen desquels les fabricants produisent leur gaz, parviennent souvent avec celui-ci dans les syphons par défaut de précautions convenables. Les eaux naturelles gazeuses sont préférables surtout à ce point de vue.

L'eau, artificiellement refroidie par la glace ou congelée elle-même, agit de deux façons tout opposées selon les sujets : pour les uns, elle provoque une vive réaction favorable à l'activité des organes digestifs ; chez les autres, au contraire, elle nuit à cette activité et peut même la paralyser momentanément ; fréquemment enfin son ingestion produit une sorte de commotion spasmodique vers la tête. On ne sait guère qu'après en avoir fait l'essai a laquelle de ces catégories on appartient : si c'est aux deux dernières il est sage de s'abstenir ; mais dans tous les cas il faut s'interdire l'eau glacée, les sorbets et les glaces quand le corps a été mis en transpiration par un exercice inusité ; il n'est pas moins sage d'y renoncer quand on vit sous la menace des attaques goutteuses, des crises néphrétiques ou hépatiques, des irritations vésicales, etc.

En somme, l'eau est la boisson hygiénique par excellence pour tous, à condition surtout que, sous prétexte de tisanes, toujours nuisibles quand elles ne sont pas nécessaires, cette eau ne soit pas affadie, privée d'air et rendue indigeste par la caléfaction.

2° *Le vin.*

Le jus de raisin qui en fait ou qui en devrait faire l'unique base, est de l'eau tenant en dissolution du sucre fermentescible, des acides végétaux (acides tartrique et malique), des principes azotés de la nature des ferments, des matières colorantes, des sels, des principes gras et des huiles essentielles ; après sa fermentation ce jus constitue le vin.

Pendant qu'elle s'opère, le sucre plus ou moins abondant, selon le degré de maturité et selon la provenance thermique du raisin, ce sucre, dis-je, se transforme en une quantité proportionnée d'alcool ; une partie des sels et des acides, formant des combinaisons moins solubles, et, s'unissant, d'une part au ferment épuisé, d'autre part à une portion des matières colorantes, se dépose à l'état de lie. De leur côté, les principes gras et les huiles essentielles forment, avec l'aide des acides, des éthers aromatiques.

C'est bien du vin qui résulte de ce premier travail, mais âpre, acide à la bouche et offensant pour le centre gastrique et qu'on ne saurait mieux comparer qu'à un fruit d'hiver qui n'a encore subi que sa première maturité estivale. Une seconde fermentation commence immédiatement, moins tumultueuse, accompagnée d'un moindre dégagement d'acide carbonique : elle continue et parfait l'œuvre de la première ; elle harmonise entre eux les éléments du liquide aqueux et surtout elle en sépare les principes acides astringents, les matières tartreuses et colorantes ; quand elle est parachevée, ce qui exige un temps variable pour les différents crus, mais qui ne saurait être de moins d'un an, le vin est mûr et a déjà réalisé une part de ses qualités ; mais il lui faut encore vieillir une ou plusieurs années pour mériter les éloges de l'hygiéniste et de l'œnophile. C'est seulement à cette date qu'il peut être permis, parfois même recommandé, aux malades pour qui je j'écris.

Les vins de Bordeaux, quand ils sont sincères et parvenus à cette complète maturité, sont regardés à juste titre comme les plus hygiéniques ; leur action franchement tonique ne s'accompagne d'aucune excitation et ils sont bien accueillis par tous les estomacs.

Ceux de Bourgogne, spécialisés par un bouquet exquis, sont à première impression plus chaleureux, plus excitants que ceux de Bordeaux, sans être pour cela plus alcooliques. Ils supportent mieux l'eau et l'on peut par cela même modérer, à volonté, leur vigueur native.

Les vins de l'Hermitage sont intermédiaires entre ceux de Bordeaux et de Bourgogne.

Certains crus du Rhône et de la contrée lyonnaise sont assez estimés pour leur bouquet, mais sont plus excitants encore que ceux de Bourgogne.

Dans le midi proprement dit, ils sont très colorés, de goût sucré, acidule, très alcooliques et lourds à la digestion. Dans le nord et sur les bords du Rhin, ils ne perdent leur âpreté et leur excès de tartre qu'après une très longue conservation ; enfin, dans les contrées centrales avoisinant la Loire, on récolte des vins légers de peu de durée, mais qui sont agréables et sains quand ils ont atteint leur maturité convenable.

Les vins sucrés et liquoreux, dits de dessert, sont chauds et réconfortants. Ils ne sauraient être autorisés dans la continuité du régime, sinon fortement trempés d'eau ; mais, au petit verre, ils sont d'excellents digestifs, en même temps que des toniques.

Les vins blancs sont légers, acidules, désaltérants et pourraient recevoir un très bon accueil de l'hygiéniste si, pour la plupart, ils n'étaient diurétiques, c'est-à-dire excitants des organes urinaires, spasmodisants, c'est-à-dire perturbateurs du système nerveux, plus enivrants enfin que les vins rouges. Certains d'entre eux, dits vins de pays, ceux de la Moselle, des contrées de la Loire, du Berry, beaucoup plus anodins, peuvent être permis comme boissons de table aux goutteux et aux calculeux, hors de leurs époques de crises.

Le champagne, le type par excellence des vins mousseux, est plus estimé des gourmets que de l'hygiéniste; en sa qualité de vin blanc, il est complice des inconvénients inhérents à l'espèce; en sa qualité de boisson gazeuse, il est plus spécialement encore excitant de l'appareil urinaire. A tous ces griefs enfin, il ajoute celui d'être bon généralement dans des conditions de promiscuité des vins les plus disparates, et des mets les plus compromettants. Légèrement frappé et bu seul dans la continuité du repas, il s'humanise sensiblement et pourrait être tenté, sous bénéfice d'inventaire, par les moins excitables d'entre mes lecteurs, par ceux surtout qui sont en possession du calme des fonctions urinaires. Quant au précepte de ne boire à un même repas qu'une seule sorte de vins, je le souligne pour tous les vins quels qu'ils soient.

3° *Liqueurs fortes.*

Sucrées ou non sucrées, elles ont toutes pour base essentielle les alcools, dont nous savons qu'ils troublent les fonctions de respiration et de combustion ; qu'ils diminuent les proportions aqueuses du liquide urinaire ; qu'ils font prédominer la production irrégulière de l'acide urique sur la production régulière de l'urée : elles ne sauraient donc trouver grâce devant nous. Tout au plus certaines d'entre elles, de réputation spéciale, pourraient-elles être conseillées à petites doses dans les défaillances, dans les digestions difficultueuses, dans les développements de gaz intestinaux.

4° *Bière. — Cidre.*

Le raisin fournit directement un liquide sucré apte à subir la fermentation alcoolique ; ce n'est qu'indirectement et par une ingénieuse application des lois de la physiologie végétale, que le grain d'orge, ramolli par le trempage, désagrégé et solubilisé par la germination, rendu friable et sapide par une légère torréfaction, donne lui aussi un moût sucré, fermentescible, mais que l'on pénètre au préalable, par la cuisson, des principes amers et aromatiques du houblon.

Quand la bière est ainsi régulièrement et cons-
ciencicusement faite, elle constitue une_ boisson
salutaire, moins tonique, moins excitante, plus
délayante en un mot et plus nutritive que le vin,
parce qu'elle contient les phosphates et une partie
des principes azotés de la céréale qui a servi à sa
fabrication.

Elle est plus ou moins légère, plus ou moins alcoolique, plus ou moins houblonnée, selon son
mode de préparation et selon sa durée de conservation. L'opinion a fait fausse route dans ces derniers temps en préférant les bières compactes de
l'Allemagne aux bières plus légères de fabrication
courante. J'ai fait de grands efforts pour décider
quelques brasseurs à l'emploi du maïs, dont j'ai fait
connaître les salutaires influences sur l'appareil
urinaire. J'en recommande l'usage à ceux de mes
lecteurs qui pourront se la procurer. Mais, pour
celle-ci comme pour toutes les autres, qu'il soit bien
entendu qu'on n'en doit boire que dans les limites
du besoin et non au gré du caprice.

Le cidre doux, c'est-à-dire sucré encore par fermentation incomplète, est de difficile digestion et
laxatif ; le cidre complétement fermenté, gazeux et
modérément alcoolique, est une boisson légère,
apéritive, rafraîchissante, dont j'ai entendu souvent
faire l'éloge par les hôtes de Contrexéville, venus
des contrées où il remplace le vin.

5° *Café.* — *Thé.*

Café. — Sur cent personnes qui trouvent plaisir et même bénéfice à savourer cette infusion aromatique, il en est quatre-vingt-dix qui ne le font qu'avec remords : dans ce qu'on lit ou dans ce qu'on écoute, on lui a souvent trouvé des détracteurs, de ceux qui ont juste assez d'esprit pour savoir qu'il n'est pas plus sûr moyen de jouer au grand homme que de discuter ce que l'on ignore et de discréditer ce qui est estimé des autres.

Cette situation équivoque ne saurait être tolérée par l'hygiéniste ; ou le café est nuisible et il faut y renoncer, fût-il encore plus attrayant ; ou il est salutaire et il faut l'accepter franchement sans capitulation de conscience.

Cette dernière opinion a toujours été la mienne : qui ne sait les heureux effets sanitaires qu'a produits dans notre armée algérienne la distribution quotidienne du café ? qui n'a envié la robuste santé des indigènes maures et arabes qui en font une consommation permanente ? Le raisonnement est d'ailleurs tout aussi probant que les faits, comme je vais le démontrer.

Son premier effet est *stimulant, diffusible ;* son second effet est *dynamique, stimulant.*

Diffusible. — Il réveille les aptitudes gastriques,

il provoque l'activité perspiratoire de la peau, il re-
foule vers les extrémités le sang attardé dans les organes. Que souhaiter de mieux pour suppléer aux vices
de nos habitudes sociales, à la surabondance de nos
tables, à l'inertie de nos téguments entretenue par le
défaut d'exercice, aux tendances congestives qui se
manifestent communément à la suite des repas ! et
c'est pour toutes ces raisons que j'ai appelé le café,
l'exercice concentré des paresseux.

Dynamique. — Il donne de l'activité aux fonctions
et du ton aux tissus, appoints sanitaires qui font
généralement défaut, nous l'avons dit et répété,
dans les maladies de notre programme, en dehors
de leurs attaques et de leurs crises aiguës.

On lui reproche de troubler le sommeil de la
nuit ; mais il ne le fait guère quand on le prend
après le repas du matin, et ne le fait plus du tout
quand, pendant plusieurs jours consécutifs, on en
a repris l'habitude.

Il est des estomacs exceptionnels dont il trouble
les fonctions digestives : ceux-là ne sauraient mieux
faire que de s'en abstenir : l'hygiène, aussi bien que
la médecine, est à chaque pas contredite par ces
bizarreries individuelles, que nous nommons idio-
synchrasies et qui ne sauraient faire loi.

Thé. — Le thé est plus instantanément stimulant et moins radicalement tonique que le café ; c'est
donc à juste titre que primitivement on ne l'a accepté

que comme un médicament dans les cas de mauvaises digestions. L'usage s'en est beaucoup généralisé, mais ses effets diurétiques excitants doivent éveiller les appréhensions des sujets en proie à l'irritabilité des voies urinaires. Ils doivent surtout leur faire refuser les tasses de thé qu'il est d'usage d'offrir dans les soirées.

Par leur mélange avec le lait, le café et le thé deviennent des boissons alimentaires, appauvrissantes et délayantes, dont l'usage habituel ne peut être que défavorable aux sujets de tempérament débile et de constitution molle, aux femmes leucorrhéiques en particulier.

CHAPITRE V

ACTES FONCTIONNELS

1° *Fonction respiratoire.* — Nous avons fait connaître le rôle important que jouent dans la production de la suracidité humorale, les troubles de cette fonction. Il est donc, surtout pour les goutteux et les calculeux urinaires ou biliaires, tout à fait opportun de veiller à son régulier accomplissement.

Les qualités de l'air ambiant, les conditions barométriques et thermométriques des lieux d'habitation, l'exercice et le repos, le sommeil et la veille; sont les facteurs de cette importante fonction.

Ses meilleurs auxiliaires sont un air pur, librement renouvelé, modérément hygrométrique, et une habitation sur des terrains élevés, où l'air et la lumière ont un libre accès et de température plutôt modérée que très chaude ou très froide ; son activité est accrue par l'exercice, tempérée par le repos et amoindrie par le sommeil. Le mouvement, la locomotion, la gymnastique musculaire sont ainsi très salutaires, mais ne doivent pas dépasser les limites de la fatigue forcée, limites où commence l'utilité du repos et qui sont variables selon l'état des forces du sujet. Le sommeil répare à un plus haut degré encore que le repos simple les dépenses dynamiques du jour ; mais, nous l'avons dit, il ralentit notablement les fonctions de respiration et de combustion, d'où la nécessité de régler sa durée. Elle est moyennement de 7 heures pour l'adulte, elle peut être augmentée de 1 à 2 heures pour les enfants, pour les femmes, pour les sujets nerveux, pour les constitutions débilitées. A moins d'être dans les conditions que je viens de dire, les vieillards ont intérêt à diminuer ce chiffre, de même les sujets robustes, pléthoriques, sédentaires.

2° *Fonctions cutanées.* — Les relations étroites de cette fonction avec celles de l'appareil urinaire nous sont connues ; elle mérite donc aussi une sollicitude particulière. Son ennemi le plus redoutable est le froid humide, générateur essentiel de la plus fâcheuse complication des maladies de notre programme, du rhumatisme en un mot. Tout doit donc être fait pour en éviter les atteintes, dans le choix des habitations et des vêtements. L'activité fonctionnelle des téguments s'accroît, elle aussi, par l'exercice et s'exagère défavorablement par le séjour trop prolongé dans un lit trop chaud. On la régularise avec de grands avantages par des frictions sèches ou par des lotions à l'eau froide, faites de préférence le matin au lever. Cette application de l'eau froide sur le corps en un pareil moment n'a rien que de très salutaire ; autant en effet pourrait-elle devenir dangereuse si elle était faite au moment où la transpiration a été provoquée par une active locomotion, autant elle reste inoffensive quand cette transpiration a été contractée dans l'inaction ; témoin la pratique habituelle des hydrothérapistes.

3° *Fonctions digestives*. — Au chapitre de l'alimentation nous avons dit tout ce qu'il est utile d'en savoir.

4° *Fonctions abdominales*. — Leur régulier accomplissement se traduit par la liberté du ventre, et celle-ci s'obtient par la vie active, par le choix d'aliments et de boissons rafraîchissantes, surtout enfin par le soin d'obéir sans délai au besoin de défécation ou même d'y suppléer, s'il est trop rare, en se présentant à des heures régulières chaque jour.

5° *Fonctions urinaires.* — Quand elles sont régulières, le mieux est de ne pas les compromettre par d'intempestives préoccupations; de prendre le besoin pour unique guide; de n'être sur lui ni en avance ni en retard. Le repos calme les trop fréquents besoins d'une vessie spasmodique; le mouvement sort de sa torpeur une vessie trop lente. Cette torpeur existe chez la plupart des hommes âgés, le matin au réveil. Il est indiqué en pareil cas de faire quelques pas dans sa chambre et même de se lotionner à l'eau froide le périnée avant de recourir au vase. La miction opérée dans l'attitude debout est la plus complète; elle l'est moins dans la situation assise, et bien moins encore dans le décubitus du lit. Détestable habitude quand elle n'est motivée que par la paresse, cette dernière prépare les voies aux affections catarrhales et calculeuses de la vessie.

Des urines rares, denses, colorées, indiquent la nécessité d'aliments plus délayants, de boissons plus abondantes et plus aqueuses; si, en sens inverse, elles se montrent avec une certaine continuité plus copieuses, plus ténues, moins colorées que d'habitude, il y a indication de concentrer le régime dans des proportions modérées.

ACTES INTELLECTUELS ET PASSIONNELS

L'usage immodéré des facultés de l'intellect, des aptitudes impressives et des excitations sensuelles constitue la passion, c'est-à-dire le désordre et le tumulte des actes nerveux substitués avec fréquence ou continuité au régulier exercice de nos activités organiques.

L'hygiéniste est indulgent pour les passionnés des choses de l'intelligence, non dans les intérêts de la société, dont ils sont les guides lumineux, mais bien dans leur intérêt propre, parce que leur énergique volition est le plus souvent un puissant moteur d'activité vitale et de salutaires réactions : l'illustre auteur de la *Pluralité des mondes* vécut en bons termes avec sa goutte jusqu'à sa centième année. L'un des représentants les plus féconds de notre littérature théâtrale moderne se joue d'une affection calculeuse accentuée, qui n'a pas ajouté une seule ride à sa verte vieillesse.

Les entraînements des passions généreuses ont part aussi à ces immunités sanitaires : les héroïsmes de l'amour maternel, du dévouement patriotique, de l'enthousiasme religieux ont plus souvent accru que diminué la résistance vitale. Les chaleureux élans vers un but élevé, vers une noble affection suscitent de puissantes facultés dynamiques.

Il en est tout autrement des passions égoïstes : elles substituent les amères contraintes et les tumultueuses perturbations aux calmes expansions de l'organisme nerveux. J.-J. Rousseau, l'ombrageux misanthrope, souffrit dans sa jeunesse et mourut dans sa maturité d'une simple affection prostatique; les déceptions du jeu et de l'égoïsme ambitieux appelèrent sur le cœur fougueux de Mirabeau une crise mortelle de goutte; la face sinistre de Marat portait les stygmates d'un désordre biliaire de nature calculeuse.

Quant aux passions sensuelles, elles méritent tout autant le blâme de l'hygiéniste que celui du moraliste : manger dans les limites du besoin est légitime; mais outre-passer ces limites par sensualité est un danger; il n'est pas moins légitime de boire à sa soif, mais il n'est pas moins dangereux de se saturer par la quantité et de se surexciter par la qualité des boissons vineuses. La période de virilité a ses exigences sexuelles légitimes; mais il y a plus de périls encore à la devancer ou à la dépasser, et dans tous les cas à en fausser ou à en exagérer les actes.

FIN

TABLE DES MATIÈRES

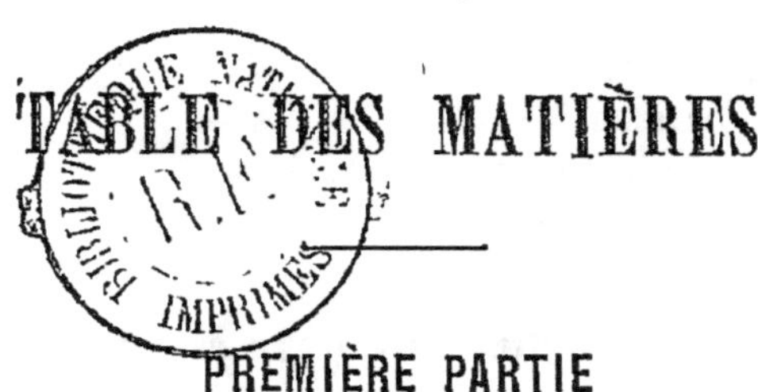

PREMIÈRE PARTIE

DESCRIPTION DES MALADIES.

DEUXIÈME PARTIE

TRAITEMENT DES MALADIES DÉCRITES DANS

LA PREMIÈRE PARTIE

TROISIÈME PARTIE

HYGIÈNE DANS LES AFFECTIONS GOUTTEUSES,

CALCULEUSES, URINAIRES, ETC.

FIN DE LA TABLE DES MATIÈRES

Paris-Vaugirard. — Typ. N. Blanpain, 7, rue Jeanne.

PARIS-VAUGIRARD. — TYPOGRAPHIE N. BLANPAIN

7, rue Jeanne. 7